全国中医药行业高等教育“十二五”规划教材
全国高等中医药院校规划教材（第九版）

中药材商品学

（供中药学、中药资源与开发、国际经济与贸易等相关专业用）

主　编　吴启南（南京中医药大学）
　　　　闫永红（北京中医药大学）
副主编　周凤琴（山东中医药大学）
　　　　张丽娟（天津中医药大学）
　　　　辛　宁（广西中医药大学）
　　　　崔亚君（上海中医药大学）
　　　　吴和珍（湖北中医药大学）
主　审　赵润怀（中药药材集团公司）

中国中医药出版社
·北　京·

图书在版编目(CIP)数据

中药材商品学/吴启南，闫永红主编. —北京：中国中医药出版社，2013.9（2019.6重印）
全国中医药行业高等教育“十二五”规划教材
ISBN 978-7-5132-1609-8

Ⅰ.①中… Ⅱ.①吴… ②闫… Ⅲ.①中药材-商品学-中医药院校-教材 Ⅳ.①F762.2.

中国版本图书馆CIP数据核字（2013）第202855号

中国中医药出版社出版
北京经济技术开发区科创十三街31号院二区8号楼
邮政编码 100176
传真 010 64405750
廊坊市祥丰印刷有限公司印刷
各地新华书店经销
*
开本787×1092 1/16 印张 20.375 字数456千字
2013年9月第1版 2019年6月第5次印刷
书 号 ISBN 978-7-5132-1609-8
*
定价 49.00元
网址 www.cptcm.com

如有印装质量问题请与本社出版部调换（010 64405510）

社长热线 010 64405720
购书热线 010 64065415 010 64065413
书店网址 csln.net/qksd/
官方微博 http://e.weibo.com/cptcm

全国中医药行业高等教育“十二五”规划教材
全国高等中医药院校规划教材（第九版）
专家指导委员会

固掌握本门学科的基本理论、基础知识和基本技能，着重培养学生的实践应用能力和创新能力。

全书分12章，并附有附录、索引和参考文献。第1～9章重点介绍中药材商品学研究的对象、任务内容和方法，中药材商品品种，中药材商品质量，中药材商品质量管理、质量监督和质量认证，中药材商品标准与检验，中药材商品包装，中药材商品经营及国际贸易，以及中药材商品与环境等内容。第10～12章主要介绍植物、动物和矿物类药材，共收载75种中药材，附注药材15种，共计90种。主要收载：商品规格明确的常用大宗药材；药材商品同名异物多，常产生混淆的中药材商品；毒性中药材商品等。在各论中药材编写体例上有所创新，从商品学角度出发，以商品品种和商品质量为重点，充分考虑影响中药材使用价值变化的因素，在中药材正名（含拼音、拉丁名）下，设计了来源、产地、产销简述、商品规格等级、质量特性、性味功能等项目。对中药材名称、功能相似的药材列入附注中一并介绍。

本教材编写工作由全国20家院校和单位的专家承担。其中第一章至三章由吴启南、闫永红编写，第四章至第六章由周凤琴、张丽娟编写，第七章至第九章由辛宁、崔亚君、吴和珍编写，第十章由程印虎、杨成梓、刘勇、刘基柱、王红霞、由会玲、廖光辉、肖井雷、喻良文、龚力民编写，第十一章由方成武、乐巍编写，第十二章由侯嘉编写；主审赵润怀。教材编写过程中得到段金廉教授、中国中医药出版社以及各编委所在单位的大力支持和帮助，在此表示衷心感谢！

由于《中药材商品学》是新兴交叉学科，涉及的知识面很广，研究工作起步晚、积累较少，故在学科概念的界定，编写目录的构建及具体内容的撰写等方面均有很大的难度，很多内容尚待深入研究和凝炼。编写中虽经全体编写人员不懈努力，但书中仍存在许多不足，恳请广大同仁和读者提出宝贵意见，以便不断丰富、发展和完善。

《中药材商品学》编委会

2013年8月

编写说明

1987年8月由国家教育委员会决定在高等医药院校设置中药资源学专业。2002年经教育部批准设置中药资源与开发专业，2008年7月由中国自然资源学会天然药物资源专业委员会提出编写一套中药资源与开发专业系列教材。经过多方反复调研，最终确定本套教材的编写计划，并纳入国家“十二五”行业规划教材系列之中。本套教材在国家中医药管理局的统一规划和指导下，由全国高等教育研究会、全国高等中医药教材建设研究会具体负责，由南京中医药大学段金廒教授担任总主编，为我国中药与天然药物资源以及相关学科本科生提供了第一套包含12门课程的系列规划教材。

本系列教材的主要编写单位有南京中医药大学、中国药科大学、中国中医科学院中药研究所、中国医学科学院药用植物研究所、山东中医药大学、长春中医药大学、北京中医药大学、黑龙江中医药大学、中国科学院昆明植物研究所、南京农业大学、沈阳药科大学、复旦大学、天津中医药大学、广东药学院、河南中医学院、湖北中医药大学、上海中医药大学、江西中医学院、安徽中医学院、甘肃中医学院、湖南农业大学等。

商品具有价值与使用价值，商品的使用价值是商品学的研究对象。中药材商品学是研究中药材商品的使用价值及其变化规律的学科。其基本研究内容以中药材商品体为基础，以中药材商品质量和商品品种为中心，以中药材商品属性不断满足临床预防、治疗、保健以及其他社会需要为主线，阐述中药材商品在实现商品交换和消费过程中的变化规律，以及与保障中药材商品质量有关的研究、生产、经营及使用管理等基本理论和实践问题。

中药材商品具有一般商品的特征，又具有药物商品的特殊性。随着社会主义市场经济的发展，中药材商品市场不断繁荣，中药材商品应用不断拓展，以中药材为基础的药品、食品、保健品、化妆品和农用、兽用等高附加值的新产品不断涌现，中药材商品国际贸易持续增长，对中药材商品研究、生产、经营、使用和监督的科学化、标准化、法制化、现代化提出了更高的要求。中医药事业的发展对中药材商品学理论和实践知识的需求越来越迫切，促进了中药学与商品学之间的相互渗透与融合，逐步形成了中药材商品学课程。本教材的编写将对中药资源与开发、中药学、国际经济与贸易等专业人才的培养发挥积极作用。

本教材在充分考虑中药及中药贸易类人才整体培养目标的基础上，根据专业特点及市场对人才知识结构和能力的要求，结合本课程的教学任务，提出中药材商品学的概念，研究内容、任务和方法，较全面系统地构建中药材商品学的理论和实践体系，有重点地介绍部分中药材商品。内容和文字力求精炼，让学生在规定的课时内，通过学习牢本套教材坚持公开招标、公平竞争、公正遴选主编原则。国家中医药管理局教材办公室和全国中医药高等教育学会教材建设研究会制订了主编遴选评分标准，经过专家评审委员会严格评议，遴选出一批教学名师、高水平专家承担本套教材的主编，同时实行主编负责制，为教材质量提供了可靠保证。

5. 继续发挥执业医师和职称考试的标杆作用

自我国实行中医、中西医结合执业医师准入制度以及全国中医药行业职称考试制度以来，第七版、第八版中医药行业规划教材一直作为考试的蓝本教材，在各种考试中发挥了权威标杆作用。作为国家中医药管理局统一规划实施的第九版行业规划教材，将继续在行业的各种考试中发挥其标杆性作用。

6. 分批进行，注重质量

为保证教材质量，本套教材采取分批启动方式。第一批于2011年4月启动中医学、中药学、针灸推拿学、中西医临床医学、护理学、针刀医学、中药资源与开发7个本科专业124种规划教材。2012年下半年启动其他专业的教材建设工作。

7. 锤炼精品，改革创新

本套教材着力提高教材质量，努力锤炼精品，在继承与发扬、传统与现代、理论与实践的结合上体现了中医药教材的特色；学科定位准确，理论阐述系统，概念表述规范，结构设计更为合理；教材的科学性、继承性、先进性、启发性及教学适应性较前八版有不同程度提高。同时紧密结合学科专业发展和教育教学改革，更新内容，丰富形式，不断完善，将学科、行业的新知识、新技术、新成果写入教材，形成“十二五”期间反映时代特点、与时俱进的教材体系，确保优质教育资源进课堂，为提高中医药高等教育本科教学质量和人才培养质量提供有力保障。同时，注重教材内容在传授知识的同时，传授获取知识和创造知识的方法。

综上所述，本套教材由国家中医药管理局宏观指导，全国中医药高等教育学会教材建设研究会倾力主办，全国各高等中医药院校高水平专家联合编写，中国中医药出版社积极协办，整个运作机制协调有序，环环紧扣，为整套教材质量的提高提供了保障机制，必将成为“十二五”期间全国高等中医药教育的主流教材，成为提高中医药高等教育教学质量和人才培养质量最权威的教材体系。

本套教材在继承的基础上进行了改革与创新，但在探索的过程中，难免有不足之处，敬请各教学单位、教学人员以及广大学生在使用中发现问题及时提出，以便在重印或再版时予以修正，使教材质量不断提升。

国家中医药管理局教材办公室

全国中医药高等教育学会教材建设研究会

中国中医药出版社

2012年6月

前　　言

全国中医药行业高等教育“十二五”规划教材是为贯彻落实《国家中长期教育改革和发展规划纲要（2010－2020年）》、《教育部关于“十二五”普通高等教育本科教材建设的若干意见》和《中医药事业发展“十二五”规划》，依据行业人才需求和全国各高等中医药院校教育教学改革新发展，在国家中医药管理局人事教育司的主持下，由国家中医药管理局教材办公室、全国中医药高等教育学会教材建设研究会在总结历版中医药行业教材特别是新世纪全国高等中医药院校规划教材建设经验的基础上，进行统一规划建设的。鉴于由中医药行业主管部门主持编写的全国高等中医药院校规划教材目前已出版八版，为便于了解其历史沿革，同时体现其系统性和传承性，故本套教材又可称“全国高等中医药院校规划教材（第九版）”。

本套教材坚持以育人为本，重视发挥教材在人才培养中的基础性作用，充分展现我国中医药教育、医疗、保健、科研、产业、文化等方面取得的新成就，以期成为符合教育规律和人才成长规律，并具有科学性、先进性、适用性的优秀教材。

本套教材具有以下主要特色：

1. 继续采用“政府指导，学会主办，院校联办，出版社协办”的运作机制

在规划、出版全国中医药行业高等教育“十五”、“十一五”规划教材时（原称“新世纪全国高等中医药院校规划教材”新一版、新二版，亦称第七版、第八版，均由中国中医药出版社出版），国家中医药管理局制定了“政府指导，学会主办，院校联办，出版社协办”的运作机制，经过两版教材的实践，证明该运作机制符合新时期教育部关于高等教育教材建设的精神，同时也是适应新形势下中医药人才培养需求的更高效的教材建设机制，符合中医药事业培养人才的需要。因此，本套教材仍然坚持这个运作机制并有所创新。

2. 整体规划，优化结构，强化特色

此次“十二五”教材建设工作对高等中医药教育3个层次多个专业的必修课程进行了全面规划。本套教材在“十五”、“十一五”优秀教材基础上，进一步优化教材结构，强化特色，重点建设主干基础课程、专业核心课程，加强实验实践类教材建设，推进数字化教材建设。本套教材数量上较第七版、第八版明显增加，专业门类上更加齐全，能完全满足教学需求。

3. 充分发挥高等中医药院校在教材建设中的主体作用

全国高等中医药院校既是教材使用单位，又是教材编写工作的承担单位。我们发出关于启动编写“全国中医药行业高等教育‘十二五’规划教材”的通知后，各院校积极响应，教学名师、优秀学科带头人、一线优秀教师积极参加申报，凡被选中参编的教师都以积极热情、严肃认真、高度负责的态度完成了本套教材的编写任务。

4. 公开招标，专家评议，健全主编遴选制度

全国中医药行业高等教育“十二五”规划教材
全国高等中医药院校规划教材（第九版）

《中药材商品学》编委会

主　编　吴启南（南京中医药大学）
　　　　　闫永红（北京中医药大学）
副主编　周凤琴（山东中医药大学）
　　　　　张丽娟（天津中医药大学）
　　　　　辛　宁（广西中医药大学）
　　　　　崔亚君（上海中医药大学）
　　　　　吴和珍（湖北中医药大学）
编　委　（按姓氏笔画排序）
　　　　　王红霞（河南中医药大学）
　　　　　方成武（安徽中医药大学）
　　　　　由会玲（河北医科大学）
　　　　　乐　巍（南京中医药大学）
　　　　　刘　勇（江西中医药大学）
　　　　　刘基柱（广东药学院）
　　　　　杨书彬（黑龙江中医药大学）
　　　　　杨成梓（福建中医药大学）
　　　　　肖井雷（长春中医药大学）
　　　　　赵　婷（北京中医药大学）
　　　　　侯　嘉（甘肃中医学院）
　　　　　龚力民（湖南中医药大学）
　　　　　喻良文（广州中医药大学）
　　　　　程虎印（陕西中医学院）
　　　　　廖光辉（浙江中医药大学）
主　审　赵润怀（中国药材集团公司）

目 录

第一章　绪　论

中药材商品学（Chinese Medicinal Materials Commodity Science）是研究中药材商品使用价值及其变化规律的学科。它是商品学的分支，属于中药学与商品学的交叉学科。其研究内容以中药材商品体为基础，以中药材商品－人－环境为系统，以中药材商品质量和商品品种为中心，以中药材商品属性不断满足商品交换和消费需要以及其他社会需要为主线，研究中药材商品使用价值，为中药材商品研究、生产、经营、使用及监督管理提供理论和技术支撑，为中药材商品经济发展提供决策依据。

第一节　中药材商品学的概念与性质

一、中药材商品学的概念

（一）商品

商品（commodity）是指能够满足人们需要的、用来交换的劳动产品。商品是使用价值和价值的统一体。商品生产者有目的的具体劳动，形成商品的使用价值，而抽象劳动则形成商品的价值。马克思明确指出："商品的使用价值为商品学这门学科提供材料。"也就是说，商品的使用价值是商品学的研究对象。

1. 商品的特征　商品有别于一般物品和产品，具有以下三个基本特征：①商品是具有使用价值的劳动产品。某些天然物品，如阳光、空气等，虽然具有使用价值，但因不是劳动产品，所以不能称为商品；而野生的中药材，虽然他的原植（动）物是天然的物品，但经过采收加工成为中药材后，用于交换，可称为中药材商品。而没有使用价值的劳动产品，如已经霉烂变质的中药材，也不能算作商品。②商品不是供生产者或经营者自己消费的，而是为了交换，供别人消费，即社会消费。马克思特别强调："一个物可以用，而且是人类劳动产品，但不是商品。谁用自己的产品来满足自己的需要，他生产的就只是使用价值，而不是商品。要生产商品，他不仅要生产使用价值，而且要为别人生产使用价值，即生产社会的使用价值。"③商品是为交换而生产且必须通过交换到达用户手中的劳动产品。

随着人们物质、精神文化生活水平的不断提高，对商品的需求不断增加，为了满足这种需求，大量新方法、新技术、新设计被用于商品生产，现代商品种类不断增长，形式多样。有诸如生产、生活资料商品等实物商品，也有如文化艺术商品、科学技术商品、信息商品等无形商品。

2. 现代实物商品的整体概念 实物商品是商品的一大类群，如各种衣服、食品、机器、交通工具、药品等等。现代实物商品的整体，应包含核心商品、有形商品和附加商品三个层次的内容。①核心商品是商品所具有的满足消费者的一定需要而提供的可靠的、必需的功能或效用，是消费者购买某种商品时所追求的利益。商品的功能或效用是商品整体概念中最基本、最主要的部分，在营销学上，被称为“服务或便利”。如商品大黄具有泄热通肠、凉血解毒、逐瘀通经的功效就是其核心商品。②有形商品是指实物商品本身，是商品功能或效用的载体。它是人们利用原材料，通过有目的、有效劳动投入而创造出来的具体劳动产品。商品体是由成分、结构、外观、质量等多种不同层次要素构成的有机整体，是商品使用价值形成的客观物质基础。③附加商品包括有形附加物和无形附加物。商品的有形附加物包括商品名称、商标及其注册标记或品牌、商品条码、商品包装及其标识、标签、检验合格证、使用说明书等。商品的无形附加物是指人们购买商品时所获得的各种附加服务和附加利益。例如药店提供的免费代煎中药或将药材粉碎成细粉；一定时期内的优惠折扣等。

3. 商品的使用价值 商品的使用价值（use value）是指商品具有能够满足人或社会需要的能力，即商品的有用性。例如，衣服可以遮体、保暖并增加美感，饮料可以解渴，房屋可以居住，汽车可以代步，药品可以治疗疾病等。不同的商品具有不同的使用价值；不同的使用价值又会产生出不同的效用、不同的功能；商品的同一使用价值，还可以有多方面的用途。例如，薄荷既可以作为中药汤剂、中成药制剂的原料，又可以作为保健食品原料，还可以作为化妆品原料。

商品使用价值的概念来源于物的使用价值。马克思指出：“物的有用性使物具有使用价值，但这种有用性不是悬在空中，它决定于商品体的属性，离开了商品体就不存在。”“如果去掉使葡萄成为葡萄的那些属性，那么它作为葡萄对人的使用价值就消失了。”然而商品又不同于一般的物，它是通过交换满足他人或社会消费需要的劳动产品。因此，广义的商品使用价值概念包含商品的交换使用价值和商品的消费使用价值。狭义的商品使用价值概念仅指商品的消费使用价值。通常人们所说的商品使用价值是指后者。

4. 商品的属性 商品具有一定的使用价值，且不同的商品具有不同的使用价值，这是由商品所具有的属性决定的。商品的属性是多方面的，可概况地划分为自然属性和社会属性两类。商品的自然属性包括商品的形态、结构、成分和化学、物理、生物学性质等。自然属性为一切物品所共有，它反映了人与自然的关系。商品的社会属性包括商品的经济属性、文化属性、政治属性和其他社会属性。商品的社会属性不是商品生来就具有的，而是人们后来赋予它的。正是由于商品不同属性的组合，才使商品能够满足人们不同的消费需要。

一般来说，在商品使用价值的形成中，起直接和主导作用的是商品的自然属性，它是商品社会属性存在的前提和基础。为了有利于商品使用价值的实现，商品学研究商品的使用价值，就要从商品的自然属性入手，并以此为基础，联系商品的某些社会属性，研究与商品使用价值实现、提高有关的一系列问题。

（二）中药材商品及其特点

1. 中药材商品的内涵　在中医药理论指导下，应用天然药物及其加工品来防治疾病，这类药物通称“中药”。古代称之为“本草”。未经精制的中药，习惯上称为“中药材”（Chinese Medicinal Materials），亦称“药材”，主要来源于植物、动物、矿物和少数人工制成品。中药材是中药三大组成部分之一，是中药饮片、中成药、中药提取物和中药保健品的原料。在上万种中药资源中，只有进入商品流通的药材具有商品属性，成为中药材商品，其中以常用药材为主体，一般少用的未进入流通领域的民间草药不包括在中药商品范围之内。研究中药材商品的学科称为“中药材商品学”（Chinese Medicinal Materials Commodity Science）。

2. 中药材商品的特点

（1）*质量第一的特点*　因为中药材商品的使用价值集中表现为质量，没有质量就没有数量，作为药品的中药材，质量不合格就没有使用价值。此外，中药材的质量具有与其他商品不同的两重性，在具有一定治疗作用的同时也有一定的毒副作用，所以自古就有“是药三分毒”的说法，这种矛盾性（即两重性）表明质量好的药品可以防治疾病，质量不好就会致病害命，所以是人命关天的大事。药品的使用价值是体现在一定时间之内，中药材商品尽管尚无明确的有效期规定，但贮存期过长，也常常会导致有效成分的减少甚至丧失，从而失去使用价值，即失去其固有的性味、功能。

（2）*来源上的特点*　中药材商品为自然界的天然药物，主要来源于植物、动物和矿物。有资源丰富、品种复杂、规格繁多、多成分及无毒副作用或毒副作用较小的显著特点。

（3）*生产上的特点*　目前，中药材商品生产主要有野生、家种、家养等生产方式。因为植物生长大多都有一定的生长适宜区、适宜的生态环境、合适的生长气候和不同的生长季节等。因此，中药材生产常常是一地生产，供应全国；一季生产、供应全年，即“一地吃全国，全国吃一地”。由于是天然产物，自然灾害、生产技术和采收加工、政策法规的变化等等因素，对中药材商品的产量、质量都有很大影响，生产不够稳定。所以，在认真做好中药材商品市场调查的基础上，做好生产计划，搞好资源保护，做到“采、护、养”结合，并科学种药、养药，并制订出正确的政策，是保证中药材商品稳产、优质，市场稳定的主要措施。

（4）*讲“道地”的特点*　“道地药材”一词始见于元代汤显祖的《牡丹亭》。《中国大百科全书·中国传统医学》卷作了如下定义：“道地药材是指那些历史悠久，品种优良，产量宏丰，疗效显著，具有明显地域特色的中药材。”由于道地药材来自特定产区、生产历史悠久、栽培加工技术精细、质量优良、疗效显著，因而常被用作优质药材的代名词，认为是经过历史上临床疗效检验而被评价为质量优良的药材。如东北人参，内蒙甘草、黄芪，宁夏枸杞，河南“四大怀药”牛膝、山药、地黄、菊花，浙江的“浙八味”白术、白芍、浙贝母、杭白菊、延胡索、玄参、麦冬、温郁金，江苏的薄荷、茅苍术，四川的川贝母，甘肃的当归等。选用道地药材，是中医控制中药质量的又一重要措施。道地药材在国内外享有很高的信誉，发展道地药材的生产，不仅有利于提高中药材商品质量，也能巩固和加强中药相关产品的出口竞争力。

二、中药材商品学的性质

任何一门学科都有自己独特的研究对象，但学科与学科之间的联系，既是学科发展的前提，又是学科发展的必然结果。中药材商品学的研究对象是中药材商品的使用价值，研究客体是中药材，中药材商品质量和品种是中药材商品使用价值在质和量上的表现形式，是商品学研究的中心内容。从中药材商品学研究的对象和内容看，中药材商品学与许多学科的理论知识有着密切的联系，这一点也决定了中药材商品学这门学科所涉及的理论知识具有广泛性。

现代中药材商品学是从自然科学、技术科学、经济管理科学、环境科学与社会科学相互交叉、相结合的角度，系统地研究中药材商品的使用价值及其变化规律。因此，中药材商品学既是一门边缘学科，又是一门综合性较强的应用技术学科。它涉及植物学、动物学、矿物学、生物学、医学、物理学、化学、农艺学、环境科学、资源科学、计算机科学、营销学、企业管理、国际贸易、社会学、广告学、法学等学科。

三、中药材商品学的目的与意义

1. 准确了解消费需要，组织适销对路的中药材商品 不同的中药材商品，有不同的临床功效；同一种中药材商品，除供中医临床使用外，也有其他的用途；中药材商品的消费市场也会受疾病谱或季节的变化而发生变化。中药材商品品种较多，经营管理者只有熟悉中药材商品属性，才能进行科学的预测和决策，按照市场的客观需求，购进适销对路的中药材商品，更好地满足消费者的需要。

2. 客观评价中药材商品质量，保护消费者利益 中药材商品学所研究的中药材商品属性、中药材质量标准和检验方法等理论知识和实践技能，为中药材质量评价奠定了基础，从而可以更好地贯彻产品质量法、标准化法、药品管理法和合同法，客观地评价中药材商品质量，把好中药材商品质量关，确保提供质价相符的中药材商品，切实保护消费者的利益。

3. 科学进行包装和储运，保护中药材商品质量 中药材商品在流通、使用领域中，每年由于商品变质所造成的经济损失是很大的，其原因之一是经营管理者及使用者缺乏中药材商品理论知识。他们通过中药材商品学学习，掌握中药材商品属性其相关理论，可依据中药材商品质量变化的原因和特点，对其进行科学包装、储存和运输，从而使商品质量得到保护，减少或避免中药材商品变质现象的发生。

4. 及时反馈中药材商品信息，促进商品生产发展 流通环节销售商品的显著特点是点多面广，直接接触广大消费者，对商品质量、规格等级、品种、包装等情况，以及需求走势等信息的了解最直接、最全面。经营管理者懂得中药材商品理论知识，则可准确、及时地将消费者的意见反馈给中药材生产、经营部门，从而更好地促进商品生产的发展。

5. 科学进行中药材商品的分类，有利于经营管理现代化 信息化是现代社会的客观趋势，也是对商品流通的必然要求。中药材商品的分类是商品经营管理信息化的基础，经营管理者通过对分类理论知识的学习，在对商品进行科学分类的基础上将中药材商品信息更准确、更迅速地输入电脑，有助于促进商品经营管理的现代化。

6. 正确指导消费，充分发挥中药材商品作用 中药材商品的使用方法，与其本身属性密切相关。经营管理者通过对中药材商品理论知识的学习，系统地掌握商品的属性，科学地使用各种中药材商品，其使用价值才能得到充分的发挥，起到它应有的作用。

第二节 中药材商品学的形成与发展

一、商品学的产生与发展

商品学是随着商品生产和商品交换的出现，以及商品经济和贸易工作的实际需要，逐渐形成的一门独立的学科。在商品学诞生之前，商品研究是商学研究的一个重要组成部分。据考证，在西方第一本包括商品学内容的商学书籍是阿拉伯人阿里·阿德·迪米斯基编著的《商业之美》（1175 年出版）。此后，欧洲的商业中心意大利也出版了许多包括商品知识的商学书籍。例如，Fr. B. 佩戈罗弟编著的《商品贸易指南》，书中详细论述了从意大利输入中国的商品及其性质、质量、品种规格、贸易方法等。医药商品是自然科学家和医学家最早系统研究的贸易商品。1553 年，意大利 F. 波那费德教授首次在帕多瓦（Padua）大学开设了“生药学”课程，讲授的内容主要包括生药的名称、产地、分类、性质、成分、鉴别、用途和保管等知识。为便于教学和科学研究，他还于 1594 年创建了药材商品教研室。17 世纪，在法国百科全书学者的影响下，J. 萨瓦里（1622～1690 年）于 1675 年编著出版了《商业大全》，书中详细论述了纤维制品、染料等商品的产地、性能、包装、储存保管、销路方面的知识。

商品学最早产生于德国。18 世纪初，德国的工业迅速发展，将进口原材料加工成出口工业品，从而扩大了原材料与工业商品的贸易。这就要求商人必须具有系统的商品知识，否则难以胜任贸易工作。因此，当时对商业教育提出了系统讲授商品知识的要求，以提高青年商人的业务素质。18 世纪后期，在商人和学者的努力下，德国的大学和商业院校开始讲授商品学课程，并开展商品学研究。商品学一词就来自德文 Warenkunde，译成英文为 Commodity Science & Technology。

德国的约翰·贝克曼教授在其教学和科研的基础上，于 1793～1800 年编著出版了《商品学导论》。该书分为两册：第一册主要是商品生产技术方法、工艺学等方面的知识；第二册主要叙述商品的产地、性能、用途、质量规格、分类、包装、鉴定、保管和主要市场等。贝克曼还在该书中指出了商品学作为一门独立学科的任务：①研究商品的分类体系；②商品的鉴定和检验；③说明商品的产地、性质、使用和保养以及最重要的市场；④叙述商品的制造方法和生产工艺；⑤阐明各商品品种的价格和质量；⑥介绍商品在经济活动中的作用和意义。由于该书创立了商品学的学科体系，明确了商品学的研究内容，贝克曼被誉为商品学的创始人。他所创立的商品学体系被称为“贝克曼商品学”或“叙述论的商品学”。目前人们认为商品学产生于18世纪末，即是以该书的出版时间为依据的。

商品学自19世纪起相继传入意大利、俄国、日本、中国以及西欧和东欧的一些国家，得到了迅速发展，商品学教育和研究也不断深入、广泛。1902年我国商业教育中开始把商品学作为一门必修课。商品学由德国传入各国后，在其发展过程中产生了两个研究方向：一个是从自然科学和技术科学角度研究商品使用价值，研究的中心内容是商品质量，称为技术论商品学；另一个是从社会科学、经济学角度，特别是从市场营销和消费需求方面研究与商品适销品种和经营质量相关的问题，称为经济论商品学。随着现代科技和经济的高速发展，商品的“商”和“品”两重性受到人们的重视。人们感到，真正的商品学应该由研究“商”为主的经济型商品学与研究“品”为主的技术型商品学融合而成。于是，20世纪80年代起，世界商品学开始步入技术型与经济型相互交融的现代商品学时代。

二、中药材商品学的形成与发展

中药在我国应用已有几千年的历史，中药材是中药的原料，其作为商品在市场上进行交换，亦有几千年的历史了。我国中药材商品学的发展，大体上也经历了中药材知识汇集、中药材商品学诞生和中药材商品学发展三个阶段。在古代，随着商品生产的发展，商品交换不断扩大，出现了商人和都会市场。一方面商人在招揽生意和辨别货物真伪时深感商品经营知识有用，将散落的关于商品知识的只言片语逐步汇集成书；另一方面随着药材商品交易市场的不断扩大，商业的繁荣，为确保流通领域药材商品的品种和质量，政府组织人员或传统医药从业人员编写出版了大量的本草著作，为临床用药和药材商品流通提供指导。

《周礼》记载有“五药”（草、木、虫、食、谷），《诗经》记载有菟丝子、远志、泽泻等几十种药材。西汉时代，在南北商品的交流中，有柑橘、荔枝、龙眼等药材商品的记载。东汉武帝时（前140～前88年），张骞出使西域带进了西红花等药材，开始了中药材的国际贸易。《后汉书》中记载了韦彪、张楷等著名的采药、卖药人。东汉桓帝时（147～167年），霸陵人韩康（字伯休）常采药于名山，在长安市上卖药达30多年。东汉末到三国时期的名医华佗既行医又售药，安徽亳州至今还保留其故居“元化堂”，东厢“益寿轩”是其诊病的场所，西厢“有珍斋”是专门藏药的地方。据清江县志记载：三国时期，樟树已设立药圩，建立了药材当圩（集市）赶集制度，构建了小规模的中药交易场所。随后由圩设店，并扩展到行、庄、批发号等，还成立了“药业会馆”，有“药不过樟树不齐，药不过樟树不灵”之谚语。可见中药的商业活动，在当时已在逐步发展并形成固定的行业。

两晋、隋唐是中医药学发展的鼎盛时期，唐代鉴真和尚曾将龙脑、乳香等中药带到日本。据载，唐大中十三年（859 年）九月九日在四川梓州开始出现药市。每年于九月初，天下卖药者都云集梓州城，进行药材贸易。

到了宋代，中药商业已相当发达，出现了官营和民营的两种形式。1076 年，北宋太医局在京城（开封）设“卖药所”，经营配方和成药。1103 年又增设两个专事成药制造的“修合药所”，1114 年将“卖药所”改称“惠民局”，“修合药所”改称“和济局”。当时宋朝廷下令各地，凡有集市都应设置卖药机构，仅开封就有许多民营药铺。南宋迁都杭州，有正式牌号的民营药铺就有 20 余家，并有生药铺、熟药铺及“川广生药市”之分，说明当时的中药商业活动已有明显分工，出现了经营川广道地药材的批发商。

明、清时代，中药商业继续发展，继河北的祁州（今河北省安国县）之后，河南的百泉、江西的樟树、湖南的湘潭先后发展成为全国闻名的中药交易市场，与此同时，与中药贸易紧密相连的银号、钱铺、行栈、刀坊、加工厂及打包、装卸、运输等行业也都相应发展起来。

20 世纪初期，对中药商品的科学管理工作进一步推进，由于受到国外学术思想的影响，出现了一些用生药学、现代植物学、药物化学等理论和方法对传统的本草学进行整理研究的实例，开始了专门的中药教学和研究工作。

中华人民共和国成立后，中药事业得到了空前的发展。20 世纪 50 年代开始相继出现了众多的以中药材商品为主要内容的学术著作，如《中药材手册》《中药志》《药材学》《药材资料汇编》等书籍，分别从中药材商品来源、鉴别特征、质量标准、商品流通等方面进行了研究和探讨，为中药材商品学的形成奠定了基础。至 70 年代初期，我国中等医药专业学校和专科学校相继开设了《药材商品学》课程并作为专业课。80 年代后期，我国部分高等中医药院校相继开设了《药材商品学》和《中成药商品学》课程，并有部分中药商品知识方面的著作陆续出版。到了 90 年代中期，出版了一批与中药材商品学相关的学术专著，如《中国常用药材》《中国药材商品学》《现代中药材商品通鉴》等，在此期间，各大院校采用自编讲义授课。进入 21 世纪，全国高等中医药院校组织编写了《中药商品学》等相关教材。

第三节　中药材商品学的主要任务

一、中药材商品学研究的对象

中药材商品学理论是建立在商品学理论基础上，商品学的研究对象是商品的使用价值，因此，中药材商品学是研究中药材商品的使用价值及其变化规律的科学。中药材商品学研究的客体是中药材商品。

中药材商品的使用价值是由人的需要和中药材商品的属性两者之间的作用形成的。中药材商品的属性与人的需要的吻合程度或一致程度，决定了中药材商品使用价值的大小。可以说，人或社会的需要是中药材商品使用价值的前提，离开人或社会的需要，中药材商品就没有使用价值可言。中药材商品本身的属性是中药材商品使用价值形成的客观基础。中药材商品属性多种多样，可分别满足人或社会的不同需要，从而形成不同的使用价值。不同的中药材商品有不同的使用价值，同一种中药材商品也可以有不同的使用价值。如中药材商品珍珠具有安神定惊、明目消翳、解毒生肌功能。它是由珍珠本身的属性所决定的，而珍珠的功效又取决于珍珠的结构和化学成分；但珍珠仅有功能还不能满足消费者的需要，还需要安全，另外不同产地、不同规格的珍珠，不同粒径的珍珠粉，不同包装的珍珠商品又满足不同消费者的需要。此外，珍珠除药用外，还具有装饰等使用价值。中药材商品种类较多，这决定了中药材商品使用价值属性的复杂性，这些属性归结起来有中药材的外观形状、组织结构、化学成分、物理性质、化学性质和生物学性质等自然属性。上述属性综合反映了中药材商品使用价值的大小，是衡量中药材商品使用价值的尺度。为此，中药材商品学必须通过这些属性去研究中药材商品的使用价值。

中药材商品学必须研究中药材的全面使用价值。中药材商品自始至终处于社会中，其使用价值是社会的使用价值；中药材商品具有交换使用价值和消费使用价值二重性；中药材商品的使用价值是相对的、动态的、发展的；中药材商品的使用价值与价值既对立又统一。中药材商品使用价值的上述特征，决定了中药材商品学是从自然科学、技术科学、社会科学与经济管理科学等相交叉、相结合的角度，系统研究中药材商品使用价值的开发、形成、维护、评价和实现过程规律的一门学科。

二、中药材商品学的研究任务与内容

中药材商品学的研究内容是由中药材商品学的研究对象决定的，中药材商品的使用价值及其变化规律是其研究对象。

根据中药材商品学的研究对象，其研究内容以中药材商品客体为基础，以中药材商品－人－环境为系统，以商品使用价值在质和量上的表现形式——中药材商品质量和中药材商品品种为中心，以中药材商品属性不断满足中药材商品交换和临床预防、治疗、诊断疾病的需要及其他社会需要为主线。在质的方面，其内容主要是通过中药材质量来体现，是指某一品种的中药材商品满足人或社会需要的特性总和；在量的方面，其研究内容主要是通过中药材商品品种（规格、形式等）来体现，中药材商品品种一般是指中药材商品群体满足人或社会需要的特征总和，中药材商品品种结构合理、规格丰富齐全且适销对路，才能满足不同消费结构、消费层次和消费水平的要求。具体研究任务如下。

1. 研究中药材商品生产经营规律 中药材商品学通过中药资源和中药材商品市场的调查与预测、中药材商品需求研究等手段，为政府部门实施中药材商品（产品）结构调整、中药材商品发展规划、中药材商品科学分类、中药材商品的进出口管理与质量监督管理、中药材商品的环境管理、制定中药材商品标准及政策法规等提供决策的科学依据。通过对中药材商品各种属性的研究，不仅可以促进对中药材商品品种使用价值内容的把握，也可促进对中药材商品群体使用价值构成的了解，从而为中药材经营、使用单位提供有效的中药材商品需求信息，提出对中药材商品的质量要求和品种要求，指导中药材商品质量改进和新中药材商品开发，促进高新技术成果的商品化，提高经营管理水平，保证市场上的中药材商品适销对路。

2. 完善中药材商品质量评价标准　中药材商品学通过中药材检验与鉴定手段，保证中药材商品品种和质量符合规定的标准或合同，维护正常的市场竞争秩序，保护买卖双方的合法权益，创造公正、平等的商品交换环境。另一方面，通过中药材形态、组织结构、成分、理化性质分析及药理药效评价等，探讨与研究中药材商品质量特性和检验中药材商品质量的方法，更好地为制定、修订中药材商品质量标准和检验标准提供依据，从而为评价中药材商品使用价值高低奠定良好的基础。

3. 健全中药材商品质量保证体系　中药材商品学通过确定适宜的商品包装、运输、贮藏、养护条件和方法，防止中药材商品变质现象的发生而造成损失；同时要研究中药材商品质量变化的类型及其表征，更重要的是分析其质量变化原因，并从中找到抑制中药材商品质量劣变的有效方法。还可以通过采用现代化的电子与信息技术，提高中药材商品开发、生产、流通对市场需求的快速反应能力，防止中药材商品因贮藏期过长失去应用价值而造成的损失，保证中药材商品交换的正常进行。

4. 促进中药材商品使用价值的实现　中药材商品学一方面通过中药材商品市场、中药材商品信息、中药材商品广告、中药材商品使用心理等方面的研究，推动中药材商品交换使用价值的实现；另一方面中药材商品经营管理者学习研究中药材商品学，不仅可掌握中药材商品的有关理论知识，经营管理好各种中药材商品，实现中药材商品使用价值的交换，还可通过大力普及中药材商品知识和使用知识，使消费者认识和了解中药材商品，学会科学地选购和使用商品，掌握正确的消费方式和方法，由此促进中药材商品消费使用价值实现与提高。

由于商品的使用价值具有二重性（物质性和社会性），人们所需要的中药材商品，不仅具有特定的功效，同时也具有美化功能。现代商品观念要求，商品生产经营者不仅要注意满足人们的物质需要，同时还要注意满足人们的精神需要。因此，中药材商品美学、新中药材的开发、中药材商品信息与预测、中药材商品文化、中药材商品消费需求等内容都是中药材商品学的研究范畴。此外，中药材商品学研究使用价值的目的是为中药材商品经济的发展提供决策依据。为此，必须从系统角度分析中药材商品与人、中药材商品与自然、中药材商品与社会、中药材商品与技术、中药材商品与经济效益等结合面上的问题，处理好局部与全局的关系，实现系统的整体优化。

三、中药材商品学研究的方法

由于中药材商品的使用价值是中药材商品的自然有用性和社会适用性的统一，因此，中药材商品学按照研究的具体内容采用不同的研究方法。

1. 科学实验法　这是一种在实验室内或一定试验场所，运用一定的实验仪器和设备，对中药材商品的形态特征、组织结构、化学成分、功效、性能等进行定性、定量及生物学评价的方法。科学实验法，大多在实验室或设定的条件下进行，易于控制条件和观察全过程，所得的结论正确可靠，是分析中药材商品成分，鉴定中药材商品真伪优劣、研制新中药材产品的常用方法。

2. 经验鉴别法 是一些中药材专家或消费者，借比较丰富的难验，以手摸、眼观、鼻闻、耳听、口尝、水试、火试等方式，对中药材商品的质量作出评价的方法。这种方法的正确程度受参加者技术水平和人为因素的影响，但运用起来简便易行，适用于中药材商品初步质量评价。

3. 技术指标法 对具体的中药材商品，根据中药材的有效性、安全性要求，在对市场上该中药材商品大量样品分析实验的基础上，根据国内或国际生产力发展水平，确定中药材的质量技术指标，以供生产者、消费者及管理者共同评价中药材商品质量的方法。

4. 社会调查法 中药材商品的使用价值是一种社会性使用价值，全面考察中药材商品的使用价值需要进行各种社会调查，特别是在经济、社会生活不断改进的今天，人们对中药材商品的需求也在不断变化，这方面的调查显得更加实际和重要。社会调查法具有双向沟通作用，在实际调查中既可以将生产信息传递给消费者又可将消费者的意见、要求反馈给消费者。社会调查法主要有现场调查法、调查表法、直接面谈法、定点统计调查法等。

5. 对比分析法 是将不同时期、不同地区、不同国家的中药材商品资料收集整理，加以比较研究，从而分析评价这些不同来源的中药材商品质量。运用对比分析法，有利于经营部门正确识别中药材商品和促进生产部门改进中药材质量，实现商品的升级换代，更好地满足广大消费者的需要。

第二章　中药材商品品种

商品品种是指按某种相同特征划分的商品群体，或者是指具有某种（或某些）共同属性和特征的商品群体。商品品种概念泛指产品种类，它是一个宏观的概念，反映一定商品群体的整体使用价值或社会使用价值。中药材商品品种是由不同品种、规格和等级的药材构成，共同属性是用中医药术语表述其功能，具有四气五味、性味归经、升降浮沉、毒性等的一类商品群体。中药材商品品种是实现中药材商品使用价值的前提和基础，是中药材商品学的核心任务之一。

第一节　中药材商品品种及演化

一、中药材商品品种的概念和意义

（一）中药材商品品种

中药材商品品种是指市场流通的中药材商品的总称，是由不同品种、规格和等级的药材构成，以满足中医药预防、治疗疾病和人类保健的需要，他是在不断发展和变化之中。

中药材商品品种不同于“中药品种”，也不同于现代生物学中植物、动物的“品种”或“物种”。他们之间有如下的关系：中药资源品种［药用植（动）物品种］新鲜或干燥的药用部位形成中药材品种；在此基础上因产地、物种、采收时间、产地加工方法、外部形态等不同形成中药材各规格或等级等具体的中药材商品体，药材商品群体总称“中药材商品品种”；中药材品种有时具体、直接表现为商品体，有时抽象的通过商品规格或等级等具体形式表现出来。中药材商品品种的构成和质量直接影响到中医药临床和治疗，关系到中医药事业的可持续健康发展，中药材商品学要研究决定中药材商品品种发展和变化的规律。

（二）中药品种

中药的应用已有数千年的历史。广义的“中药”包括中药材、饮片和中成药，现将中药提取物也纳入中药范畴，本书指狭义的“中药”，即中药材而言。中药品种一般是指中药药味种类或物种而言。前一层表述从药材角度强调，与中药材具体商品体关联；而目前中药品种的内涵以后一种表述为主，更强调药材的基原，即所属原植物、动物的物种，实际上应属中药资源品种范畴。中药资源品种有单一的，也有多源的。单一品种，则常常就是指单一物种而言，有时也可能指种以下的某一单位，如亚种、变种或变型等；多源性的品种往往是复杂品种，如黄连来源于黄连属 *Coptis* 的三个物种，贯众品种则是指蕨类多个不同科属物种等。所以，中药“品种”不同于现代生物学中的“品种”，不能混淆。本教材“中药品种（或药材品种）”主要是指药味种类。

同一物种不同的药用部位可形成不同的药材品种，如：桑科植物桑 *Morus alba* L. 的干燥叶为“桑叶”、干燥根皮为“桑白皮”、干燥嫩枝为“桑枝”、干燥果穗为“桑椹”；不同的物种相同的药用部位可以形成同一药材品种，如：黄连药材为毛茛科黄连 *Coptis chinensis* Franch. 、三角叶黄连 *Coptis deltoidea* C. Y. Cheng et Hsiao 或云连 *Coptis teeta* Wall. 的干燥根茎；水蛭药材为水蛭科动物蚂蟥 *Whitmania pigra* Whitman、水蛭 *Hirudo nipponica* Whitman 或柳叶蚂蟥 *Whitmania acranulata* Whitman 的干燥全体；同一物种相同的药用部位不同的采收时间可形成不同的药材品种，如鹿科动物梅花鹿 *Cervus nippon* Temminck 或马鹿 *Cervus elaphus* Linnaeus 雄鹿未骨化密生茸毛的幼角为“鹿茸”、已骨化的老角为“鹿角”、阴茎和睾丸为“鹿鞭”。因此，药材品种、中药品种、植物或动物品种（物种）是三个不同概念，注意其内涵的区别。

由于各地区用药习惯不同，药名称谓不同，同名异物、同物异名的情况越来越多，导致中药品种的混乱。中药品种混乱和复杂的原因主要是：①同名异物，是指药材来源不同，成分、疗效也有差别，但在不同地区却同称一个药名而当同一种药材使用。②同物异名，是指一种药材在不同地区作不同药材使用。③一药多名现象较普遍，同一药材各种文献和全国各地的名称很多，有些药材的异名竟多达百余个，闻其名，令人难以知其物。④本草记载不详，造成后世品种混乱。⑤有的药材在不同的历史时期品种发生了变迁。⑥人为的弄虚作假、以伪乱真和药材外形相似而错采、错认等等。

二、中药材商品品种演化

（一）中药材商品品种的发展规律

中药材商品品种及其结构和中医药临床预防、治疗疾病需要及结构之间的关系是以一定的对应形式存在。中药材商品的发展也具有一定的规律，与一般商品品种的发展规律相似，主要是：①商品品种多样性与统一性规律；②商品品种合理增长的规律；③商品品种新陈代谢的规律。

但是作为药品的中药材，由于它是特殊商品，其商品品种发展又有其特殊规律性。中药材商品品种更新的速度较慢，不同品种量的需求存在较大差异，其品种发展受自然、人为因素及科学技术发展水平的影响较大。

（二）中药品种的变迁与发展

1. 中药品种概况 中药品种主要是指药味，其种类是随着劳动人民与疾病作斗争的经验总结而不断发展的。据专家推论，《五十二病方》是迄今为止我国发现的最早的医学方书，其中载有247种药物。汉代的《神农本草经》为我国已知最早的药物学专著，它总结了汉代以前的药物知识，载药365种。梁代的《本草经集注》是陶弘景以《神农本草经》和《名医别录》为基础编撰而成，载药730种。唐代的《新修本草》（又称《唐本草》）是我国最早、也是世界上最早的一部由国家颁布的具有国家药典性质的本草，载药850种，新增114种药物。宋代的《证类本草》是现存最完整的本草，载药1746种，新增药物500余种。明代的《本草纲目》是对药学贡献最大的本草著作，载药1892种，其中新增药物374种。清代的《本草纲目拾遗》为拾遗补正李时珍的《本草纲目》而作，载药921种，其中新增药物716种，如冬虫夏草、西洋参、浙贝母、鸦胆子、银柴胡等均系初次记载。

中华人民共和国成立之后，党和政府极为重视祖国医药学遗产，为中草药的继承、整理、发掘、提高做了大量的工作，先后进行了3次全国中药资源普查，结果表明：我国现有中药资源品种达12807种。此外大型工具书对我国中药品种进行了系统的整理与研究，如《中药大辞典》收载药物6008种，《全国中草药汇编》共收中草药2200种左右，《中华本草》收载药物达8980种，是迄今为止收载药物种类最多的一部本草专著，代表了我国当代中医药研究的最高和最新水平。此外，在“民族药卷”中，分有“藏药卷”、“蒙药卷”、“维吾尔药卷”和“傣药卷”4卷，分别收载临床上常用、疗效确切的民族传统药材396味、422味、423味和400味。《中国药典》（2010年版）一部正文共收载药材593种，附录中收载成方制剂中本版药典未收载的药材248种。目前市场流通的药材品种约在500～1100种之间，其余多为民间药物或民族药物。

2. 中药品种的变迁 某些早期本草所收载的药物，后世本草虽然亦载有同样的药名，但实际品种却产生了变化。有的种类未变，但药名变更，而作另一种药物处理，其所载主治应用也发生了相应变化。如此，均称为中药品种的变迁。主要有：①被淘汰。早期本草所收载的某些药物，由于疗效不甚确实或受其他因素影响等，以致逐步被淘汰或湮没。历代本草中不少“有名未用”的品种，大多属于此情况。现代随着对药品不良反应的全面监测，一些产生严重不良反应的药品也将被淘汰，如关木通、青木香、广防已药材等。此外，珍稀濒危野生动植物药材有的也将被淘汰，如犀角、虎骨等。②被取代。因疗效不佳，被优质品种所取代，如汉代的枳实（枸橘），到了宋代以后，就被酸橙枳实所取代；因描述不详被后世新兴品种所取代，如巴戟天；原属外来药物被国产品种所取代，如早期进口的胡椒科荜澄茄，后世以国产山苍子的果实取代之，沉香被白木香取代；因采伐过度，资源短缺，被同属近缘品种所取代。③同名异物的变迁。在不同时期，同一品名的不同品种所形成的药材，主次地位有的发生改变，例如白附子中的关白附和禹白附。另外，不同的本草文献对同一药材名所指品种可能不同。④同物异用的变化。在不同时期，对同一品种在不同本草文献中作不同品名药材处理。如瑞香科狼毒，《神农本草经》《名医别录》中均称“狼毒”，而《滇南本草》则作“绵大戟”用。⑤品种范围的变化。不同本草文献对某些药材品种的范围界定不同。早期本草书籍将来源于同科不同属的药材混而为一，后世本草书籍予以区分；早期本草书籍将来源于同属不同种的药材混而为一，后世本草书籍予以区分；早期本草书籍将来源于同科不同属的种类作不同的药材处理，后世本草书籍有将其混为一谈；不同本草书籍对近似药材的归类处理不同。⑥今人无依据的误用。如以苘麻子作冬葵子用。另外某些本草著作中对有些品种的讹传与讹释等等，更增加了中药品种问题的复杂性。

3. 中药品种的发展 中药品种在历史演变的过程中不断地发展着。主要有以下途径：①广集民间用药经验，新增拾遗品种。如唐代陈藏器拾《新修本草》之遗 692 种，清代赵学敏拾《本草纲目》之遗 716 种。②中外交流，舶来新品。如乳香、没药、丁香等均不产自中国，由国外传来。③扩大药用部位。一种药用植物有几个不同的药用部位分别入药，而且各有其不同品名者，屡见不鲜。如藕节、荷梗、荷叶、莲房、莲须、莲子、莲子心其原植物均为睡莲科植物莲 *Nelumbo nucifera* Gaertn.，而药名则根据药用部位不同而异。④长期栽培，产生变异。野生地黄其根茎细瘦如指，而长期栽培的怀地黄，则块根肥壮。薄荷、柑橘因栽培杂交而产生的栽培变种、变型就更多了。⑤摆脱依附，独立新品。如中药银柴胡为石竹科植物，在古本草中，原先依附于伞形科的柴胡，到了清代才明确独立为新品种。⑥寻找近缘优质品种。随着现代科学技术的发展，植物分类学、动物分类学、植物化学、分析化学、药理学等学科知识在中药学中得到广泛应用，也产生了一些新的交叉学科，使得从亲缘关系相近的生物中寻找新的药材成为中药品种发展的重要途径之一。而且，通过成分分析、药理试验等研究，对中药材的质量优劣加以阐明；甚至可人工合成新的药材，如人工牛黄、人工麝香等。

综上所述，历代本草文献随着时代的变迁，受种种因素的影响，其所载药材品种在不断地发生变化。对药材总数而论，绝大多数药材由于其疗效确切而被沿袭应用，一部分品种则被淘汰，也有相当数量的新品种被增补进来。这是中药品种变迁和发展的必然趋势。

第二节 中药材商品的命名

由于中医药的历史演变、地域分布、行业交叉、民族用药习惯、地区性方言、错别字的传抄和用字不规范等因素，导致中药材商品的名称具有多样性和复杂性，同名异物、同物异名、一药多名的现象严重。中药商品名称（Chinese Medicinal Materials Trade Name）的不规范，是造成了中药市场品种混乱的主要因素之一，故应对中药商品的命名方法和名称进行必要的整理和研究。

一、古代中药材名称的由来

1. 根据药材的产地或集散地命名 如党参产于山西上党（今长治地区），故称“上党人参”，后简称党参。又如巴豆产于四川，秦艽产于古代秦国（今陕西、甘肃），皆因产地而得名。中药因产地不同，其质量差异很大，为了强调临床用药佳品，常在药材名前冠以地名，以示优质品，如辽细辛、川贝母、怀地黄等。

2. 根据药材形状命名　如钩藤是因为茎枝上有弯曲的钩，乌头形如乌鸦头等，故名。

3. 根据药材的颜色命名　丹参因其根及根茎栓皮紫红，紫草因其色紫，黄柏因其色黄，玄参因色黑而得名。

4. 根据药材的气味命名　五味子因其果皮酸、甜，种子苦、辛又有咸味而取名。苦参因其味极苦，甘草因其味甜，故名。

5. 根据药用植物的生长特性命名　夏枯草因生长到夏至枯萎，款冬花因至冬才开花，半夏指立夏至夏至之间即完成生长周期等。

6. 根据药用部位命名　如桂枝是桂树的嫩枝，鹿角是鹿骨化的角。

7. 根据功效命名　如防风能防治诸风邪，泽泻能渗湿利水肿，远志能益智强志，伸筋草能舒筋通络。

8. 根据进口药材名的译音命名　如诃子原名"诃黎勒"，产印度、缅甸，音译而来。胡黄连、胡椒均原产印度、尼泊尔等国，其胡字是印度番语之意。

9. 根据人名命名　如何首乌、刘寄奴、杜仲、徐长卿、使君子等都是以纪念最早发现此药的人而得名。

10. 根据传说故事而命名　如女贞子、相思子、牵牛子等。

二、现代中药材的命名

（一）中药命名的总原则

名称包括中文名、汉语拼音名及拉丁名（中成药均不注拉丁名称）。命名应明确、简短、科学，不用容易误解和混同的名称。命名不应与已有的药品名称重复。药品一般不另起商品名，以避免一方多名，影响临床用药。

中药材系指用于中药饮片、中药提取物、中成药原料的植物、动物和矿物药。中药材名称应包括中文名、汉语拼音和拉丁名。

（二）中药材中文名

1. 命名方法

（1）一般根据全国多数地区习用的名称命名。

（2）各地习用名称不一致，或难以定出比较适合的名称时，可选用植物名命名。

（3）申请新药前虽已有名称，但因不符合命名原则需改用新名称者，可将其原名做为副名。并加括号暂列中文名后，在标准转正时撤销副名。

（4）除特殊情况外，一般不加药用部位名。若采用习用名，其中已包括药用部位者，则仍可保留药用部位名，如芥子、金钱草等。

（5）药材的主要成分与化学药品一致，应以药材名为正名，化学名为副名，如芒硝（硫酸钠）。

（6）从国外引种的进口药材，如来源、质量与国家制定的进口药标准的规定完全一致，可沿用原名，如西洋参；若有差异，则名称应有区别。

（7）药材的人工方法制成品、制取物，其名称应与天然品的名称有所区别，如培植牛黄、人工麝香等。

2. 类型

（1）*正名* 正名是各级药品标准记载的法定名称。一种中药只允许有一个正名，有些记载中药的书籍中采用的正名与药品标准中的名称不一致，使用时应以药品标准的名称为准。

（2）*别名* 别名是除正名以外的名称，又称为“副名”和“异名”。一种中药常常有多个别名。正名和别名不是固定不变的，如龟板在1985年版《中华人民共和国药典》中为正名，而1990年版药典则改用“龟甲”作正名，这样，“龟板”就成了别名。中药别名可依其使用范围大致分为若干类型。①处方名：处方名是医生开药方时经常使用的别名，它的主要特点是体现了医生对药物的要求。如“炙甘草”是对炮制加工的要求；“霜桑叶”、“鲜茅根”是对采收、贮藏的要求；“川黄连”、“绿升麻”是对药材品种、产地、性状诸方面的要求等。处方别名常因地而异，如“山茱萸”，北方医生惯写成“萸肉”，南方医生则习用“枣肉”。有的医生常把几个药名并成1个，如“乳没”（指乳香和没药）、“二冬”（指天冬和麦冬）、“三仙”（指神曲、麦芽和山楂）等。有时处方中还会出现一些很少见的古药名，如“安南子”（胖大海）、“红蓝花”（红花）等。②地方名：地方名是各地民间流传的药材别名，又称“土名”或“俗名”。它的特点是数量多、地方性强、使用范围小。有的流传于某一地区，如人参在东北地区有“棒棰”之名。目前，出版的中药文献虽收载了不少地方名，但流传于民间未见文字记载的仍有相当多。地方名称在中医处方中及中药商业单位内部一般不用，但从事中药材收购工作的人员则必须了解当地的土名，因不少边远地区的群众只知某些地产药材的土名而不知其正名。③商品规格名：商品规格名是在中药商业行业内部使用的别名，是全国通用的“行话”。如“冬麻”（天麻商品的一种规格）、“二杠”（鹿茸商品的一种规格）、“蛋吉”（大黄商品的一种规格）等。他们的特点是能够体现同一中药在质量、价格等方面的差异。在中药营销工作中，常用规格名代替正品名，故可视为别名。④植物栽培品种名：它是中药材进入商品流通领域之前的别名，仅在药材生产者之间使用。如“大马牙”（人参）、“金状元”（地黄）、“红叶臭头”（苏薄荷）等都是种植药材的栽培品种名。栽培品种名不同的药材在质量、商品鉴别特征等方面都存在着明显的差异。因此，了解此类名称对从事中药经营管理、质量鉴定、物价控制等工作均有益处。⑤古名：指古代文献有记载而现在已经不使用的药名，如“地精”（人参）、“鬼督邮”（天麻）等。这些名称主要记载在古代本草中，可供中药本草考证之用。

（三）中药材汉语拼音名

按照中国文字改革委员会的规定拼音，第一个字母需大写，并注意药品的读音习惯。如：阿胶 Ejiao，阿魏 Awei。不同音标符号。如在拼音中有的与前一字母合并能读出其他音的，要用隔音符号。药名较长（一般在五个字以上），按音节尽量分为两组拼音。

（四）中药材拉丁名

为了使中药材的名称统一化、标准化，有利于国际贸易和交流，中药商业中也广泛使用拉丁文名称，其命名原则如下。

1. 植物类药材与动物类药材命名的方法基本相同。除少数中药材可不标明药用部位外，这两类中药材命名时多数需要标明药用部位，其拉丁名先写药材名，用第一格；后写药用部位，用第二格。如有形容词，则列于最后［《中国药典》（2010 年版）一部收载的药材拉丁名格式］。如：大青叶 ISATIDIS FOLIUM，羚羊角 SAIGAE TATARICAE CORNU，苦杏仁 ARMENIACAE SEMEN AMARUM，淡豆豉 SOJAE SEMEN PRAEPARATUM。

2. 一种中药材包括两个不同药用部位时，把主要的或多数地区习用的药用部位列在前面，用“ET”相联接。如：甘草 GLYCYRRHIZAE RADIX ET RHIZOMA。

3. 一种中药材的来源为不同科、属的两种植（动）物，需列出并列的两个拉丁名。如：山慈菇 CREMASTRAE PSEUDOBULBUS、PLEIONES PSEUDOBULBUS；马勃 LASIOSPHAERA、CALVATIA。

4. 中药材的拉丁名一般采用属名或属种名命名。

（1）*以属名命名* 在同属中只有一个品种作药用。或这个属有几个品种来源，但作为一个中药材使用的。如：白果 GINKGO SEMEN（一属只一个植物种作药材用），麻黄 EPHEDRAE HERBA（一属有几个植物种作同一药材用）。有些植（动）物中药材的虽然同属中有几个植物品种作不同的中药材使用，但习惯已采用属名作拉丁名的，一般不改动。应将来源为同属其他植物品种的中药材，加上种名，使之区分。如：黄精 POLYGONATI RHIZOMA，玉竹 POLYGONATI ODORATI RHIZOMA。

（2）*以属种名命名* 同属中有几个品种来源，分别作为不同中药材使用的，按此法命名如：当归 ANGELICAE SINENSIS RADIX，独活 ANGELICAE PUBESCENTIS RADIX，白芷 ANGELICAE DAHURIOAE RADIX。

（3）*以种名命名* 为习惯用法，应少用。如：石榴皮 GRANATI PERICARPIUM，柿蒂 KAKI CALYX，红豆蔻 GALANGAE FRUCTUS。

（4）*以有代表性的属种名命名* 同属几个品种来源同作一种中药材使用，但又不能用属名作中药材的拉丁名时，则以有代表性的一个属种名命名。如：辣蓼，有水辣蓼 *Polygonum hydropiper* L. 与旱辣蓼 *P. fiaccidum Meisn* 两种；而蓼属的药材还有何首乌、水炭母等，不能以属名作辣蓼的药材拉丁名，故以使用面较广的水辣蓼的学名为代表，定为 POLYGONI HYDROPIPERIS HEBRA。

5. 以前置词短语说明药材的特征、性质，应用时将前置词 in（在……内，呈……状）和 cum（含，带，同）所组成的前置词短语置于后。例如：竹茹 BAMBUSAE CAULIS IN TAENIAM（呈带状），胆南星 ARISAEMA CUM BILE（含胆汁）。

6. 药材来源与国外相同，且国际上已有通用拉丁名名称的，可直接采用。如：全蝎 SCORPIO，不用 BUTHUS；芥子 SINAPIS SEMEN，不用 SEMEN BRASSICAE；但阿魏在国际上用 ASAFOETIDA，而我国产的品种来源不同，所以改用 FERULAE RESINA。

7. 矿物类药材的命名主要有 2 种形式。一是用矿物所含的主要化学成分的拉丁名或化学成分拉丁名加形容词，如芒硝 NATRII SULFAS、玄明粉 NATRII SULFAS EXSICCATUS（干燥的）。二是用原矿物的拉丁名，如炉甘石 CALAMINA。

为了使中药商品的名称统一化、标准化，有利于国际贸易和交流，可使用拉丁文名称。

第三节　中药材商品规格与等级

中药材既有药用性，又有商品性。为了适应商品性的要求和临床用药，需要划分规格与等级，以制定相应的销售价格，体现按质论价的特点，在市场上进行商品交换。由于绝大多数中药材有效成分等现代质量评价标准还不够完善，同时也为了易于推广，便于掌握使用，在制定中药材商品规格、等级标准时，现仍以传统的外观质量和性状特征为主。因此，中药材的规格、等级是传统习惯结合现代标准制定的品质外观标志。

一、中药材商品规格与等级制定的原则

在中药材商品中，因产地、采收期、生产方式（野生与人工生产）或加工方法等的不同，质量与疗效确有明显差异的，需划分规格，适当区分等级。药材的规格等级也属于质量标准。但由于各地传统划分方法不一，目前仅有 76 种中药材商品有全国统一的规格等级标准，其他药材的统一标准正在制定中。

中药材商品规格与等级制定的基本原则为：

1. 按质论价原则　为达到商品按质论价要求，以体现中医药理论特点为前提，以国家药品标准和地方药品标准为依据，以保障药材的质量与疗效为目标，制定中药材商品的规格与等级标准。

2. 利于促进优质药材生产原则　为满足医疗需求，保障市场供应，对中药材商品划分规格与等级，采取优价收购优质药材的手段，有利于不断改进生产与加工技术，促进优质药材的生产。

3. 便于量化原则　在划分规格等级时，不同规格等级之间要有明确的量化指标，如大小（长短、厚薄、直径）、重量（单个重量或每公斤的个数等）或有效成分的差异等，以便标准的推广与实施。

4. 力求简化原则　在中药材商品中，对质量稳定或不同产地生产的同种药材，只要质量相同或接近，以简化为原则，应统一规格，也不划分等级，统装（统货）即可。

5. 不断修订与完善原则　在不影响中药材商品质量和流通的前提下，对不合理或过于繁杂、不便推广的现有标准部分，要不断地修订与完善；同时新标准的制定，要对加工方法的改革、生产成本的降低等，起到积极的引导作用。

6. 试用原则　对新制定或修订的标准，要留有一段时间的试用期，以不断地修订与补充，使之合理、完善，再正式实行。

二、中药材商品规格与分等划分的依据与方法

目前，中药材商品规格与等级划分的主要依据仍然是传统的性状评价指标。在此基础上正在逐步建立符合中药材商品规格、等级特点的系统评价商品质量的标准。

（一）中药材规格的划分

药材规格划分的依据各有不同，目前常用的方法有：

1. 按药材的基原划分　一些中药材商品的基原植物或动物不止一种，不同来源的药材质量有差异，据此划分出不同的规格。如麻黄分为“草麻黄”、“中麻黄”和“木贼麻黄”，鹿茸分为“花鹿茸”与“马鹿茸”。

2. 按药用部位成熟程度划分　药材的成熟程度不同，其质量也不同，甚至不能药用。如连翘分为“青翘”和“老翘”。又如花鹿茸，按茸角的老嫩、分叉的多少划分成“二杠”和“三岔”等规格。

3. 按药材采收季节划分　一般药材的采收期只有一个，个别的药材有几个。同一产地，同种药材，采收期不同，质量差异较大，据此划分出不同的规格。如三七分为“春三七”和“冬三七”，“春三七”于花前采收，体重质坚而质优。天麻分为“春麻”和“冬麻”，“冬麻”于冬季采收，质坚实沉重，断面半透明、光亮、无空心而质佳。

4. 按药材入药部位划分　有的药材，药用部位不同，疗效有别，据此划分出不同的规格。如当归分为“全当归”、“归头”、“归尾”等。

5. 按药材产地加工方法与净度不同划分　有的药材，因产地加工方法不同引起质量的差异，因而据此划分出不同的规格。如带表皮的山药称为“毛山药”；除去表皮、搓光揉直等加工后称为“光山药”。如附子分为“盐附子”和“附片”两类，其中附片又按加工时放入的辅料不同而划分为“白附片”、“黑顺片”等多种规格。也有按加工净度不同划分规格，如知母分为“毛知母”、“知母肉”。

6. 按药材产地划分　如白芍产于浙江的称“杭白芍”，产于安徽的称“亳白芍”，产于四川的称“川白芍”。又如甘草，主产于内蒙古西部等地称为“西草”；主产于内蒙古东部等地称为“东草”等。

7. 按药材生产方式（人工或野生）划分　如牛黄分为“（天然）牛黄”、“人工牛黄”。人参分为“野山参”、“园参”等。

8. 按药材的外部形态来划分　有的药材外部形态或完整程度不同，其商品质量不同。如浙贝母，依据外形等分为“大贝（元宝贝）”和“珠贝”，“大贝”个大且除去心芽，质优；“珠贝”个小不去心芽，质稍次。

（二）中药材等级的划分

中药材的等级，是指同种规格或同一品名的药材按形状、色泽、大小、重量等特

征，制定出若干标准。每一个标准即为一个等级。通常以质量最优者为一等品，最次者（符合药用标准的）为末等，一律按一、二、三、四……的顺序排列，一般不以“特等”或“等外”的字样来分等。中药材的等级标准较规格标准更为具体。分等级的依据各有不同，主要有如下几种，也有的综合以下几种指标进行分等。①依单个药材的大小和重量分等，如“筒朴”等。②依单个药材的重量分等，如“雅黄”等。③以单位重量中所含的药材个数分等，如“蛋片吉”、“春三七”等。在三七药材等级划分时，以“头”作为表示三七大小的等级单位，特指质量为500g的干燥三七主根个数。如春三七的一等为每500g 20头以内，长不超过6cm；四等为每500g 60头以内，长不超过4cm；五等为每500g 80头以内，长不超过3cm。④以表面色泽和饱满程度分等，如五味子等。⑤以纯净程度分等，如金银花等。

（三）统货

是对既无规格也无等级的中药材通称。在商品药材中，对品质基本一致或部分经济价值低、优劣差异不大、不影响生产加工者，均列为“统货”。

目前的规格、等级标准是在传统习惯的基础上，结合产地现状制定的，其中也有不甚合理之处，有待以后逐步修订。药材购销的原则是“以质论价”，要求从业人员必须熟知商品规格、等级标准，把好药材质量关。

第四节　中药材商品分类与编码

一、中药材商品分类

中药材商品的品种繁多，为了便于学习、研究、管理和应用，必须根据不同的使用目的对中药材商品加以科学的分类。分类方法随着时代的前进和新药的发现不断改进。

（一）古代中药分类法

1. 药物分类产生的背景

（1）古代动植物分类　我国古代对动植物分类的萌芽可追溯到3千年前。从商代（公元前16~前11世纪）象形甲骨文中记录的动植物名称，可知那时已分植物为草、木2类，分动物为虫、鱼、鸟、兽4类。周至春秋时期辑成的《诗经》《山海经》，记录了大约200种植物名称、100多种动物名称。春秋战国时期，动植物分类的雏形更为明显。根据《周礼·地官》记载，当时已将生物区分为植物和动物两大类。在《周礼·考工记》中，又将动物分为大兽和小虫两大类，大兽相当于如今的脊椎动物，小虫相当于以昆虫为主的无脊椎动物，即早期传统中药分类中的虫类。秦、汉之际（约公元前3世纪），释经的词书《尔雅》，根据生物形态特征，载有“释草”、“释木”、“释虫”、“释龟”、“释鸟”、“释兽”诸篇，记述植物200余种、动物100余种。每类之下，按其共同特征归类，如草类有菌类、藻类、葱蒜类、蓬蒿类；木类有榆类、桑类、楝类；虫类有蝉类、蚊类、蚕类；鸟类有雉鸥、枭类；兽类有马属、牛属、鼠属等。当时已提出“四足而毛谓之兽”，“二足而羽谓之禽”，“有足谓之虫，无足谓之豸”的分类概念，并使用了“乔木”（主干上部具分枝）与“灌木”（丛生而无主干）的名称。

我国古代对动植物分类知识的积累，为早期中药分类创造了条件。

（2）药物的三品分类法　药物的出现很早，在《周礼·天官》中有“五药养民病”（“五药”，汉·郑玄注为草、木、虫、石、谷）的记载；在《吕氏春秋·孟夏记》中，有“聚蓄百药”的记载。从“五药”到“百药”，体现了药物品种的日益增多。先秦成书的《山海经》中，收录了上百种药物名称，并有简单的类别、形态、产地和效用记载。随着使用临床药物种类的增加，对药物进行分类以便应用，已是十分必要的了。

我们现在从古代医药典籍中见到的最早药物分类方法是《神农本草经》的三品分类法。该书载药365种，大体按玉石、草木、虫兽、果菜、米谷的顺序排列，其中植物药252种，动物药67种，矿物药46种，并把这些药物按上、中、下三品分类。《神农本草经》在序例中阐明其三品分类的纲领是：“上药一百二十种为君，主养命以应天，无毒，多服久服不伤人，欲轻身益气不老延年者，本上经。中药一百二十种为臣，主养性以应人，无毒有毒，斟酌其宜，欲遏病补虚羸者，本中经。下药一百二十五种为佐使，主治病以应地，多毒，不可久服，欲除寒热邪气破积聚愈疾者，本下经。”

2. 药物分类的形成与发展　从梁·陶弘景撰《本草经集注》到清末的1400年中，是本草不断发展的时期，也是药物分类系统和分类方法形成与发展的时期。药物分类方法，已由粗略到精细，由简单到多样，由低级到高级，逐步成为有比较完整体系的、独具特色的分类方法。在这个历史过程中，药物形成了两大分类系统，即药物自然属性分类系统和药物功效分类系统，两种分类系统各自独立并交互运用，成为药物分类的主流。同时还出现了其他一些各具特点的药物分类方法。

（1）药物自然属性分类　由陶弘景在其编撰的《本草经集注》中首创。从该书序录“七情表”（药物七情畏恶）等有关资料可以看出，它将药物分为玉石、草本、虫兽、果、菜、米谷6类，各类又分为上、中、下三品，第一次出现中药的二级分类方法。在按药物自然属性分类的前提下，同时保留了《神农本草经》三品分类格局。另外，附设了“有名无实”类，把一些药物基原不甚明白或已不常用的，载录备考。这种分类方法，是一个卓越的创造，较三品分类方法大为进步。它体现了药物自身在种类、性状上的相似或区别。

李时珍的《本草纲目》是划时代的本草著作，其对药物的分类方法，标志着传统的自然属性分类方法已达到成熟阶段，提出了“不分三品，惟逐各部；物以类从，目随纲举”，“从微至巨”，“从贱至贵”，“标正名为纲，附释名为目”等一套分类纲领。将药物分为水、火、土、金、石、草、谷、菜、果、木等16部，每部下又分60类，如草部又分为山草、芳草、隰草、毒草、蔓草、水草、石草、苔草、杂草9类。《本草纲目》在药物分类乃至动植物分类方面，作出了重大贡献。主要表现在：①建立了较完整的相当先进的分类系统。②对药物名称和分类，进行了全面的“辨疑订误”，澄清了药物名称和分类方面的混乱和谬误。③据前人经验和自己的实践总结，把一些在外部形态上具有明显共同特征的植物类群，即现代所称相同科属的植物，汇集排列在一起，从一定程度上揭示了物种的自然类群，成为近代自然分类的先驱。

药物自然属性分类方法，从南北朝时期到清代，一直是本草学家使用的主要分类方法。至近代，由于植物、动物自然分类系统的建立，原来的药物自然属性分类方法就很少有人采用了。

（2）药物功效分类　药物按功效分类的方法，从广义的角度说，在《神农本草经》三品分类中已有萌芽。但药物功效分类方法的形成，经过了较长的历史过程，其间产生过一些过渡形式，包括梁·陶弘景创立的“诸病通用药”分类法和唐·陈藏器创立的“十剂”分类法等。到明、清时期才逐渐形成较系统的药物功效分类方法。它形成较晚是由于对药物的功效确定，需要经过长期、反复的临床实践验证。这是深层次上的药物分类，难度比较大，不像自然属性分类那样直观。但药物功效分类法是最能体现药物分类特色的一种分类方法。

药物功效分类方法在明代初现雏形。明·王纶撰《本草集要》，收药455种，本书下部将药物分为12门，即治气、寒、血、热、痰、湿、风、燥、疮、毒、妇人、小儿，各门又按药性、功效细分，如治气门分为补气清气温凉药、行气散气降气药、温气快气辛热药、破气消积气药4类，各类列相应药物，简述药性。明·杨崇魁撰《本草真诠》，收药1050种，其上部仿《本草集要》，按药性、功效归类药物。

至清代，按药物功效分类的方法有较大发展，出现了逐渐取代传统中药自然属性分类方法的趋势。这种分类方法的代表作是《本草求真》。该书指出了一般本草著作按药物形质即自然属性分类存在的缺点，即“形质虽同，而气味不就一处会编，则诸药诸性又分散各部而不可以共束”。为弥补这一缺点，该书的编次，“悉从药性气味类裁，如补火则以补火之药一类，滋水则以滋水之药一类，散寒则以散寒之药一类，泄热则以泄热之药一类，以便批阅”。为了使“气味既得依类而处，而形质亦得分类合观”，对于一药而兼有数性者，选择其主要气味为主归类，其余则采取加注的办法，即在药名之下注明是草是木是金是石之类的自然属性，注出顺序编号。其卷后附有一个新收药物目录，按草、木、果、谷、菜、金、石、水、土、禽、鳞、鱼、介、虫、人等自然属性分类药物，实现其“分类合观”的编写宗旨。这种分类方法，突出药性、药理和功效，实用性强，是临床应用本草分类的范例，对以后的中药功效分类影响很大。

由于本草学家不断吸取前人对中药功效分类的经验，所以分类逐渐趋于精细、确当。清代按药物功效分类的方法已相当流行，特别是一些临床应用类本草著作，大都采用了这种分类方法。其共同特点是收载常用药，分类简明，内容扼要，切合实用，为近代和现代中药功效分类奠定了基础。

（3）传统中药分类方法的多样化探索　药物的自然属性分类和功效分类，是传统药物分类系统的两大主流。但在我国本草发展史上，还出现过一些其他分类方法，它们是传统药物分类的旁支和补充。主要有按脏象、病因分类；按经络分类；按药物四性分类；按脉象分类等。

（二）现代中药分类法

现代中药分类方法是在继承传统和吸收现代新学科成果基础上发展起来的。一系列中药新学科的建立，包括药用植物学、中药鉴定学、中药品种学、中药材学、中药化学和中药药理学等，使中药学科的分支增多，分类范围扩大，突破了传统中药分类的模式。兹将现代中药分类方法简述如下。

1. 按中药功能分类　现代采用的中药功能分类是传统中药功能分类方法的继承和发展。一般按中药功能将药物分为解表药、清热药、泻下药、祛风湿药、利水渗湿药、温里药、理气药、活血药、止血药、消导药、驱虫药、化痰止咳平喘药、安神药、息风药、开窍药、补益药、固涩药、涌吐药、外用药等类。各类又分若干子项，如解表药又分为辛温解表和辛凉解表；清热药分为清热泻火、清热燥湿、清热凉血、清热解毒、清虚热等。现今的中药学专著、中药学教材、中药临床手册以及普及性中药参考书等各类著作大多采用这种分类方法。但各家分类大同小异，子项划分亦有多寡。这种分类方法的特点是比较全面、细致，概念明确，同传统中药功效分类一样，能突出中药的药性、药理作用和功效，且临床实用性更强。

2. 按药用部位分类　按药用部位分类，主要用于植物类药物。即根据药用植物的入药部位（器官），分为根及根茎类、茎木类、皮类、叶类、花类、果实及种子类、全草类、树脂类等。有的类下又分若干子项。现代中药鉴定学、药材学和某些中药志等著作，多采用这种分类方法。这种分类方法是随着近代生药学的兴起而逐步形成的。它保留着某些传统分类的痕迹，同时吸取了现代植物形态学、解剖学等成果。其特点是便于研究药材的形态和显微特征，以利对药材品种、质量的比较鉴别。同时在中药材商品学中应用较广泛。

3. 按中药的原植物分类　中药的原植物分类，即将中药原植物按现代植物分类学的分类系统归类。这种分类系统把植物分为藻类、菌类、地衣门、苔藓植物门、蕨类植物门、种子植物门。其中种子植物门又分为裸子植物亚门和被子植物亚门。各门通常又分为纲、目、科、属、种各阶元；原植物除中文名外，按国际植物命名法规统一使用拉丁学名，并编制和应用植物分类检索表。现代的药用植物学、药用植物志、药用植物图鉴等类著作，多采用此种分类法，某些中草药学、药材学、生药学、中药鉴定学和综合性中药著作等，也有采用这种分类方法的。它已成为现代中药的一个重要分类方法，应用比较广泛。其特点是通过规范的学名和精确而系统的分类，解决中药同名异物等复杂品种问题，并根据植物类群间的亲缘关系，开辟扩大中药资源途径。

4. 按中药原动物分类　动物中药专著，则多采用现代动物学分类系统，将动物中药按原动物分为原生动物门、海绵动物门、腔肠动物门、扁形动物门、线形动物门、环节动物门、软体动物门、节肢动物门、棘皮动物门、脊索动物门等。门下又分纲、目、科、属、种各阶元。动物中药的原动物大部分分布于昆虫纲、鱼纲、两栖纲、爬行纲、鸟纲和哺乳纲。这与传统动物中药按虫、鳞、介、禽、兽等归类是基本一致的。

动物中药亦有按入药器官进行分类的，如分为心类、胆类、血类、角类、骨类、皮类、油类、鳞甲类等，这种分类方法在藏族、彝族等民族药著作中比较常见。

5. 矿物中药分类方法 矿物类中药，在一般中药学中亦按功能分属于各类中。现代矿物中药专著，有根据矿物中主要化合物的阳离子种类分类，分为汞化合物类、铁化合物类、铜化合物类、钙化合物类、钠化合物类、砷化合物类等；或根据阴离子种类分类，分为硫化物类、氧化物类、碳酸盐类、硫酸盐类等。这种方法归类的特点是有利于吸取现代药物化学的成果，促进对矿物中药的鉴定分析和开发应用。

6. 按中药所含化学成分分类 中药化学是一门新兴学科。中药化学成分的分离和结构测定技术发展迅速。化学分类以生物化学成分及其合成途径的特征为依据，从分子水平研究生物类群的特性、起源、亲缘关系和系统发育等。现代中药化学一般按中药的化学成分结构类型，主要分为氨基酸类、生物碱类、糖和苷类、醌类化合物、黄酮类化合物、木脂素类、香豆素类、萜类化合物、挥发油类、甾体化合物类、鞣质类、生物大分子类等，各类又分为若干子项。中药化学成分分类，不仅对中药有效成分的研究具有重要意义，而且运用化学分类学的原理和方法，为中药的原植（动）物分类、鉴定提供证据，并常应用于中药品种、品质的分析鉴定和扩大中药资源、新药开发的研究。

7. 按药名汉字首字笔画或汉语拼音字母顺序分类 此种分类方法多在中药书籍中采用，便于学习和查阅。

此外，为了适应中药商品的储运工作，也可按照道地产区将药材分为川汉类、西怀类、山浙类等。有时按照管理要求分为贵细药、毒麻药、常规药。按照销售的要求可分为大路货和备路货、长线商品和短线商品。按照加工的需要可分为个子货、切片、炮制品；切片根据生产要求和形态特征常分为圆片（又称“顶头片”）、斜片、直片、肚片、丝条片、刨片、段子、骨牌片、骰子（丁子）、粉末、劈块、剪片等。为了对中药商品进行数字化管理，也有使用商品分类代码的，如国务院曾颁布了《全国工农业产品（商品、物资）分类与代码》（GB7635－87）的国家标准。

二、商品代码与编码

（一）商品代码与商品编码的概念

商品代码是指某种或某类商品的一个或一组有序的符号排列，目的是便于人或计算机识别与处理。商品代码具有分类、标识和便于信息交换的功能。依照代码所表示的信息内容与用途的不同，可以进一步划分为商品分类代码和商品标识代码两类。依其所用符号组成不同，分为全数字型、全字母型和数字－字母混合型三种类型，目前使用普遍的是全数字型商品代码。

商品编码是编制商品代码的过程，是指赋予某种商品（某类商品）以某种代表符号的过程。对某一类商品赋予统一的符号系列称为商品编码化或商品代码化。符号系列可由字母、数字和特殊标记组成。商品编码化具有标识的唯一性、分类的功能、排列的功能和特定的含义。

（二）商品编码的基本原则

商品编码可使品种繁多的商品便于记忆，简化手续，提高工作效率和可靠性，有利于计划、统计、管理等业务工作，并为利用计算机进行自动化管理打下基础。

1. 商品分类代码的编制原则　商品的科学分类是合理编码的前提，商品分类编码是商品分类体系商品目录的一个重要组成部分，是进行科学商品分类的一种手段。商品分类和编码是分别进行的，分类在先，编码在后。商品编码必须遵循以下原则。

（1）唯一性　代码结构必须保证每一个编码对象仅有一个唯一的代码，也就是说，一个代码应与指定的类目一一对应。

（2）可扩展性　在代码结构体系里应留有足够的备用码，以适应新类目增加和旧类目删减的需要，使扩充新代码和压缩旧代码成为可能，从而使分类和编码可以进行必要的修订和补充。

（3）简明性　代码应尽可能简明，即尽可能使代码的长度最短，这样既便于手工处理，减少差错率，也能减少计算机的处理时间和存储空间。

（4）稳定性　代码必须稳定，不宜频繁变动，否则将造成人力、物力、财力的浪费。因此，编码时就要考虑到代码尽可能地少变化，一旦确定后不要随意变更。

（5）层次性　代码要层次清楚，能清晰地反映商品分类体系和分类目录内部固有的逻辑关系。

（6）统一性和协调性　商品编码要同国家商品分类编码标准相一致，与国际通用商品分类编码制度相协调，以利于实现信息交流和信息共享。

（7）自检能力　商品编码必须具有检测差错的自身核对性能，以适应计算机的处理。

2. 商品标识代码的编制原则　企业为商品项目编制标识代码，必须遵循下列原则。

（1）唯一性原则　编码时要严格区分商品的不同项目。基本特征不同的商品要视为不同的商品项目，要分配不同的商品标识代码。避免出现同一个商品项目有多个代码（称作“一物多码”）或同一个代码对应多个商品项目（称作“一码多物”）的错误编码。

（2）无含义原则　指商品标识代码中的每一位数字不表示任何与商品有关的特定信息，即既与商品本身的基本特征无关，也与厂商性质、所在区域、生产规模等信息无关。厂商在编制商品项目代码时，最好使用无含义的流水号，即连续号，这样能够最大限度地利用商品项目代码的编码容量。如果厂商生产的商品数量很少，也允许进行有含义的编码。

对于一些商品，在流通过程中可能需要了解它的附加信息，如生产日期、有效期、批号及数量等，此时可采用应用标识符（AI）来满足附加信息的标注要求。应用标识符（2～4位数字）用于标识其后数据的含义和格式。

（3）稳定性原则　商品标识代码一旦分配，只要商品的基本特征没有发生变化，就应保持不变。若商品项目的基本特征发生了明显的、重大的变化，则必须分配一个新的商品标识代码。但要考虑行业的特点，如医药保健行业，只要商品的成分有较小的变化，就必须分配不同的商品标识代码。但在其他行业，就要尽量保持代码的稳定性。

（三）商品编码方法

1. 商品分类代码的编制方法 商品分类代码是有含义的代码，代码本身具有某种实际含义。此种代码不仅作为编码对象的唯一标识，起到代替编码对象名称的作用，还能提供编码对象的有关信息（如分类、排序等信息），在全部商品代码中占有最重要的地位，商品核算、经营分析、统计报表等都需要使用商品分类代码进行处理。商品分类编码常用的方法有顺序编码法、系列顺序编码法、层次编码法、平行编码法（特征组合编码法）等编码方法。

2. 商品标识代码的编制方法 商品标识代码是指由国际物品编码学会（GSI）的全球统一标识系统（也称 EAN · UCC 系统）所规定并用于标识商品的数字型代码。其编码体系是 GSI 全球统一标识系统的核心，包括流通领域中所有的产品与服务（贸易项目、物流单元、资产、位置和服务关系等）的标识代码及附加属性代码（应用标识符），如图 2 -1 所示，但附加属性代码不能脱离标识代码而独立存在。为了便于快速识读和处理，商品标识代码常用条、空模块组合的条码符号来表示。商品条码由条码符号及其对应的标识代码组成，其中条码符号供条码扫描设备识读，而标识代码则供人直接识读或者通过键盘向计算机输入数据使用。

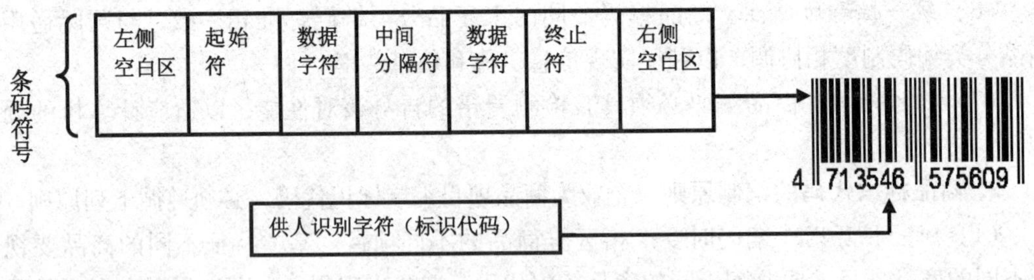

图 2 -1 GSI 系统编码

（四）商品条码

1. 商品条码的概念及类型 商品条码是由国际物品编码协会（EAN）与统一代码委员会（UCC）规定的，用于表示零售商品、非零售商品、物流单元、位置的标识代码的条码。条码是由一组规律排列的条、空组合及其对应的供人识别字符组成的标记，用于表示一定的信息。商品条码中，其条、空组合部分称为条码符号，其对应的供人识别字符也就是该条码符号所表示的商品标识代码。商品条码的基本构成如图 2 -2 所示。

从上述定义可以看出，商品标识代码和商品条码既有区别又有联系，商品标识代码是用来标识商品的一组数字，对不同的商品赋予不同的代码。而商品条码是用于表示商品标识代码的条码，即条码符号。商品标识代码和条码符号的对应关系如图 2 -3 所示。

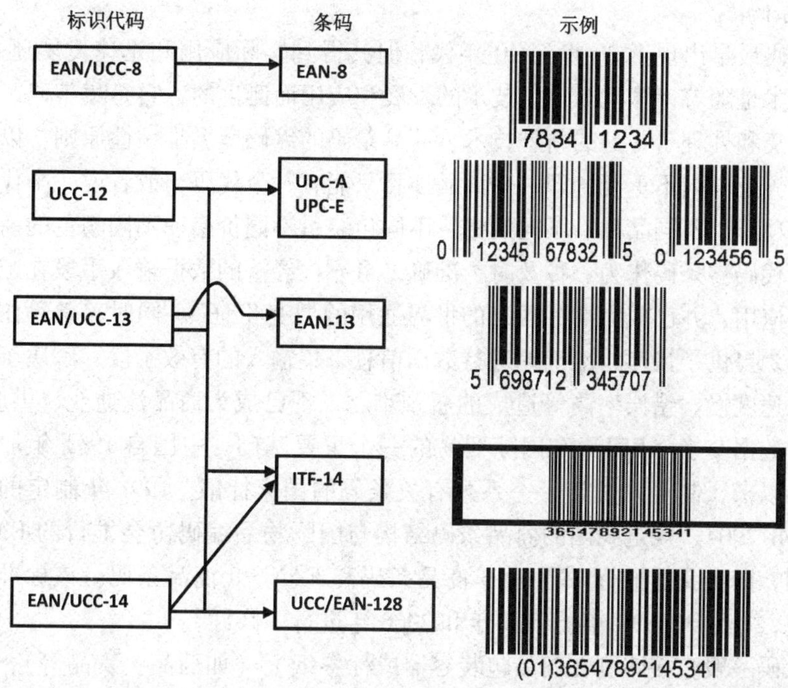

图 2-2　商品条码的基本构成

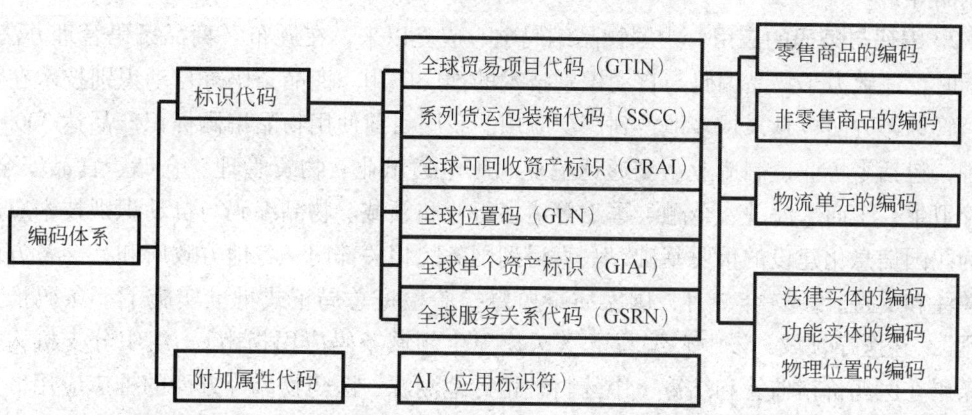

图 2-3　商品条码与商品标识代码对应关

从以上商品标识代码和条码符号的对应关系可以知道，要想用条码符号对不同的商品进行表示，首先要按照商品标识代码的编码规则对商品进行编码，然后用商品条码的符号结构来表示商品标识代码。

商品条码主要有 EAN/UPC、ITF -14、UCC/EAN -128 三种类型。其中 EAN/UPC 又有 EAN -13 商品条码和 EAN -8 商品条码、UPC - A 商品条码和 UPC - E 商品条码。零售商品的条码标识主要采用 EAN/UPC 条码。非零售商品的条码标识主要采用 ITF - 14 条码或 UCC/EAN -128 条码，也可使用 EAN/UPC 条码。物流单元的条码标识主要采用 UCC/EAN -128 条码。厂商的物理位置、职能部门等位置的条码标识也采用 UCC/

EAN－128 条码。

商品条码最早出现于 20 世纪 40 年代，但其得到实际应用和迅速发展还是在近 20 年。条码技术是随着计算机与信息技术的发展和应用而诞生的，它是集编码、印刷、识别、数据采集和处理于一身的新型技术。商品条码的编码遵循唯一性原则，以保证商品条码在全世界范围内不重复，即一个商品项目只能有一个代码，或者说一个代码只能标识一种商品项目。不同品种、不同规格、不同包装、不同价格、不同颜色的商品需使用不同的商品代码。条码作为一种及时、准确、可靠、经济的数据输入手段在工业发达国家已经普及应用，并已成为商品独有的世界通用的"身份证"。同时，条码作为一种自动识别技术，提供了快速、准确地进行数据信息采集输入的有效手段，解决了由于计算机数据输入速度慢、错误率高等造成的瓶颈难题，现已成为商品流通业、供应链管理，特别是电子数据交换（EDI）和国际贸易的一个重要基础。中国自 1991 年加入国际物品编码协会以来，制定并发布了一系列有关条码的国家标准。1991 年制定的商品条码国家标准 GB12904，规定我国的商品条码结构与国际物品编码协会推行的 EAN 商品条码结构相同，即在我国推行 EAN－13 商品条码和 EAN－8 商品条码。该标准根据条码的发展状况，分别于 1998 年、2003 年和 2008 年进行了修订。

商品条码一般直接印刷在商品包装容器或标签纸上（如药品、食品等），或者制成挂牌悬挂在商品上（如服装、首饰等），或者制成不干胶粘贴在商品上（如化妆品、油脂制品等）。

2. 编码与条码的应用 中国物品编码中心成立以来，在颁布《商品条码管理办法》的同时，还致力于物品编码与自动识别技术的推广应用。商品条码等自动识别技术在物流、管理等方面也越来越多地得到广泛应用。我国目前使用物品编码标识产品达 300 多万种，包括零售业、制造业、交通运输业、邮电通讯业、物资管理、仓储、食品安全、医疗卫生、工商、海关、金融、军工等诸多行业和领域。物品编码与自动识别技术应用作为我国信息化建设的重要基础，一直得到国务院相关部门、各地方政府和社会各方面的关注和支持。2003 年 7 月，国家质量监督检验检疫总局正式批准实施了"条码推进工程"，在医疗领域，该中心编写了《医疗卫生领域条码应用指南》，组织分支机构完成条码在医药价格监管和结算、中药材种植产地溯源、医药物流等方面的推广应用，为大力推广以物品编码为基础的全球统一标识系统在我国医疗卫生行业的应用，提高医疗卫生行业供应链管理效率和服务水平发挥了重要作用。如将条码技术用在中药材种植产地追溯监管系统中，可以记录下田间管理、采购、质量控制以及生产加工等信息，通过扫描最后的药材成品批号，可以对药材种植的历史信息进行追溯查询。成品一旦出现了问题，可以及时追回所有相关成品，从而挽回不必要的损失。

如今，现代社会已离不开商品条形码。我国高度重视中药商品编码工作和自动识别技术的开展。业内专家也指出，使用条形码扫描是今后中药市场流通的大趋势，为了使商品能够在全世界自由、广泛地流通，中药企业要更加重视设计制作、申请注册、使用商品条形码。

第三章　中药材商品质量

质量第一是中药材商品的首要特点，作为药品的中药材，质量不合格就没有使用价值，其商品交换就无法进行，其消费使用价值和价值就不能实现。因此，研究中药材商品，必须研究中药材商品的质量。中药材商品质量是中药材商品学的核心任务之一，是其研究的重要内容。

第一节　中药材商品质量内涵

一、中药材商品质量概念与特性

（一）质量概念

人们对质量的认识源于其质量实践活动，并且随着人类生产、科技、文化和其他社会活动的不断进步而逐渐变化。

由于人们从不同的实践角度来观察和体验质量的本质和内涵，并且对质量本质和内涵的认识也随着时代进步而不断地发展和变化，这就使得国内外专家关于质量的定义视角各异，说法不同。但总体来说，质量的定义可以归为以下几种代表类型。

1. 质量是“符合规范或要求”　美国著名质量管理专家克劳斯比（P. B. Crosby）认为，质量并不意味着好、卓越、优秀等等，质量就意味着对于规范或要求的符合。谈论质量只有相对于特定的规范或要求才是有意义的，合法规范或要求就意味着具有了质量，反之不合格就意味着缺乏质量。这种符合质量的概念，通常以符合现行标准或技术要求的程度作为衡量依据。这种说法实用而易被接受，但其局限性也非常突出。因为作为规范的标准或技术要求有先进和落后之别，并且现行标准或技术要求也很难准确反映客户的全部要求，尤其是潜在的和变化着的需求。因此，在这种传统的“静态”质量观念指导下，一旦质量符合了规范或要求，就可能停止任何改进质量的努力。

2. 质量是“适用性”　美国著名质量管理专家朱兰（J. M. Juran）从用户的角度出发，提出了质量即适用性的著名观点。他指出：“所谓适用性是指产品在使用期间能够满足用户的需求”。他认为“适用性”普遍适用于一切产品或服务，是由用户所要求的产品或服务特性决定的，适用性的评价也是由用户做出的，而不是由产品制造商或者服务提供商做出的。朱兰的质量观念体现了质量最终决定于产品或服务的消费过程以及用户的使用感受、期望和利益的本质，成为用户型质量观的一种代表性理论，得到了世界的普遍认同。

3. 质量是“社会总损失最小” 日本著名质量管理专家田口玄一认为，质量是指产品上市后给社会带来的总损失最小，由功能本身所产生的损失除外。例如，酒能醉人是它的一种功能，因酗酒而蒙受的损失属于由功能本身产生的损失，不属于酒本身的质量问题，应属于酗酒者饮用不当的问题。至于社会允许何种功能的商品，属于文化、法律范畴的问题，不是技术问题。他将“总损失”定义为产品上市后所产生的“功能波动损失”、“弊害项目损失”以及“使用成本”这三部分损失之和。例如，洗衣机在使用时出现的转速不稳属于“功能波动损失”，而洗衣机在使用时出现的震动和噪声大则属于“弊害项目损失”，洗衣机使用时的水、电和洗涤剂的耗费以及维修费用等应归入“使用成本”。田口玄一的质量观念仍然属于用户型质量观的理论描述，但从逆向损失角度来描述质量概念无疑是一种创新，它为质量的定量化提供了方便。

4. 质量是“满足顾客期望的各种特性综合体” 美国著名质量管理专家费根鲍姆（A. V. Feigenbaum）在《全面质量管理》中提出：“产品或服务质量可以定义为：产品或服务在营销、设计、制造、维修中各种特性的综合体，借助于这一综合体，产品和服务在使用中就能满足顾客的期望。衡量质量的主要目的在于，确定和评价产品或服务接近于这一综合体的程度或水平。有时也用可靠性、售后服务能力、可维修性等术语来定义产品质量。但很显然这些术语只是构成产品或服务质量的个别特性。在确定某一产品的‘质量’关键要求时，要在经济上综合平衡，即权衡各种质量特性的得失。如某一种产品在其预期的寿命周期中，在预定的使用环境和条件下必须随时执行指定的功能。对这种产品的质量关键要求当然是要有高的可靠性。然而，生产必须安全又具有压倒一切的重要意义。同时，产品在其寿命周期中必须要有足够的售后服务能力和可维修性。产品要有适合于顾客要求的外观，所以它又必须具有吸引力。当综合平衡了所有这些特性之后‘恰到好处’的质量也就组成为综合体。它为预期的产品功能提供了最大的综合经济效益，除此之外，他还考虑到产品废弃和服务过后的情况，这就是关于以全面满足消费者要求为主的‘质量’的概念。”

根据费根鲍姆对质量的定义，质量是由顾客来判断的，而不是由设计师、工程师、营销部门或管理部门来确定的。顾客根据其对某种产品或某项服务的实际经验同他的需要对比而作出判断。

5. 质量是“固有特性满足要求的程度” 国家标准 GB/T19000 -2008/国际标准 ISO9000：2005《质量管理体系基础和术语》对质量的定义是：“一组固有特性满足要求的程度。”从定义中可以知道：质量的内涵是由其承载的一组固有特性组成，并且这些固有特性能够不同程度地满足顾客及其他相关方要求。随着科技进步和社会经济发展，质量载体内涵（从“产品”到“产品、过程、体系”）和固有特性内涵都会随着顾客及其他相关方要求的改变而发生变化，因而质量不是静态的，而是动态的，还具有广义性、时效性和相对性。

（二）中药材商品质量

商品质量是指商品的一组固有特性满足明确规定的和通常隐含的需求或期望的程度。这里，“明确规定的”指在法律、法规、技术标准、合同、承诺、图样、使用说明标签或标志、使用说明书等文件中明确提出的要求；“通常隐含的”是指那些人们公认的、应该遵从的、不必明确的要求，如习惯要求或沿用惯例等。必须指出，在确定商品的质量要求时，应该在考虑顾客要求的基础上，兼顾相关方要求。“固有特性”是指商品一旦形成就客观存在的质量特性，如几何特性、化学特性、机械（力学）特性、电学特性、生物学特性、感官特性、人体功效特性、安全性等等。商品要想能够符合明确规定和隐含的要求，只靠一两个特性是无法满足这种复杂或综合要求的，通常要靠若干个即一组质量特性才能达到目标。其满足程度决定于质量特性组合的优化程度，并最终决定商品质量的好坏。

人们对商品质量的认识和理解是随着社会生产和经济发展而变化的。随着科技的进步以及人们生活方式和观念的改变，顾客的需求和期望越来越丰富，质量的内涵也随之不断变化。这是一个动态的过程。现代商品质量观更是一个整体的概念，它包含自然质量、无形质量、社会质量三个层次。自然质量是指商品满足消费者明确和潜在需求的各种物质性特性，如化学特性、物理特性、功能等。无形质量是指与商品有关的各种服务，如售前、售中、售后服务等。商品的社会质量是指商品从生产、流通、消费、废弃整个生命周期满足全社会利益所必需的特性，如不污染、不破坏自然环境、节约能源、废弃后容易处置、不违背法律和社会道德等。

中药材商品遵循商品的基本规律，具有商品的共有特点；同时，它又是一类特殊商品，是用于预防、治疗、诊断人体疾病，有目的地调节人的生理机能，并规定有适应证、用法和用量的物质，属于特殊管理的药品类，具有质量控制的严格性。随着商品质量观的变化，中药商品质量的内涵也更加丰富，即社会对药品的有效性严格要求的同时，对其安全性、便捷性、稳定性等要求不断提高。对中药材商品相关企业来说，要求既要生产“优质、稳定、安全、均一、经济”的产品，又要考虑社会的整体利益和长远利益，把商品的自然质量、无形质量、社会质量有机地结合。

（三）中药材商品的质量特性

尽管在前面的论述中已经确定了商品质量的科学定义，但其概念仍然抽象模糊。只有把这些抽象的要求转化为生产者、经营者可以度量的技术经济语言才具有实际的可操作性。这种技术经济语言就是质量特性。商品的质量特性是指商品与要求有关的固有特性。一般来说，商品不止有一种质量特性，常常有几种、十几种，甚至更多。每种质量特性对商品质量都有一定的贡献，但其重要程度却不同，而且因使用目的或用途不同而发生变化。因此，在商品质量评价和管理过程中，应该依据其用途权衡轻重，尽量简化，选择少数对商品质量起决定作用的质量特性（一般以 3～5 种为宜），按其重要程度分别赋予不同的权重，加权综合，形成消费者需求或期望的质量，以提高商品质量评价的效率和经济效益。中药材商品的质量特性主要指真实性、安全性、有效性、稳定性。

在大多数情况下，真正的质量特性是难以定量的，尤其是依据现有的测量技术来选定质量特性时，往往非常困难。这就要求对产品进行综合的或特殊的试验研究，确定某些技术参数以间接反映商品的质量特性，国外称之为代用质量特性。不论是直接定量的还是间接定量的质量特性，都应准确地反映顾客和相关方对商品质量的客观要求。把反映商品质量特性的技术经济参数明确规定下来，形成技术文件，这就是商品质量标准，或称技术标准。商品标准中所选用的质量特性大多数是代用质量特性，它们是商品质量管理不可缺少的手段。这样就使商品质量标准与实际质量要求常常存在着既相互适应又相互矛盾的地方，因此要定期或不定期地根据消费者不断变化的需要，对质量标准进行必要的调整和修改，尽可能使质量标准符合消费者的实际质量要求。近年来，作为国家级中药材商品质量标准的《中华人民共和国药典》，就是每5年修订一次。

二、中药材商品质量评价体系

（一）中药材商品质量指标

商品质量特性通常需要各种数量指标来表示，这些数量指标称为商品质量指标。商品质量指标是商品技术性指标和可靠性指标的综合。由于商品的复杂性和多样性，商品的质量指标很多，在实践中主要有以下几方面：适用性指标（即用途指标）、工艺性指标、结构合理性指标（包括商品的可修理性、零部件互换性及人体工效学方面的指标）、安全卫生性指标、可靠性指标、经济性指标、使用寿命指标、生态学指标、美观指标等。这几方面的质量指标构成了对现代商品质量的基本要求，它们互相补充、相辅相成、不可或缺。测量或测定质量指标所得到的数据，称为质量特性值。质量特性值最好为计量值，但有些质量特性没有必要或实际上难以用计量值表示的。中药材商品的质量指标即是如此，它包括：

1. 真实性 目前难以用准确数值表示，包括：①来源，原植（动）物的科名、中文名、拉丁学名、药用部位、采收季节和产地加工等。矿物药中该矿物的类、族、矿石名或岩石名、主要成分及产地加工。②性状，系指药材的外形、大小、色泽、表面、质地、断面、气味等特征的描述。③鉴别，包括经验鉴别、显微鉴别（组织切片、粉末或表面制片、显微化学）、一般理化鉴别、色谱鉴别和光谱鉴别等。

2. 安全性 以理化手段检测中药材中的有害物质，包括内源性有害物质和外源性有害物质两大类。在中药材商品质量标准中，对这类成分都设置了限量值。其中：①中药材中主要的内源性有害物质是指中药本身所含的具有毒副作用的化学成分。这些化学成分大多为生物的次生代谢产物，如生物碱、苷类等中的某些成分或矿物类中药的某些成分，如汞类、砷类、铅类、铜类等化合物。②中药材中的外源性有害物质主要包括重金属及有害元素、残留的农药、黄曲霉毒素、二氧化硫等。

3. 有效性　有难以用数值表述的传统性状鉴别标准及以理化手段测定数值的数值标准。可测定的包括：①含叶量的检查。如穿心莲其清热解毒的主要药效物质二萜内酯类成分穿心莲内酯、脱水穿心莲内酯等主要存在于叶中；薄荷中挥发油是其主要药效物质，其在叶中的含量要远高于其他部位（器官）。因此，《中国药典》（2010 年版）一部规定穿心莲药材叶不得少于 30%，薄荷药材叶不得少于 30%。②浸出物测定。对于有效成分尚不清楚或有效成分尚无精确定量分析方法的中药，常可根据该药已知的化学成分类别、中药质地、用药习惯或药效研究结果等，选用水、一定浓度的乙醇、乙醚等溶剂进行浸出物的测定，规定其含量范围。③含量测定。中药材的化学成分复杂，其临床疗效常是多种（类）成分共同作用的结果，有的互相协同，有的互相拮抗，有的可能具有双向调节作用，故很难确定某一化学成分是中医临床疗效的惟一有效成分，或简单地用单一成分的药理作用与中医临床疗效作直观的比较。然而中药的疗效必定有其物质基础，以中医药理论为指导，结合现代科学研究，选择中药中具有与临床疗效相关的 1 种或几种主要化学成分或某些大类成分作为有效成分或质量指标性成分进行定量分析，制定其含量指标，这在目前和未来不短的时期内对评价和控制中药质量仍然是行之有效的方法。有效成分清楚的，可针对性地进行定量分析；有效成分尚不清楚而大类成分清楚的，可对其大类成分如总黄酮、总蒽醌、总皂苷、总生物碱、总香豆素等进行测定。有的中药可以进行多成分、多指标检测，如丹参、槐花等。④杂质检查。中药材中杂质的混存，将直接影响中药材的质量，造成使用剂量不准确，从而降低临床疗效，若是含有有毒杂质还会危及患者生命安全，故对中药材中的杂质限量必须加以检查，如《中国药典》（2010 年版）规定广藿香杂质不得过 2%，金钱草杂质不得过 8% 等。同时，许多中药材还测定其灰分含量，以限制药材中无机杂质如泥土、沙石的含量。

4. 稳定性　以理化手段测定数值，包括：①水分测定：中药材中含有过量的水分，最容易造成中药霉烂变质，使有效成分分解，且相对减少了实际用量而影响治疗效果，因此，控制中药中的水分含量对保证中药材的稳定性及质量有重要作用。②酸败度测定：油脂类或含油脂的种子类药材和饮片，在贮藏过程中容易发生复杂的化学变化，产生游离脂肪酸、过氧化物和低分子醛类、酮类等分解产物，因而出现特异嗅味，产生酸败现象。酸败直接影响药材的稳定性、感观性状和内在质量。③色度检查：含挥发油类成分的中药，在贮藏过程易氧化，聚合、缩合而致变色或“走油”。《中国药典》（2010 年版）规定检查白术的色度，从量化角度评价和控制药材变色、走油变质的程度。

（二）中药材商品质量基本要求

中药材商品作为一种特殊商品，在体现其药品特性的同时，又要满足普通商品的质量要求。

1. 基于药品特性的中药材商品质量基本要求　基于药品特性的中药材商品质量基本要求归纳起来，可以概括为专属有效性、安全卫生性、限时使用性、环境友好性、审美性、经济性、信息性和可追溯性。

（1）专属有效性　是指中药材商品为满足特定的使用目的所必须具备的专属有效性能，它是构成商品使用价值的基本条件，是最基本的质量要求，突出表现在其不可替代的特殊属性，即什么病就得使用什么药，如治疗风寒发热要用麻黄而不能用薄荷。

（2）安全卫生性　是指中药材商品在储存、流通和使用过程中保证人身安全和健康不受伤害的能力。要求药材要必须符合卫生学要求，同时其中的有毒有害成分不得超过标准规定的限度。许多药材具有二重性，它们既有防病治病的一面，又有毒副作用，用之得当，能达到使用目的，用之不当，失之管理，会危害身体健康，乃至生命。

（3）限时使用性　药品只是生病或为了达到某种预防目的才服用，要求有病早治疗，及时、按时、按要求对症用药；同时，中药材商品都有有效期，要求在规定时间内合理使用。

（4）环境友好性　是指中药材商品在生产、流通、使用的整个周期内对自然生态环境和人体健康的危害尽可能减至最低，即在生产中要对自然生态环境破坏小，生产及使用后废物要处理得当。

（5）审美性　审美性是指商品能够满足人们审美需要的属性。中药材商品的审美性包括药材本身的形状、色泽及包装等。现代社会人们对商品质量的追求已转向物质方面的实用价值与精神方面的审美价值的高度统一。商品的审美性已成为提高商品市场竞争能力的重要手段之一。

（6）经济性　中药材商品的经济性是指商品的生产者、经营者、消费者都能用尽可能少的费用获得较高的商品质量，从而使企业获得最大的经济效益，消费者也会感到物美价廉。即经济性包括两方面的内容，一是在“物美价廉”基础上的最适质量；二是商品价格与使用费用的最佳匹配。离开经济性孤立地谈质量，没有任何意义。其中最适质量是指商品的质量性能与获得该种性能所需费用的统一，即优质与低成本的统一。

（7）信息性和可追溯性　中药材商品的信息性是指依据药品有关质量法规或强制性标准，商品生产者、经销者有责任和义务通过其商品或包装的规定标识以及包装内必备的有关文件，向消费者提供有用的质量信息。商品或其包装上的规定标识及文件主要有：中文标明的商品名称；生产者的名称和地址；商品的规格与等级；商品主要技术指标或所用原料的成分名称及其含量；商品运输、储存、使用与养护的方法和注意事项；商品的生产日期和有效使用期（保质期）；标明商品所执行的国家标准、行业标准或企业标准的编号；商品质量检验合格证明（合格证书、合格标签或合格印章）；商标以及生产许可证、卫生许可证的编号、批准日期和有效期限；商品的认证标志等。

可追溯性是指根据记载的标识，追踪中药材商品的原材料、加工历史、应用情况、商品出厂后的分布和位置等的能力。如前所述，以商品条码、物品编码及射频等识别技术为核心的全球统一标识系统（GSI）为实现自动化追踪提供了有效的手段。药品质量安全可追溯性工作在我国越来越受到关注和重视，被认为是管理和控制药品质量与安全问题的有效手段之一。目前，我国在中药材质量管理方面，许多专家已致力于研究建立中药材商品质量追溯体系，已初步研制出“基于物联网感知技术的道地中药材追溯系统”，“天津中药材质量追溯系统”等，从药材的种植与养殖、管理、采收、包装、运输、销售等供应链各环节建立有效标识，以提高商品的质量控制和流通效率，使消费者通过追溯终端系统实时准确地查询到药品的品牌、种植地、等级、田间管理、生产周期、检测、成分等信息。

《商务部办公厅财政部办公厅关于开展2012年中药材流通追溯体系建设试点的通知》指出：“为贯彻落实《国家药品安全“十二五”规划》和《全国药品流通行业发展规划纲要（2011—2015年）》，提高中药材流通的现代化水平，增强中药材质量安全保障能力，根据财政部办公厅、商务部办公厅印发的《关于2012年支持酒类追溯体系建设等商贸流通服务业项目发展有关问题的通知》（财办建【2012】111号）中关于‘放心药’服务体系的建设要求，2012年中央财政支持河北保定市、安徽亳州市、四川成都市和广西玉林市开展中药材流通追溯体系建设试点。”同时出台的5个文件分别是：《国家中药材流通追溯体系建设规范》、《国家中药材流通追溯体系主体基本要求》、《国家中药材流通追溯体系统一标识规范》（见图3－1）、《国家中药材流通追溯体系设备及管理要求》及《国家中药材流通追溯体系技术管理要求》。中药材追溯流程图见图3－2（图片来源于国家中药材流通追溯体系网站，网址：http：//www. zyczs. gov. cn）

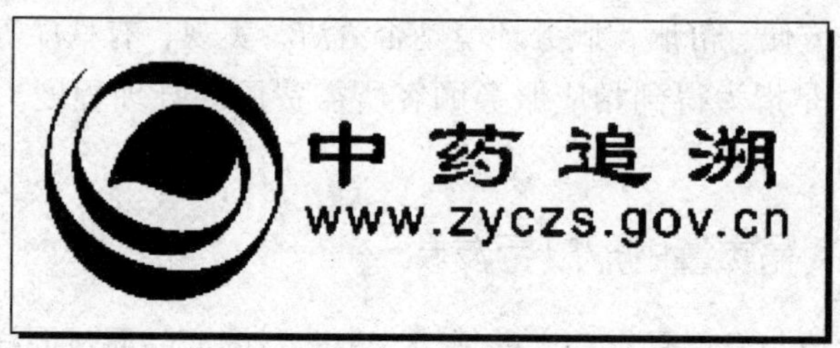

图3－1 国家中药材流通追溯体系统一标识（长版）

图3－2 中药材追溯流程图

2. 基于服务（无形商品）的中药材商品质量基本要求 服务是一种无形商品，它主要是指服务组织提供的各种服务，如商业、卫生、文化、运输、仓储等组织提供的服务。由于服务内涵的延伸，有时也包括有形商品的售前、售中、售后服务，以及生产企业内部上道工序对下道工序的服务。

对服务商品的质量要求主要有功能性、经济性、安全性、时间性、舒适性和文明性。

（1）功能性 是指服务实现的效能和作用。如运输的功能是将药材按时送达目的地；养护的功能是采用适当技术与方法防治药材质量变化。能否使顾客得到这些服务功能是对服务的基本要求。

（2）时间性 是指服务的速度，能否及时、准时、省时地满足服务需求的能力。对药材商品服务来说，时间性更重要，也就是说，只能药等人，不能人等药。

（3）文明性 不仅仅是指对顾客要笑脸相迎，还包括对顾客的谦逊、尊重、信任、理解、体谅和与顾客有效的沟通。是满足顾客精神需求的程度。这是服务质量中最难把握但却非常重要的质量特性。

（4）安全性 是指服务供方在对顾客进行服务的过程中，保证顾客人身不受伤害、财物不受损害的能力。即没有任何风险、危险和疑虑。安全性的提高或改善与服务设施、环境有关，也与服务过程的组织、服务人员的技能和态度有关。

（5）舒适性 是指服务对象在接受服务的过程中感受到的舒适程度。舒适性与服务设施是否适用、方便、舒服，服务环境是否清洁、美观、有秩序等有关。

（6）经济性 是指为得到相应服务顾客所需费用的合理程度。这与有形商品质量的经济性是类似的。

三、中药材商品质量的形成与发展

商品质量的形成与发展具有一定的规律，中药材的商品质量同样遵循这些规律。

（一）有形商品质量的形成与发展

1. 朱兰质量螺旋 有形商品（以下称为“产品”）都要历经设计、制造和使用的过程，产品质量也有一个从形成到实现的过程。该过程的每个活动环节都直接或间接地影响到产品的质量。美国著名质量管理专家朱兰用质量螺旋模型来表示产品质量形成的这种规律性，被称为朱兰质量螺旋。

朱兰质量螺旋是一条螺旋式上升的曲线，它把产品全过程的各个环节按逻辑顺序串联起来，反映了产品质量形成的整个过程及其规律性（见图3-3）。朱兰质量螺旋是质量管理的理论基础。

朱兰质量螺旋深刻而形象地揭示了产品质量形成和实现的下述客观规律：

（1）产品质量形成全过程包括一系列环节。这些环节构成一个系统，系统目标的实现取决于每个环节质量工作的落实和各环节之间的协调。因此，必须对质量形成全过程进行计划、组织和控制。中药材商品的质量也是如此，要从影响质量的品种、产地、

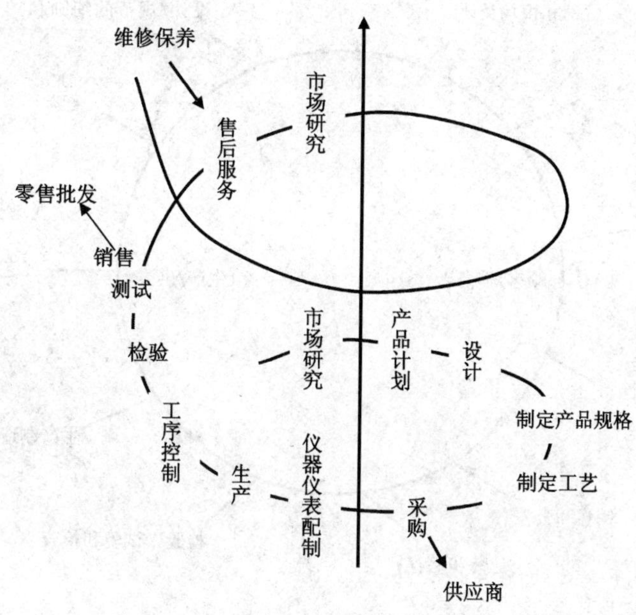

图3－3　朱兰质量螺旋

栽培生产、采收加工、包装及运输贮藏等各个环节进行控制。

（2）产品质量的形成和发展是一个循序渐进的螺旋上升过程。这些环节构成一轮循环，每经过一轮循环，产品质量就有所提高。产品质量在一轮又一轮的循环中，总是在原有基础上有所改进、有所突破。

（3）质量系统是一个开放系统，与外部环境有密切联系。既有直接的联系（螺旋中箭头所指处），也有间接的联系。例如，采购环节与原料供应商、销售环节与零售批发商、售后服务与顾客，都有直接的联系。此外，系统中几乎所有环节都离不开人力资源，而人力资源要靠社会来提供和培养，等等。所以，产品质量的形成和改进并不只是企业内部行为的结果，需要考虑各种外部因素的影响。

（4）产品质量形成全过程中的每个环节都要依靠人去完成，人的素质及对人的管理是过程质量及工作质量的基本保证。因此，人是产品质量形成全过程中最重要、最具能动性的因素。

2. 质量环　与朱兰质量螺旋相似的，还有ISO 9000族标准的产品质量环模型（见图3－4）。质量环（quality loop）是指“从识别需要到评定这些需要是否得到满足的各阶段中，影响质量的相互作用活动的概念模式”。质量环起始于市场营销和市场调研（对市场的需求进行识别，根据市场的需要进行产品的开发和设计），同样也终了于市场营销和市场调研（根据市场对其产品的反馈信息，评价市场的需要是否已得到满足）。因此，质量环反映的是一个连续不断、周而复始的过程，通过不断地循环，实现持续的质量改进。

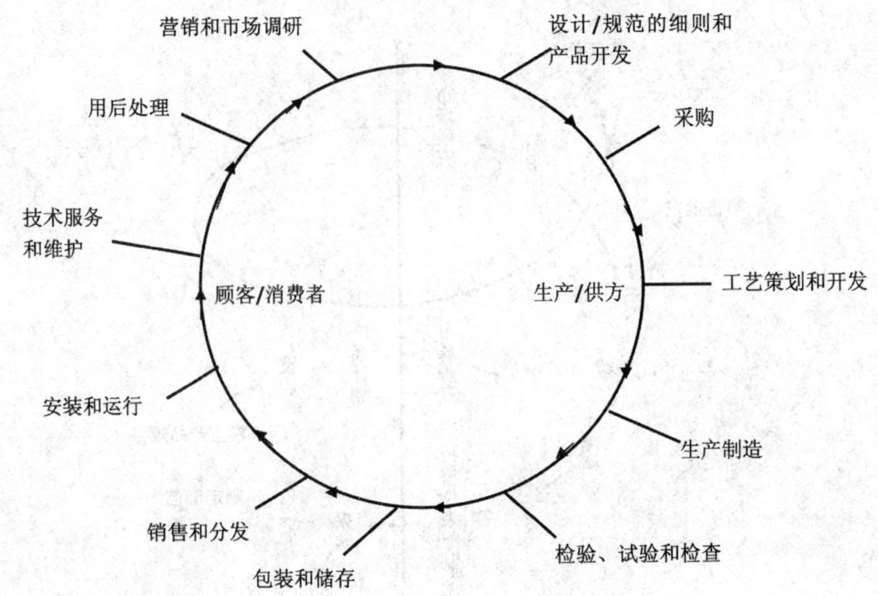

图3-4 产品质量环模型

（二）服务质量的形成和实现

服务质量的形成和实现过程，可以用服务质量环表示（见图3-5）。服务质量环把服务质量的全过程分为服务的市场开发、设计、提供、业绩分析与改进四个主要的关联环节。

1. 服务的市场开发 是从服务组织与顾客接触面来考虑问题的。首先，组织要从顾客和社会出发，了解、识别和确定顾客对服务的需要；然后要结合该组织在人、财、物方面的条件和组织经营管理的经验，调查、研究和开发这个服务市场；最后提出一个完整的服务提要，服务提要应包括服务需要、要开发的服务类型、服务规模、服务档次、服务质量、服务承诺、服务基本方式等方面的内容。

2. 服务的设计 是在服务市场开发的基础上解决如何进行服务的问题。这一环节要制定出服务过程中所使用的服务规范、服务提供规范和服务质量控制规范，还要对服务设施、服务环境、服务方式和方法进行设计，并把它们反映在下述三种规范中。

（1）服务规范 应规定服务要达到的水准和要求，也就是服务质量标准。

（2）服务提供规范 它规定在服务提供过程中应达到的水准和要求，也就是怎样达到服务设计中制定的服务规范的水准和要求。依据服务规范来制定服务提供规范。服务提供规范应明确每一项服务活动怎样做才能保证服务规范的实现，也就是要实现服务过程的程序化和服务方法的规范化。

（3）服务质量控制规范 这个规范规定了怎样去控制服务的全过程，即怎样去控制服务质量环的各个阶段的质量，特别是服务提供过程的质量。

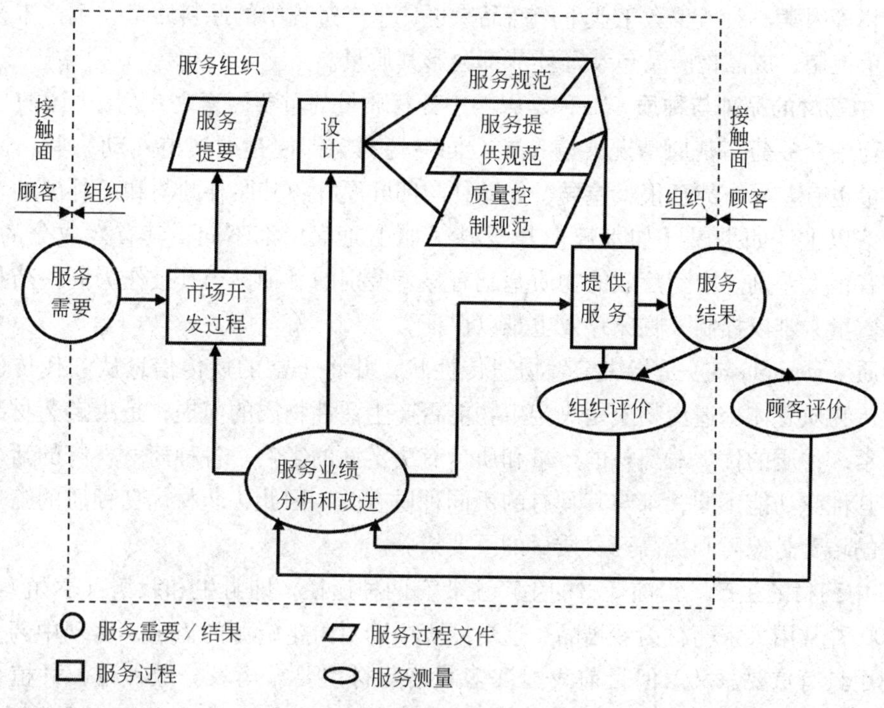

图3－5 服务质量环

3. 服务的提供 是依据服务设计所制定的三种规范向顾客提供服务。当服务提供结束后应对服务的结果进行评估或评定（包括顾客评价和组织评价）。服务提供过程是涉及服务组织各个部门和全体员工的过程，也是与顾客直接接触的过程，还是考察和评定服务提供和三个规范及其实践的过程。

4. 服务业绩分析与改进 在对服务结果做出供方评定和顾客评定的基础上，对服务业绩进行分析和改进，并将分析和改进的结果、建议要求反馈到市场开发、设计和服务提供等过程中去，形成服务质量信息的闭环系统，使得服务质量的产生、形成和实现过程成为一个不断循环上升的过程。

第二节 影响中药材商品质量的主要因素

中药材商品是我国传统医药的重要组成部分，是防病、治病的物质基础，其质量的优劣直接影响中医的临床疗效。而中药材商品（有形商品与服务）的质量受诸多相关因素的影响，包括人、自然多方面因素，贯穿商品生产、流通、消费全过程。为了对中药材商品质量实施控制并得到预想的商品质量，就要分析和控制商品质量的影响因素。

一、生产过程中影响中药材商品质量的因素

中药材又分为植物、动物及矿物药，绝大多数来自于自然界。植物、动物药材商品的生产规律类似于农、林、牧、渔等产业的天然商品，其质量取决于品种的选择、栽培或饲养技术、生长的产地及自然环境、生长年龄、收获季节及方法、药用部位、产地加

工、包装等因素。对于少数工业生产商品来说，生产过程中的原料质量、生产工艺和设备、质量控制、成品检验及包装等环节都会影其质量。

1. 中药材的品种与种质 品种是影响中药材质量的重要因素之一。《中国药典》收载的中药中，一药多基原情况普遍存在，同一药材，即便是同属植（动）物，品种不同其质量也有差异，甚至很大差异，如厚朴与凹叶厚朴，其厚朴酚与和厚朴酚的含量可相差5倍以上；如果属（如水蛭）甚至科（如小通草）都不同，其有效成分的类别、含量均有很大差别。中药疗效的物质基础有显著差别的品种，当其被作为同一药材使用时，其质量常难以控制，临床疗效也难以保证。

种质（germplasm）是指决定生物遗传性状，并将丰富的遗传信息从亲代传递给后代的遗传物质总体。遗传物质是决定生物能否产生活性物质的前提，是决定药材品质的内在因素，种质的优劣对药材的产量和质量有决定性的影响。各种药材含有的活性成分不同，其性味功能不同，都与其具有的不同种质有关。因此，药材优良种质的筛选和优良品种的培育是保障和提高药材质量的重要措施。

2. 中药材的生产 当前药材的生产主要有两种途径，即野生和栽培（养殖）。我国有近200种常用大宗药材为栽培品，这对减少中药对野生资源的需求，实现中药资源可持续利用具有重要意义。但目前我国许多栽培药材主要靠药农分散种植，种植技术粗放、种质不佳、品种混杂、种质特性退化的情况较为严重，如：牛膝的种质退化引起牛膝的根越种越小，防风根的分枝变异以及黄芪的木化变异等；据统计，已培育出优良品种并在生产上推广应用的药材不超过10种。另外，在栽培中滥施农药、除草剂，过量使用化肥等，造成药材中农药残留和重金属含量偏高，影响药材的安全性和有效性。栽培已成为影响药材质量的重要因素之一。

药材生产是中药药品研制、开发、生产和应用产业链的源头，只有首先抓住源头，逐步改变分散的、落后的种植模式，形成规范化、规模化、集约化生产，才能得到质量优良、稳定、均一，有害物质不超标的药材，为形成中药安全、有效、稳定、可控的质量体系打下基础，从根本上解决中药质量问题和使中药走向标准化、现代化、国际化。因此，国家大力提倡规范化种植中药材，于2002年6月1日起正式施行《中药材生产质量管理规范（试行）》（中药材GAP），对药材生产从种质、栽培、采收、加工、贮藏、运输等全过程实施全面质量管理，这有助于提升中药材的质量。

3. 中药材的产地 药材质量的优劣除与药材的品种、种质、栽培密切相关外，其有效成分在药用动、植物体内的形成和积累与其产地关系亦很密切，药材的产地对药材质量优劣影响很大。李时珍曰："性从地变，质与物迁"，强调产地与药材质量的密切关系，即同种药材，产地不同，质量不尽相同。我国许多常用中药材产地广布，但因产地东、西、南、北、中各不相同，其地势、土壤、气候（气温、光照、降雨）、水质、生态环境各异，造成不同产地的同种药材质量上的差异，有时这种差异甚至是巨大的。如甘草（甘草 *Glycyrrhiza uralensis* Fisch. 的干燥根）中甘草酸的含量因产地不同，从1.16%～6.11%相差5倍多；青蒿（黄花蒿 *Artemisia annua* L.）广布北半球的亚热带至温带，我国从海南岛至黑龙江均有产，据报道，其抗疟有效成分青蒿素从北到南，含量差异巨大，从痕量～0.9%，相差5～6个数量级；再如防风［防风 *Saposhnikovia divaricata*（*Turcz.*）Schischk. 的干燥根］，原产东北及内蒙古，引种到南方栽培后，其药材常分枝，且木化程度增高，与原有的性状特征相差甚远。这些药材质量的差异必然导致临床疗效的差异。原国家食品药品监督管理局颁发的《中药材生产质量管理规范》（中药材 GAP）要求中药材 GAP 基地在选址时，一定要注意选择生产优质药材最适宜的产地建立种植基地，是科学的，完全有必要的。

由于产地与中药材质量密切相关，我国从古至今强调“道地药材”、“道地产地”。将那些历史悠久，品种优良，产量宏丰，疗效显著，具有明显地域特色的中药材称为道地药材（或称“地道药材”）。道地药材具有明显的地域性和品种、质量的优良性。在特定的生产区域内，受气候、土壤、水质和生态环境的影响，加上优良的种植、采收、加工技术，生产出品种优良，质优效佳的中药材，因此，道地药材从古至今又是一个质量的概念。据统计，我国现在比较公认的道地药材约有200多种。道地药材的区划，根据不同的研究目的有不同的划分方法，本教材按照我国地形地貌的自然特点和民族医药体系的中心来划分道地药材产区的方法，将我国划分为15个药材区，现择要介绍如下。

（1）川药　主要起源于巴、蜀古国，现指产于四川、重庆的道地药材。如川贝母、川芎、黄连、附子、川乌、麦冬、丹参、干姜、郁金、姜黄、白芷、半夏、天麻、川牛膝、川楝子、川楝皮、花椒、乌梅、黄柏、厚朴、金钱草、青蒿、五倍子、冬虫夏草、银耳、麝香等。

（2）广药　主要指南岭以南，广东、广西和海南所产的道地药材。如砂仁、广藿香、穿心莲、广金钱草、粉防己、槟榔、益智、肉桂、苏木、巴戟天、高良姜、八角茴香、胡椒、荜茇、胖大海、马钱子、罗汉果、陈皮、青蒿、石斛、钩藤、蛤蚧、金钱白花蛇、穿山甲、海龙、海马、地龙等。

（3）云药　主要指产于云南的道地药材。如三七、木香、重楼、茯苓、萝芙木、诃子、草果、金鸡纳、儿茶等。

（4）贵药　主要指产于贵州的道地药材。如天冬、天麻、黄精、白及、杜仲、吴茱萸、五倍子、朱砂等。

（5）怀药　取义源自四大怀药，现引申为河南所产的道地药材。如怀地黄、怀牛膝、怀山药、怀菊花、天花粉、瓜蒌、白芷、辛夷、红花、金银花、山茱萸、全蝎等。

（6）浙药　取义为“浙八味”等浙江省所产的道地药材，如浙贝母、白术、延胡索、山茱萸、玄参、杭白芍、杭菊花、麦冬、温郁金、莪术、栀子、乌梅、乌梢蛇、蜈蚣等。

（7）关药　是指山海关以北、东北三省以及内蒙古自治区东北部地区所产的道地药材。如人参、细辛、防风、五味子、龙胆、平贝母、升麻、桔梗、牛蒡子、灵芝、鹿茸、鹿角、哈蟆油等。

（8）秦药　指古秦国，现陕西及其周围地区所产的道地药材。地理范围为秦岭以北、西安以西至“丝绸之路”中段毗邻地区，以及黄河上游的部分地区。如大黄、当归、秦艽、羌活、银柴胡、枸杞子、南五味子、党参、槐米、槐角、茵陈、秦皮、猪苓等。

（9）淮药　指淮河流域以及长江中下游地区（鄂、皖、苏三省）所产的道地药材，如半夏、葛根、苍术、射干、续断、南沙参、太子参、明党参、天南星、牡丹皮、木瓜、银杏、艾叶、薄荷、龟板、鳖甲、蟾酥、斑蝥、蜈蚣、蕲蛇、石膏等。

（10）北药　是指河北、山东、山西以及陕西北部所产的道地药材。如党参、柴胡、白芷、北沙参、板蓝根、大青叶、青黛、黄芩、香附、知母、山楂、连翘、酸枣仁、桃仁、薏苡仁、小茴香、大枣、香加皮、阿胶、全蝎、土鳖虫、滑石、代赭石等。

（11）南药　指长江以南、南岭以北地区（湘、赣、闽、台的全部或大部分地区）所产的道地药材。如百部、白前、威灵仙、徐长卿、泽泻、蛇床子、枳实、枳壳、莲子、紫苏、车前、香薷、僵蚕、雄黄等。

（12）蒙药　是指内蒙古自治区中西部地区所产的道地药材，也包括蒙古族聚居地区蒙医所使用的药物。如锁阳、黄芪、甘草、麻黄、赤芍、肉苁蓉、淫羊藿、金莲花、郁李仁、苦杏仁、刺蒺藜、冬葵果等。

（13）藏药　是指青藏高原所产的药材，也包括藏族聚居区藏医使用的药材。如甘松、桃儿七、胡黄连、藏木香、藏菖蒲、藏茴香、雪莲花、余甘子、广枣、波棱瓜子、毛诃子、木棉花、翼首草、冬虫夏草、麝香、熊胆、硼砂等。

（14）维药　指新疆维吾尔自治区所产的道地药材，也包括维吾尔族聚居地区维医所使用的药物。如雪莲花、伊贝母、阿魏、紫草、甘草、锁阳、肉苁蓉、孜然、罗布麻等。

（15）海药　主要指沿海大陆架、中国海岛及河湖水网所产的道地药材。如珍珠、珍珠母、石决明、海螵蛸、牡蛎、海龙、海马等。

4. 中药材的采收　药材质量的好坏与其所含有效成分的多少密切相关。有效物质含量的高低除取决于药用植物种类、种质、药用部位、产地、栽培外，药材的采收年限、季节、时间、方法等直接影响药材的质量、产量和收获率。如甘草在生长初期甘草甜素的含量为6.5%，开花前期为10.5%，开花盛期为4.5%，生长末期为3.5%。中药材的适时采收是生产优质药材的重要环节。确定药材的适宜采收期应建立在对该药材充分研究的基础上，需要考虑多种因素，其中主要是要把有效成分的积累动态与药用部分的单位面积产量变化结合起来考虑，以药材质量的最优化和产量的最大化为原则，确定其最适宜的采收期。各类药材的特点不同，一般采收原则也不同。

（1）植物类药材　药用植物的根、茎、叶、花、果实和种子等不同部位在不同生长期所含有效成分的种类和含量是不同的，故采收时间应根据中药的品种和入药部位不同而有所不同。

根及根茎类中药材一般在秋、冬季节植物地上部分将枯萎时及春初发芽前或刚露苗时采收，此时根或根茎中贮藏的营养物质最为丰富，通常含有效成分和产量均比较高。有些药用植物枯萎期较早，如半夏、太子参、延胡索等，则应提前在其植株枯萎前采收。

茎木类中药材一般在秋、冬两季采收，此时通常有效物质积累较多。

皮类中药材一般在春末夏初采收，此时树皮养分及液汁增多，形成层细胞分裂较快，皮部和木部容易剥离，伤口较易愈合。少数皮类药材在秋冬两季采收，如苦楝皮此时有效成分含量较高；肉桂则在春季和秋季各采一次。杜仲、黄柏等可采用“环状剥皮技术”，与传统的砍树剥皮相比，既可缩短药材的生长周期，又保护了生态环境。

叶类中药材多在植物光合作用旺盛期、叶片繁茂、颜色青绿、开花前或果实未成熟前采收，此时往往有效成分含量和产量均高。

花类中药材多在含苞待放时采收，如金银花、辛夷、丁香、槐米等。在花初开时采收的如红花、洋金花等；在花盛开时采收的如菊花、番红花等。对花期较长、花朵陆续开放的植物，应分批采摘，以保证质量。一般不宜在花完全盛开后采收，开放过久几近衰败的花朵，不仅影响药材的颜色、气味，而且有效成分的含量也会显著减少。

果实种子类中药材多在自然成熟或将近成熟时采收。少数采收幼果，如枳实、青皮等。种子类药材需在果实成熟时采收。

全草类中药材多在植株充分生长、茎叶茂盛时采割，如穿心莲、淡竹叶等；有的在花盛开时采收，如青蒿、荆芥、香薷等。而茵陈有两个采收期，春季采收的药材习称“绵茵陈”，秋季采收的药材习称“花茵陈”。

藻、菌、地衣类中药材的药用部位不同，采收时间不一，如茯苓立秋后采收较好，冬虫夏草在夏初子座出土孢子未发散时采收，海藻在夏秋二季采捞，松萝全年均可采收。

（2）*动物类药材*　因原动物种类和药用部位不同，采收时间也不相同。

昆虫类中药材中，入药部分含虫卵的，应在虫卵孵化前采收，如桑螵蛸应在深秋至次年3月中旬前采收，过时卵已孵化，降低质量。以成虫入药的，均应在活动期捕捉，如土鳖虫等。有翅昆虫，宜在清晨露水未干时捕捉，因此时不易起飞，如斑蝥等。两栖类、爬行类多数宜在夏秋两季捕捉，如蟾蜍、各种蛇类，亦有在霜降期捕捉的，如中国林蛙等；脊椎动物类中药材大多数全年均可采收，如龟甲、鸡内金、牛黄、马宝等，但鹿茸需在5月中旬至7月下旬锯取，过时则骨化，麝香活体取香则多在10月份进行。

（3）*矿物类药材*　全年均可采收，大多结合开矿采掘。

在中药材采收中，要注意采收的机械、器具应保持清洁、无污染，存放在无虫鼠害和禽畜的干燥场所。同时，应根据药材的性质，选择适宜的机具进行采收。采收中要体现综合利用，减少浪费原则。不少中药材除传统的药用部位外，其他部位也含有相同的成分，有的含量还比较高，为充分利用资源，应开展综合利用。同时，还要注意保护野生药材资源，要坚持：①按需采药：防止过量采挖造成资源的浪费和生态的破坏，不少中药材，久贮易失效，应防止因积压造成的浪费。采收时采大留小，采密留稀，分期采集，合理轮采，只用地上部分的要注意留根，以利资源的再生。②轮采、野生抚育和封育：为保护中药的生物多样性，保持生态平衡，在中药材资源的天然生长地，因地制宜地实行野生抚育、轮采、采育结合，封山育药，以利生物的繁衍，保持物种种源与资源更新，中药材野生抚育将野生药材采集与家种药材栽培有机结合。

5. 中药材的产地加工　中药材采收后，除少数要求鲜用外，如生姜、鲜石斛等，绝大多数首先要经过产地加工，形成中药材。产地加工的目的包括：①除去杂质及非药用部位，保证药材的纯净度；按《中国药典》规定进行加工或修制，使药材尽快灭活，干燥，保证药材质量。②对需要鲜用的药材进行保鲜处理，防止霉烂、变质；降低或消除药材的毒性或刺激性，保证用药安全。有的药材毒性很大，通过浸、漂、蒸、煮等加工方法可以降低毒性，如附子等。有的药材表面有大量的毛状物，如不清除，服用时可能刺激口腔和咽喉黏膜，引起发炎或咳嗽，如狗脊、枇杷叶等。③有利于药材商品规格标准化。对药材制定等级规格标准，使商品规格标准化，有利于药材的国内外交流与贸易。④有利于包装、运输与贮藏。

经过产地加工，可使药材形状符合商品要求，色泽好，香气散失少，有效成分含量高，水分含量适度，纯净度高，保证药材的质量和用药的安全。常用的产地加工方法有多种，包括拣、洗，切片，蒸、煮、烫，发汗，揉搓，干燥等。对每一种药材来说，是否选择了合适的加工方法并按操作要求完成，也是影响其质量的重要因素。

6. 中药材质量检验与包装　产品或服务的质量检验是保证产品或服务质量的主要手段之一。检验总是对既定成果而言的，因而它有事后把关的意义。但在质量的形成和实现的过程中，每个环节的检验对于下一个环节又是事前的控制，因而它又具有事前预防的意义。检验质量的好坏决定于检验或考核的方法质量和检验或考核手段的质量。提供准确、真实可靠的检验数据，对于人们掌握产品或服务的质量状况和变化规律，进而改进工艺、加强管理、提高质量具有重要作用。

产品包装既能减少或防止外界因素对产品内在质量的不良影响，又能装饰和美化产品，而便于产品的储运、销售和使用。产品包装已经成为产品不可缺少的附加物。产品包装质量直接影响着产品质量。

二、流通过程中影响中药材商品质量的因素

1. 运输装卸　是产品进入流通领域的必要条件。产品在运输过程中会受到冲击、挤压、颠簸、震动等物理机械作用，也会受到气候因素如温度、湿度、风吹、日晒、雨淋等的作用，在装卸过程中还会发生碰撞、跌落、倒置、破碎、散失等问题，这些都会导致产品损耗或质量下降。运输对产品质量的影响与运程的远近、时间的长短、运输的气候条件、运输路线、运输方式、运输工具、装卸工具等因素有关。

2. 仓库储存　是产品脱离生产领域，尚未进入消费领域之前的存放。产品在储存期间质量变化除了与产品本身的性质有关，还与仓库内外环境条件（如温度、湿度、氧气、水分、臭氧、尘土、微生物、害虫等）、储存场所的适宜性、养护技术与措施、储存期的长短等因素有关。通过采取一系列保养和维护仓储产品质量的技术和管理手段，可以有效地控制储存环境因素，减少或减缓外界因素对仓储产品质量的不良影响。

例如，中药材容易发生虫蛀、生霉、变色、走油、风化、自燃等变质现象。其原因有中药材的自身所含成分、水分等内在因素，日光、空气、温度、湿度及微生物等外在因素及时间因素。因此，在中药材商品贮存的过程中，首先要加强仓库的管理，贮藏时要坚持“发陈出新”和“先进先出”的原则，并根据药材的特性分类保管。如剧毒药

与非毒性药材分开，专人管理；容易吸湿霉变的药材应特别注意通风干燥；容易自燃的药材不能堆垛太高，并特别注意通风干燥；含淀粉、蛋白质、糖类等营养成分容易虫蛀的药材，应贮存于容器中，放置干燥通风处，并经常检查；少数贵重药材也应与一般药材分开，专人管理；有效成分不稳定的不能久储。还可选择经验贮藏、冷藏、高温处理、气调贮藏（气调养护）、除氧剂密封储存等养护技术。

3. 销售服务 销售服务过程中的进货验收、入库短期存放、提货搬运、装配调试、消费指导、包装服务、送货服务、维修和退换服务等项工作质量是最终影响消费者所购商品质量的因素。

三、使用过程中影响中药材商品质量的因素

中药在经历了数千年临床实践的基础上，逐渐形成了自己独特的使用规律和临床用药理论。其中包括复方配伍、配伍禁忌、用药禁忌、剂量和用法等主要内容，这些都是临床用药必须注意的，也是确保中药商品发挥功能的基本要素。他们将影响中药商品使用价值的实现，从而影响中药商品质量。

（一）中药的配伍

中医临床用药可选取单味中药，亦可根据病情的各种复杂状况和临床辨证情况使用两味或两味以上中药所组成的复方。复方用药是中医临床用药的主要形式，药物间的配伍既具有很强的规律性，又具有极其复杂的可变性。人们将药物单味使用及复方配伍的关系总结为“七情”，即单行、相须、相使、相畏、相杀、相恶、相反七个方面。

1. 单行 是指用单味药治疗疾病。对于病情比较单纯者，可以选用单独一味针对性较强的药来进行治疗。如临床有用一味鹤草芽来治疗绦虫病的，还有许多民间单方，都属于单行用药。

2. 相须 是指将功效相似的药物配合应用，以使其疗效增强。例如，临床中常常将大黄与芒硝配合应用，以增强其攻下泄热的功效；将知母与石膏配伍应用，以增强清解气分实热的功效。

3. 相使 是指将性能功效有某种共性的两种药物配合应用，以其中的一种为主药，另一种能够提高主药疗效的药物为辅药。例如，临床中常用利水健脾的茯苓配合黄芪应用，以提高后者的补气利水之功。

4. 相畏 是指一种药物的毒、副作用，能够被另一种药物消除或减弱的现象。例如生半夏的毒性能够被生姜所减轻，所以说生半夏畏生姜。

5. 相杀 是指一种药物能够减轻或者消除另一种药物的毒、副作用。相杀和相畏是同一种配伍关系从不同角度的两种表述。例如，生姜能够减轻生半夏的毒性，就说生姜可以杀生半夏之毒。

6. 相恶 是指两种药物合用以后，使其中一种药物原有的功效减弱甚至丧失的现象。例如，中医理论认为，莱菔子能够削弱人参的补气作用，故人参恶莱菔子。

7. 相反 是指两种药物合用以后，能够产生原来没有的毒、副作用的现象。例如，

通常所说的“十八反”、“十九畏”中的部分药物。

上述“七情”中，除“单行”者外，其他六个方面的变化关系可概括为：①有些药物配合应用后因产生协同作用而增进疗效，这是临床用药时要充分利用的；②有些药物配合应用后却可能因相互拮抗而抵消或削弱原有功效，用药时应加以注意；③有些药物配合后由于相互作用，能减轻或消除原有的毒性或副作用，在应用毒性药或峻烈药时可以考虑选用；④另一些本来单用无害的药物，却因配合后的相互作用而产生毒性反应或强烈的副作用，此类属于配伍禁忌，原则上应避免合用。

当然，从用单味药治疗疾病到对药物之间的配伍关系的认识和应用，是前人通过漫长的临床实践，付出了很多的代价，逐渐积累、总结而日益丰富起来的，也是中药学知识宝库中的重要组成部分。其中的原理和规律亟待人们探究。药物的配伍应用是中医用药的主要形式，也是中医辨证论治的物质手段。将药物按照一定的法度组合在一起，并确定一定的剂量比例，制成适宜的剂型，即为方剂。方剂是药物配伍应用的发展和高级形式。

（二）中药的用药禁忌

中药的用药禁忌主要包括配伍禁忌、妊娠用药禁忌及服药食忌三个方面。

1. 配伍禁忌 历代医家对中药配伍禁忌的认识不断发展，至金元时期将其概括为“十八反”和“十九畏”。

十八反：乌头反贝母、瓜蒌、半夏、白蔹、白及；甘草反甘遂、大戟、海藻、芫花；藜芦反人参、沙参、丹参、玄参、细辛、芍药。

十九畏：硫黄畏朴硝，水银畏砒霜，狼毒畏密陀僧，巴豆畏牵牛，丁香畏郁金，川乌、草乌畏犀角，牙硝畏三棱，官桂畏赤石脂，人参畏五灵脂。

需要注意的是，“十九畏”的概念与前所述及的“七情”之一的“相畏”在内涵上并不相同。

“十八反”和“十九畏”中诸药，其中有一部分同临床实际应用有些出入，这在古时就已发现。历代医家均有所论及，证明某些相反或相畏的药物仍然可以合用。例如在感应丸中就将巴豆与牵牛子同用；甘遂半夏汤中将甘草与甘遂同用；海藻玉壶汤中将甘草和海藻同用；十香返魂丹中将丁香与郁金同用，如此等等，不胜枚举。目前，对于其间相互配伍应采取慎重态度。一般地说，对于其中的药物，若无充分根据和临床应用经验，仍须避免盲目配合应用。

2. 妊娠用药禁忌 妊娠期的子宫对某些作用于子宫的药物特别敏感，误服可致流产（如红花、麝香）。有些药物虽对子宫本身没有什么作用，但其成分可能对胎儿的发育有所影响（如蟾酥、雄黄等）。有的成分经体内代谢后的产物可影响胎儿发育，也属禁忌。凡能引起胎动不安、滑胎、堕胎的药物，临证时都应注意。根据药物对孕妇和胎儿危害程度的不同，分为禁用和慎用两类。

禁用药：一般为毒性大或刺激性强，对胎儿发育有影响的药。如破血通经药三棱、莪术、水蛭、虻虫；开窍走窜药麝香、蟾酥、穿山甲、蜈蚣、蛇蜕、皂荚；逐水药甘遂、大戟、芫花、商陆、牵牛子；涌吐药瓜蒂、藜芦；攻下药巴豆、芦荟、番泻叶等。

慎用药：凡破气破血、活血祛瘀、辛热、滑利、沉降的药均应慎用。如大黄、芒硝、枳实、桃仁、红花、蒲黄、五灵脂、王不留行、附子、干姜、肉桂、牛膝、丹皮、茅根、瞿麦、薏苡仁、半夏、南星、常山、代赭石、磁石等。

凡是属于禁用的药物，绝对不能使用；属于慎用者，应该根据孕妇患病的情况，斟酌使用。但若没有特殊必要时，应尽量避免，以防发生意外。

3. 服药食忌　服药食忌即是服药期间的饮食禁忌，又称为忌口。根据中医理论，在服中药期间有些食物不宜食用。古代医药文献中有很多这方面的记载，如服黄连时忌食猪肉，服人参时忌食萝卜，薄荷忌鳖肉，茯苓忌醋等等。有关这方面的实验研究罕见报道。但有些食忌通则却很有道理，如服发汗药时禁生冷，服调理脾胃药忌油腻，服消肿理气药禁豆类，服止咳平喘药禁食鱼腥，高热患者应忌油等。

（三）中药的剂量

中药计量单位，古代典籍中常见的有重量单位（铢、斤、两、钱、分等）、长度单位（尺、寸等）及容量单位（斗升、合等）等多种计量方法，用来称量不同的药物。由于我国历史悠久，幅员辽阔，历代度量衡制多有不同。自明清以来，较为普遍采用的是16进制，即1斤=16两=160钱。现在我国通用国际单位制。为了计量和临床调剂需要，规定了古方中药物计量的近似换算方法：

一两（16进制）=30g

一钱=3g

一分=0.3g

一厘=0.03g

用药量，也称为剂量，首先是指每一味药的成人一日量（以干燥生药入汤剂计算）；其次是指在方剂中药与药间的比较分量，即相对剂量。一般非毒性的药物，单用时用量可较大，而在复方中的用量可略小。主要药物的用量可较大，辅助性药物的用量一般低于主药的剂量。

在确定剂量的时候，要根据患者的年龄、体质强弱、病程久暂、病势轻重，以及所用药物的性质和作用强度等具体情况进行综合考虑。一般老年人气血渐衰，对药物的耐受力较弱，特别是作用峻烈的攻病祛邪类药物易损正气，应适当低于成人量。小儿五岁以下通常用成人量的四分之一；五、六岁以上可按成人量减半用。体弱患者不宜用较大剂量；久病者应低于新病者的剂量。老人及身体已极度虚弱者在用补药时，一般剂量可较重，但开始时的剂量不宜太大，应逐渐增加，否则药力过猛而病者虚不受补，反致委顿。若属峻补药物，则用量尤不宜用重。就病势而言，凡病势重剧而用药力弱、药量轻者，效果不佳；病势轻浅而用药力猛、药量过大者，则极易损耗正气。就药物而言，质轻的用量宜小，质重的用量可稍大；性味浓厚，作用较强的用量可较小，性味淡薄或作用较温和的，可用较大剂量；毒性药物的用量须严格控制在安全限度内。除峻烈药、毒性药和某些精制药剂外，一般中药的常用内服剂量（即有效剂量）约为5～10g，部分用量较大的可达15～30g。

（四）中药的用法

中药的临床用法主要可分为外用和内服。

外用有外敷、煎汁或以酒等溶媒浸制后外搽，以及煎汁熏洗等，使用方法一般较为简单，唯应注意药物对皮肤或黏膜的刺激性，避免因时间较长或浓度过高而造成损伤。

汤剂是临床最常用的中药口服剂型，其用法包括煎法和服法。

正确的煎药方法是先将药物放入容器内，加冷水漫过药材，浸泡约半小时后再煎煮，这样有效成分易于煎出。煎药火候的控制，主要取决于不同药物的性质和质地。通常发散及芳香性药物应避免久煎，而使用“武火”迅速煮沸数分钟后改用“文火”略煮即可，以避免久煮而致香气挥散，药性损失，煎药时不宜频频打开锅盖，以尽量防止气味走失，减少挥发成分的外溢；补益滋腻药物大多可以较久煎煮，使有效成分充分溶出，药力完全。其他如贝壳、甲壳、矿物及化石类药物，更要久煎。对于解表药、清热药、芳香类药，宜武火急煎，以免药性挥发，药效降低，甚至改变。厚味滋补类药物，宜文火久煎，使药效尽出。乌头、附子、狼毒等毒性药，宜慢火久煎，可减低毒性。若药物煎煳后需弃去，不可加水再煎服。有些药物煎法比较特殊（处方必须注明），主要有以下几类：①先煎：介壳类、矿石类药物，因质地坚硬而难煎出味，应打碎先煎，沸后煮约10～20分钟，再下其他药。如龟板、鳖甲、赭石、石决明、生牡蛎、生龙骨、磁石、生石膏等。泥沙多的药物如灶心土、糯稻根等，以及质轻量大的植物药，如芦根、茅根、夏枯草、竹茹等，亦宜先煎取汁澄清，然后以其药汁代水煎其他药。②后下：气味芳香或挥发油为其主要有效成分的药物，宜在一般药物即将煎好时下，煎4～5分钟即可，以防其有效成分挥散损失，如薄荷、砂仁、豆蔻等。③包煎：为防止煎后药液浑浊及减少对消化道、咽喉的不良刺激，如赤石脂、滑石、旋覆花等，要用薄布将药包好，再入锅煎煮。④另炖或另煎：某些贵重药，为了尽量保存其有效成分，减少共同煎煮时被其他药物吸附，可另炖或另煎。如人参，应切成小片，放入加盖盅内，隔水炖两三个小时。又如贵重且难于煎出气味的羚羊角等，应切成小薄片另煎两个小时取汁服，亦可用水磨汁或锉成细粉调服。⑤溶化（烊化）：胶质、黏性大且易溶的药物，如阿胶、鹿角胶、蜂蜜、饴糖之类，用时应先单独加温溶化，再加入去渣的药液中微煮或趁热搅拌，使之溶解，以免同煎时黏锅煮焦，且黏附他药，影响药效。

服法是否正确，对疗效也有一定影响。服药时间必须根据病情和药性而定，一般滋补药宜在饭前服，驱虫药和泻下药大多在空腹时服，治疟药物宜在发作前两小时服，健胃药和对胃肠刺激性较大的药物宜于饭后服，其他药物一般也宜在饭后服，而安神药则应在睡前服。急病服药不拘时间，慢性病应定时服。另外，根据病情，有的可以一天数服，有的亦可以煎汤代茶，不拘时服。无论食前或饭后服药，都应与吃饭时间略有间隔，以免影响疗效。

（五）废弃处理

使用过的中药材商品及其包装物作为废弃物被丢弃到环境中，有些废弃物可回收利用；有些废弃物则不能或不值得回收利用，也不易被自然因素或微生物破坏分解，成为垃圾；还有些废弃物会对自然环境造成污染，甚至破坏生态平衡。由于世界各国越来越关注和忧虑环境问题，不少国际组织积极建议，把对环境的影响纳入商品质量指标体系中。因此，商品及其包装物的废弃物是否容易处理以及是否对环境有害，将成为决定商品质量的又一重要因素。

第四章　中药材商品质量管理

中药材是防治疾病的重要物质，中药材商品不仅具有一般商品的特性，同时又是一种特殊的商品。因此，中药材商品的质量管理既要严格执行《中华人民共和国药品管理法》，又要遵循商品质量管理的一般规律。随着经济贸易的全球化进展，国际标准化组织为了消除国际贸易中的技术壁垒，促进各国尤其是发展中国家企业提升质量管理水平，提高商品的质量，吸收各国质量管理和质量保证的先进经验，先后出版了 1987 版、1994 版、2000 版、2005 版 ISO9000《质量管理和质量保证》族标准，也为中药材质量管理的强化提供了依据和保证。

第一节　质量管理

一、质量管理的概念

（一）定义

质量管理（quality management）系指在质量方面指挥和控制组织协调的活动。

质量管理是企业为了使其产品、服务更好地满足不断变化的顾客要求而开展的计划、实施、检查和审核等管理活动的总和。质量管理是企业全部管理职能的一个重要组成部分，应该由企业最高管理者领导，并由企业所有员工参与实施。

（二）质量管理活动

为了实施质量管理，企业通常要建立质量管理体系（quality management system）。质量管理体系指在质量方面指挥和控制组织的管理体系。在质量方面的指挥和控制活动，通常包括制定质量方针和质量目标，开展质量策划、质量控制、质量保证和质量改进活动。

1. 质量方针　指由组织的最高管理者正式发布的该组织总的质量宗旨和方向。

质量方针（quality policy）与组织的总方针相一致，并为制定质量目标提供框架。质量方针又称为质量政策，是企业质量行为的指导准则，反映企业最高管理者的质量意识，也反映企业的质量经营目的、质量管理理念和质量文化。制定质量方针通常应注意：①与企业的总经营宗旨相适应。②承诺满足顾客要求和持续改进。③承诺遵守法律法规。④提供制定和评审质量目标的框架。⑤在企业内部进行沟通和传达。⑥进行定期评审。

2. 质量目标　指组织在质量方面所追求的目的。

质量目标（quality objective）是企业目标体系的组成部分，根据质量方针要求，企业在一定时期内所要达到的预期效果，即能够达到的量化的可测量的目标。制定质量目标通常应注意：①需要与质量方针和持续改进的承诺相一致。②内容应包括产品要求以及满足产品要求所需要的其他内容。③应是量化且可测量的。④应细化分解和落实，即对组织的各相关职能和层次分别规定质量目标。

质量目标的实现对产品质量、运行有效性和财务业绩等都有积极影响，对相关方的满意和信任度也会产生积极影响。

3. 质量策划　质量策划（quality planning）是质量管理的一部分，致力于制定质量目标并规定必要的运行过程和相关资源以实现质量目标。

组织在确定了质量目标后，必须考虑为达到目标应采取什么措施和提供哪些必要的条件，并把相应活动的职责落实到部门或岗位，这些都属于质量策划活动。质量策划不同于质量计划，质量策划强调的是一系列活动，而质量计划是质量策划的结果之一，是规定用于某一产品及其设计、采购、生产、检验、包装、运输等过程的质量管理体系要素和资源文件。

随着产品（服务）更新、技术发展或适应外部环境变化的需要，组织的质量管理体系必须不断完善，因此需要开展相应的策划活动。开展质量策划通常应注意：①要充分考虑质量策划的所有输入条件。②要充分征求意见，集思广益。③要特别注意质量计划的落实。④对质量计划进行必要的评审。

4. 质量控制　质量控制（quality control）是质量管理的一部分，致力于满足质量要求。

质量控制的目的在于确保产品或服务的质量能满足质量要求。质量控制的范围涉及产品或服务质量形成的各个环节，不论哪一个环节的工作不符合要求，都会形成影响。为了保证产品和服务质量，各项活动必须在受控状态下进行。质量控制是动态的。由于质量要求随着时间的进展而不断变化，应不断提高技术水平、工艺水平和检测水平，并不断研究新的控制方法以满足不断更新的质量要求。

5. 质量保证　质量保证（quality assurance）是质量管理的一部分，致力于提供质量要求会得到满足的信任。

质量保证的内涵不仅是为了保证质量，更是质量控制的任务。质量保证以保证质量为基础，进一步引申到提供“信任”这一基本目的。要达到“信任”的目的，组织首先应加强质量管理、完善质量管理体系，对产品或服务有一套完整的质量控制方案、办法，并认真贯彻执行，对实施过程及结果进行分阶段验证，确保其有效性。在此基础上，还应有计划、有步骤地开展各种活动，使顾客了解组织的实力、业绩、管理水平、技术水平以及在产品设计、生产等各阶段，质量控制和质量保证的有效性，可使对方建立信心，相信提供的产品或服务能达到所规定的质量要求。

质量保证的主要工作是促使完善质量控制，以便准备好客观证据，并根据对方的要求，有计划、有步骤地开展提供证据的活动。

6. 质量改进 质量改进（quality improvement）是质量管理的一部分，致力于增强满足质量要求的能力。其中要求可以是任何相关方面的，如有效性、效率或可追溯性。

质量改进是组织为了更好地满足顾客不断变化的需要和期望，而改善产品或服务的特性、提高用于生产和交付产品过程的有效性和效率的活动。它包括：①确定、测量和分析现状。②建立改进目标。③寻求可能的解决办法。④评价设定的解决办法。⑤实施选定的解决办法。⑥测量、验证和分析实施的结果。⑦将更改纳入文件。

当质量改进是渐进的并且组织积极寻找改进机会时，通常使用术语是“持续质量改进”。持续质量改进是组织长期不懈的奋斗目标。

二、质量管理的发展历程

商品质量是消费者和用户最为关心的问题，加强质量管理对于提高商品质量、保护使用价值、防止伪劣商品流入市场、维护消费者利益、增强企业在国内外市场的竞争力都具有十分积极的作用。质量管理自20世纪初提出，随着科学技术、生产力的提高而不断发展和完善。

质量管理作为一种科学的管理方法经历了三个发展阶段。

（一）质量检验管理阶段（20世纪20～30年代）

这一阶段又称为事后检验阶段，属于质量管理的初级阶段。20世纪前，质量管理采取生产和检验集中于操作者个人身上的做法。直到20世纪20年代，泰勒提出了在生产中将计划与执行、生产与检验分开的主张。于是在许多企业出现了专职的检验员和专职的检验部门。对生产的产品进行全数检验、挑出废品、保证出厂产品全部合格。这种检验，对提高产品质量起到了一定的促进作用。

存在的不足是：①产品事后检验，浪费大、不经济。即使查出了废品，既成事实的损失往往难以挽回。②事后检验出的质量问题，不能全面分析原因，导致责任不清，互相推卸。③全数检验，量大面广，耗费资源，增加成本。④不适用于破坏性检验，判断质量与保留产品之间产生矛盾。

（二）统计质量管理阶段（20世纪40～50年代）

这一阶段又称为过程控制阶段。本阶段的科学主张是“事先控制，预防废品”，即按照商品标准，运用数理统计原理，在从设计到制造的生产工序间进行质量控制，预防产生不合格产品。采用的主要数理统计工具为质量控制图、抽样检验法和抽样检验表。质量管理对象包括产品质量和工序质量；依靠生产过程上的质量控制，把质量问题消灭在生产过程中，起到预防管理作用。

存在的不足是：①数理统计方法的应用忽视了组织管理手段的运用。②强调对生产制造过程的质量进行控制，但还没有涉及商品质量的全过程管理。③没有让全体员工参与到质量管理中去，被误认为质量管理仅仅是数理统计专家的事。

（三）全面质量管理阶段（20 世纪 60 年代至今）

本阶段的主要科学主张是：质量管理需要一系列的组织管理工作；企业的质量管理活动必须对质量、价格、交货期和服务进行综合考虑，而不仅仅是只考虑质量；质量管理必须是全过程的管理；产品质量必须同成本联系起来考虑，产量质量不能离开经济性。

三、全面质量管理

（一）全面质量管理的概念

全面质量管理（total quality management，TQM）是指一个组织以质量为中心，以全员参与为基础，通过让顾客满意和本组织所有成员及社会受益而达到长期成功的管理途径。

全面质量管理的基本思想是：用户满意；实行管理业务、管理方法和管理技术的严格标准化；防验结合，以防为主，建立健全组织的质量保证体系。

全面质量管理被称为质量管理的最高境界。主要表现在以下几个方面：①全面质量管理是一种管理途径，不是某种简单的方法、模式或框架。②强调一个组织必须以质量为中心来开展活动，其他管理职能不能取代质量管理的中心位置。③强调组织内最高管理者强有力、持续的领导和参与，同时要求所有部门、所有层次的人员投入到各种质量活动中去。④强调全员教育和培训。⑤强调让顾客满意，使包括本组织员工在内的所有相关方都受益。⑥强调谋求长期的经济效益和社会效益。

（二）全面质量管理的特点

全面质量管理具有全面性、全过程性、全员性、全社会性和管理方法多样性“四全一多样”的特点。

1. 全面性 包括产品质量、过程质量和工作质量。全面质量管理的工作对象是全面质量，而不仅仅是产品质量。全面质量管理认为，应在抓好产品质量的保证下，用优质的工作质量来保证产品质量。

2. 全过程性 是相对于制造过程而言，就是要求把质量管理活动贯穿于产品质量产生、形成和实现的全过程，全面落实预防为主的方针，逐步形成一个包括市场调研、开发设计、生产制造、质量检验直至销售服务等所有环节在内的质量保证体系，把不合格品消灭在质量形成过程中，做到防患于未然。

3. 全员性 企业中任何人的工作都会在一定范围和一定程度上影响产品的质量。全员的管理系指企业全体人员都要参与，人人有责。上至最高管理者下到所有员工都参加质量管理，分担一定的责任，都要具备质量意识，承担具体的质量职能，积极关心产品质量。

4. 全社会性 指要使全面质量管理深入持久地开展下去，并取得良好的效果，不能把工作局限于企业内部，而需要全社会的重视，需要质量立法、认证和监督，进行宏观上的控制引导，即需要社会的推动。

5. 管理方法多样 随着现代化大生产和科学技术的发展，质量管理在长期实践中形成了多元化、复合型的方法体系。采用多种多样的质量管理技术和方法，包括科学的组织工作、数理统计方法、先进的科技手段和技术改造措施等；并要把多种方法结合起来，综合发挥它们的作用。只有综合运用不同的管理方法和措施，才能使产品质量长期地、稳定地持续提高。

四、质量管理和 ISO 9000

（一）ISO 9000 族标准

ISO 9000 族标准是国际标准化组织（ISO）在 1994 年提出的概念，由 ISO/TC 176（国际标准化组织质量管理和质量保证技术委员会）颁布的关于质量管理和质量保证方面的所有国际标准。

该族标准可以帮助组织实施并有效运行质量管理体系，是质量管理体系通用的要求和指南。它不受具体行业或经济部门的限制，可广泛适用于各种类型和规模的组织，在国内和国际贸易中促进相互理解和信任。

ISO 9000 系列标准的颁布，使各国的质量管理和质量保证活动统一在 ISO 9000 族标准的基础之上。标准总结了工业发达国家先进企业质量管理的实践经验，统一了质量管理和质量保证的术语和概念，并对推动组织的质量管理，实现组织的质量目标，消除贸易壁垒，提高产品质量和顾客满意程度等产生了积极影响，得到了世界各国的普遍关注和采用。迄今为止，已被全世界 150 多个国家和地区等同采用为国家标准，并广泛用于工业、经济和政府的管理领域，有 50 多个国家建立了质量管理体系认证制度，世界各国质量管理体系审核员注册的互认和质量管理体系认证的互认制度也在广泛范围内得以建立和实施。

（二）ISO 9000 族标准的产生和发展

国际标准化组织（ISO）在总结各国经验的基础上，经过多年的协调努力，于 1986 年 6 月正式颁布了 ISO8402《质量 - 术语》标准，为在全世界范围内统一质量概念起到了重要作用；1987 年 3 月又正式颁布了 ISO 9000、ISO 9001、ISO 9002、ISO 9003 和 ISO 9004 五个标准。随着国际贸易发展的需要和标准实施中出现的问题，ISO 9000 系列标准进行过多次修改。

1994 年，ISO 对 ISO 9000 系列标准进行了第一次修改和完善，由原来的 6 个标准增加到 26 个，形成了 ISO 9000 族标准。

2000 年，ISO 对 ISO 9000 族标准进行了重大的结构性修改，使庞大的 ISO 9000 族标准得到简化，形成了四个核心标准、重点突出、体系结构分明的 ISO 9000 族质量管理体系标准。

2005 年 9 月 15 日 ISO 发布了 ISO 9000：2005《质量管理体系　基础和术语》标准。该标准主要是增加和扩展了一些定义和注释。例如：技术专家、要求、能力、合同、审核员、审核组、审核计划和审核范围；并且强调了标准中出现的许多图表。

2008 年 ISO 正式发布了 ISO 9000：2008《质量管理体系　基础和术语》标准。本次修订是为了更加明确地表述该标准的内容，修订的标准仍然适用于各行业不同规模和类型的组织，并尽可能地提高其与 ISO 14001：2004 标准《环境管理体系　要求及使用指南》的兼容性，标题、范围保持不变，继续保持过程方法。

（三）ISO9000 族标准的四个核心标准

ISO9000 的主体是四个核心标准。另外还有其他标准、技术报告和小册子。按照 2008 版 ISO 9000 族标准，四个核心标准是：

1. ISO 9000：2005《质量管理体系　基础和术语》　标准阐述了质量管理体系的基础理论，明确提出了质量管理八项原则，强调这八项质量管理原则是 ISO9000 族标准的基础；确定了 85 个相关术语及其定义；提出了以过程为基础的质量管理体系模式，鼓励采用过程方法管理组织。

2. ISO 9001：2008《质量管理体系　要求》　标准规定了质量管理体系要求，以证实组织有能力稳定地提供满足顾客和适用的法律法规要求的产品；通过质量管理体系的有效性应用，旨在增进顾客满意。标准规定的所有要求是通用的，适用于各种类型、不同规模和提供不同产品的组织，可供组织内部使用、认证或合同等目的。这是 ISO9000 族标准中最重要的标准，主要用于质量管理体系的第三方认证。

3. ISO 9004：2009《可持续性管理　质量管理方法》　本标准属于绩效改进的指南。ISO9004 用于达到 ISO9001 水平后，想进一步全面提高自己的管理绩效（着重于质量管理方面）时，就可以运用此项指南。ISO 9004 要求的水平高于 ISO9001，考虑问题的角度更全面，但二者结构相同，可以同时或单独使用。ISO 9004 适用于所有组织，尤其适用于需求不断变化的、不确定的组织环境中，如何管理以实现和维持组织成功的组织。

4. ISO 19011：2002《质量和（或）环境管理体系审核指南》　标准为审核原则、审核方案的管理、质量管理体系审核、环境管理体系审核的实施提供了指南，也为审核员的能力和评价提供了指南。标准第一次明确了审核原则，提出了与审核员有关的三项原则和与审核活动有关的两项原则，强调标准所给出的指南是建立在这些审核原则基础上的，审核的特征就在于其遵循这些原则。标准适用于需要实施质量和环境管理体系内部审核或外部审核或管理审核方案的所有组织。

（四）ISO 9000 族标准在中国

我国是 ISO 的正式成员，参与了有关国际标准和国际指南的制定工作，同时也承担着将 ISO 9000 族标准转化为我国国家标准的任务。

1987 年 3 月 ISO 9000 系列标准正式发布以后，我国在原国家标准局部署下组成了“全国质量保证标准化特别工作组”。1988 年 12 月，我国正式发布了等效采用 1987 版 ISO 9000 系列标准的 GB/T 10300《质量管理和质量保证》系列国家标准，并于 1989 年 8 月 1 日起在全国实施。1992 年 5 月，发布了等同采用 1987 版 ISO 9000 系列标准的 GB/T 19000 系列标准；1994 年发布了等同采用 1994 版 ISO 9000 系列标准的 GB/T 19000 系列标准。2000 年 12 月 28 日发布了等同采用 ISO 9000、ISO 9001、ISO 9004，GB/T 19000 -2000、GB/T 19001 -2000 和 GB/T 19004 -2000 三个标准，自 2001 年 6 月 1 日执行。2003 年 5 月 23 日发布了 GB/T 19011 -2003 等同采用 ISO 19011，2003 年 10 月 1 日起实施。

我国对口 ISO/TC 176 技术委员会的全国质量管理和质量保证标准化技术委员会（简称 CSBTS/TC 151），为 2008 版 ISO 9000 族标准在我国的顺利转换起到了十分重要的作用。等同采用 2000 版 ISO 9000 族标准的国家标准，于 2000 年 12 月 28 日由国家质量技术监督局正式发布，2001 年 6 月 1 日实施。等同采用 2008 版 ISO 9000 族标准的国家标准，于 2008 年 12 月 30 日由国家质量技术监督局正式发布，2009 年 3 月 1 日实施。

ISO 9000 族标准在中国的推广与应用，对提高产品质量、增进国际贸易、消除技术壁垒起到了很大作用。

（五）ISO 9000 与 TQM

ISO 9000 族标准与全面质量管理（TQM）具有共同的理论基础。

1. 共同点

（1）原理相同　TQM 认为产品质量的产生、形成和实现遵循朱兰质量螺旋。而 ISO 9000 中的质量体系建立依据是质量环，二者原理相同。

（2）强调领导的作用　TQM 要求最高领导者强有力和持续的领导。在 ISO 9000 族标准中首先规定了管理者的职责。二者都要求组织的管理者要亲自组织实施。

（3）指导思想相同　两者都贯彻系统管理、用户服务、预防为主、过程质量、质量与经济统一、用事实和数据说话等思想。

因此，ISO 9000 和 TQM 的理论一致，采用的方法相通，具体的做法相近。

2. 不同点

（1）控制范围不同　TQM 强调全员参与，对全过程的控制，包括对所有部门工作职能进行控制。ISO 9000 是对直接影响产品质量的职能部门进行控制。

（2）ISO 9000 是国际公认的标准，可用于认证，也可用于企业内部管理　而 TQM 是组织结合自身特点而自行制定、自我约束的内部管理制度，不是标准，各国在具体运用上有自身的特点。

五、质量风险管理

（一）质量风险与中药材质量风险

1. 质量风险与中药材质量风险的定义　质量风险是在质量方面危害发生概率和严重程度二者的结合。

中药材质量风险是在中药材生命周期内有关质量方面危害发生的概率和严重程度二者的结合。中药材质量主要体现在安全性、有效性及质量可控性方面，在国家药品标准中，不同的中药材具有各自不同的质量指标。

2. 中药材商品整个生命周期的质量风险　绝大部分中药材是天然产物，其质量主要是由遗传、环境、人文因素所决定。中药材的生命周期是指中药材从开始选种种植（或饲养）到市场销售直至中药材废止的所有阶段。中药材质量风险存在于中药品种、立地条件、栽培（或饲养）、采收加工、贮藏养护、临床药用等全过程的各个阶段。

中药材整个生命周期的质量风险，其核心是对受益－风险比（benefit/risk）的分析。为治疗某种疾病而服用一种中药的受益应当超过该药带来的风险，因此效益和风险与中药材的质量具有密切的联系。

早在《神农本草经》三品中就以有毒、无毒作为药物分类的重要依据之一。后世本草对每味药物也都有有毒、无毒或毒性大小标注。张景岳在《类经》中提到："毒药者，总括药饵而言，凡能除病者，皆可称为毒药。"他在《本草正》中又作了进一步的阐述："药以治病，因毒为能，所谓毒者，因气味之有偏性。盖气味之正者，谷食之属是也，所以养人之正气。气味之偏性，药饵之属是也，所以治人之邪气。"《嵩厓尊生书》曰："一药之性，其得寒热温凉之气，各有偏至，以成其体质，故曰药。药者，毒之谓。设不偏，则不可救病之偏矣。"这里所谓的"毒"，泛指药物偏性。药物的偏性对人体有双重作用，既能祛病疗疾，又能造成伤害。因此，中药材的使用具有一定的风险。

3. 质量风险管理　质量风险管理（Quality Risk Management，QRM）是在整个产品生命周期中采用前瞻或回顾的方式，对质量风险进行评估、控制、沟通、审核的系统过程。应当根据科学知识及经验对质量风险进行评估，以保证产品质量。质量风险管理过程所采用的方法、措施、形式及形式的文件应当与存在风险的级别相适应。

质量风险管理与质量体系相结合，是一项指导科学性和实践性决策用以维护产品质量的过程。

（二）危害分析和关键控制点的定义

GB/T15091－1994《食品工业基本术语》对危害分析和关键控制点（Hazard Analysis and Critical Control Point，HACCP）的定义为：生产（加工）安全食品的一种控制手段；对原料、关键生产工序及影响产品安全的人为因素进行分析，确定加工过程中的关键环节，建立、完善监控程序和监控标准，采取规范的纠正措施。

HACCP是一个保证食（农产）品安全的预防性技术管理体系。它运用食品工艺学、微生物学、化学和物理学等方面的原理和方法，进行质量控制和危险性评估，对整个食品链，即食品原料的种植/饲养、收获、加工、流通和消费过程中实际存在和潜在危害进行危险性评估，找出对最终产品质量影响的关键控制点，并采取相应的预防控制措施，控制危害于发生之前，从而保障食（农产）品具有较高的安全性。

HACCP 体系作为科学、简便、实用的预防食品安全质量控制体系，自 20 世纪 60 年代由美国率先提出，并于 20 世纪 90 年代起陆续对一些重要的食品制定了相应的技术法规。由于其在实践中取得了明显效果，引起国际上愈来愈广泛的关注与认可，一些发达国家或地区乃至国际组织相继制定或着手制定与 HACCP 体系管理相关的技术法规或文件，作为对食品企业的强制性管理措施或实施指南。联合国粮食组织与世界卫生组织（FAO/WHO）所属国际食品法典委员会（CAC）制定了“HACCP 原理和应用准则”。因而，可以说 HACCP 体系的推行已成为当今国际食品行业安全质量管理不可逆转的发展趋向与必然要求。在国内外，HACCP 体系要求得到贯彻实施，已经形成具有食品加工行业特点的认证审核系统。

（三）HACCP 的原则

HACCP 具有 7 个原则（也称为 7 个原理），包括进行危害分析、确定关键控制点、制定控制措施和关键限值、建立关键点的监控系统、建立纠正措施、建立验证评价程序及建立有效记录 HACCP 体系的文件系统。

1. 进行危害分析 进行危害分析（Hazard Analysis，HA）是 HACCP 计划的基础，其目的是确定产品所有潜在的危害及其来源，以及危害发生的可能性。进行危害分析，列出加工过程中可能发生显著危害的步骤表，并描述预防措施（preventive action）。危害是指可能在消费时引起食物（药物）不安全的生物、化学或物理的因素；显著危害是指可能发生，且一旦发生对消费者导致不可接受的健康风险。可根据各种危害发生的可能风险（可能性和严重性）来确定一种危害的潜在显著性。危害分析的重要性在于，只有通过危害分析，找出可能发生的潜在危害，才能在随后的步骤中加以控制。

企业可以从原料接受到成品的加工过程（工艺流程图）的每一个操作步骤分析危害发生的可能性，组织有关人员进行讨论。通常根据工作经验、流行病学数据及技术资料信息来评估其发生的可能性。危害评估是对每一个危害的风险及其严重程度进行分析，以决定食品（药物）安全危害的显著性。

预防措施是指用来防止或消灭食品（药物）危害或使其降低到可接受水平的行为和活动。下面列举能用来控制 3 种危害的预防措施实例。

（1）*生物危害* 细菌危害的预防措施有以下几点。①时间/温度控制：加热过程（可杀死病原体），冷冻过程（可延缓病原体的生长）。②发酵和（或）pH 值控制：发酵产生乳酸的细菌能抑制一些病原体的生长；在酸性条件下使一些病原体不能生长。③盐或其他防腐剂的添加。④干燥：通过除去水分来抑制病原体生长。⑤来源控制：可以通过从非污染源处取得原料来控制。

病毒危害的预防措施有加热方法等。寄生虫危害的预防措施有加热、干燥或冷冻致其失活等方法。

（2）化学危害　①来源控制：如检查产地证明、供货商证明和原料检测等。②生产控制：如食品添加剂或药用辅料的合理应用。③标识控制：如合理标出配料和已知过敏物质。

（3）物理危害　①来源控制：如检查销售证明和原料检测。②生产控制：如磁铁、金属探测器筛网、除粒机、澄清器、空气干燥机和 X 线设备的使用。

2. 确定关键控制点　关键控制点（Critical Control Point，CCP）是指能有效控制某一个点的工序、步骤，能预防、消除或降低危害到可接受水平；或者说，是 HACCP 控制活动将要发生过程中的点。如原料选择、加工、产品配方、设备清洗、贮运、员工与环境卫生等都可能是 CCP 的且每一个 CCP 所产生的危害都可以被控制。确定 CCP 的方法：当危害能被预防时，这些点是 CCP；能将危害消除的点可确定为 CCP；能将危害降低到可接受水平的点可确定是 CCP。确定 CCP 还可使用判断树（decision tree，或称决策树），或用危害发生的可能性及严重性等。

3. 制定控制标准和关键限值　关键限值（Critical Limit，CL，或称关键限度），即是区分可以接受和不可接受的标准值。设置在 CCP 上的生物、化学或物理参数的最大值和（或）最小值，这些值将确保消除、控制食品安全危害，或将其降低到一个可接受与不可接受的指标。要为每一个有关 CCP 的预防危害建立关键限值，关键限值是一个与 CCP 相联系的每个预防措施所必须满足的标准。

一个关键限值用来保证一个操作生产出安全产品的界限，每个 CCP 必须有一个或多个关键限值用于显著危害，当加工偏离了关键限值，可能导致产品的不安全，因此必须采取纠偏措施（Corrective Action）来保证产品安全。合适的关键限值可以是法规性指标，也可以通过科学刊物、专家及实验室研究等渠道收集到的信息，或实验和经验的结合来确定。建立 CL 应做到合理、适宜、适用和可操作性强。如果过严会造成即使没有发生影响到食品安全危害，也采取纠正措施；如果过松，又会产生不安全的产品。好的关键限值应该是直观、易于监测、仅基于食品安全、能使只出现少量被销毁或处理的产品就可采取纠正措施、不违背法规、不能打破常规方式、也不能违背 GMP 要求或 SSOP（卫生标准操作规范）措施等。

微生物污染在食品（药物）生产中是经常发生的，但是要设一个微生物限度作为一个生产过程中 CCP 的关键限值是不可行的，微生物限度很难控制，而且确定偏离关键限值的试验（《中国药典》称微生物限度检查法）可能需要几天时间，并且可能需要很多样品才会有意义，所以设立微生物限度关键限值由于时间的原因不能被用于监控。可以通过温度、酸度、水活度、盐度等来控制微生物的繁殖和污染。

如果监控发现 CCP 有失控的趋势，操作人员应采取措施，在超过关键限值之前使关键限值得到控制，操作人员采取的这种措施，称为操作限值（Operating Limit，OL）。操作限值是操作人员用以降低偏离风险的标准。OL 是比 CL 有更严格的限度，OL 应当确立在 CL 被违反之前所达到的水平。OL 与 CL 不能混淆。加工工序应当在超出 OL 时进行调整，以避免违反 CL，这些措施称为加工调整。加工人员可以使用加工调整避免失控，及早地发现失控趋势，并采取行动，可防止产品返工或造成废品，只有在超出CL时才能采取纠偏行动。

4. 建立关键控制点的监控系统 建立关键控制点监控要求，根据监控结果进行加工调整和维持控制的过程，即为关键控制点监控。

（1）监控 监控就是实施一个有计划的连续观察和测量，以评估一个CCP是否受控，并且为将来验证时做出准确记录。在HACCP体系中，监控是企业记录的一种有计划的检测和（或）观察活动，用以给出每个CCP的结果。

监控CCP是HACCP体系成功的关键步骤。必须建立正确的监控程序才能保证不超出关键限值。要建立并实施有效的监控程序，就必须解决谁监控、监控什么、何地监控、何时监控、为什么监控和怎样监控的问题（5W1H）。这些程序必须通过考察研究以确保实行时不会延误时间或额外增加生产成本。

（2）监控计划 计划在5W1H要素中，在为什么（why）和何地（where）解决之后，主要有以下四个部分。①谁监控——人员：受过培训可以进行具体监控工作的人员。②监控什么——对象：通常通过观察和测量，评估一个CCP是否在关键限值内操作。③怎样监控——方法：通常用物理或化学的测量方法（数量的关键限值）或观察方法，监控方法要求迅速和准确。④监控频率——何时：可以是连续的或间断的。

用于监控每个CCP的程序都必须经过确认，保证用于每一个已确定危害控制的监控有效。监控是为了收集数据，依据这些信息决策并采取正确的措施。同时监控加工程序在即将失控时可起到预警作用。只有有效的监控程序和数据（或信息）记录，才能使HACCP体系正常运行。

5. 建立纠偏措施 当从关键限值发生偏离时，要采取纠偏行动。纠偏行动就是当发生偏离或不符合关键限值时采取的步骤，也称为纠正措施（Corrective Action）。如果可能的话，这些行动必须在制定HACCP计划时预先制定，便于现场纠正偏离。在CCP的关键限值发生偏差时，采取纠偏行动应做好记录。纠偏行动应列出重建加工控制的程序和确定被影响的产品安全处理。

纠偏措施通常有以下4个步骤。即确认偏离原因、确认产品的处理、记录纠偏措施、再评估HACCP计划。

纠偏措施计划一般以“如果……那么……”的模式书写，尽可能详细但不需太冗长，描述出一个具体的偏离出现时应采取的纠偏措施即可。

6. 建立确认HACCP体系有效运行的验证程序 制定程序来验证HACCP体系的正确运作，简要地说就是建立验证程序。在这里验证是指除监控方法之外用来确定HACCP体系是否按HACCP计划运作或计划是否需要修改及再确认、所使用的方法、程序或检测及审核手段。

验证是HACCP最复杂的原则之一。但是验证程序的正确制定和执行，是HACCP计划成功实施的基础。HACCP计划的宗旨是防止食品（药品）安全危害的发生；验证的目的是提高置信水平。验证的要素包括：确认、CCP验证活动（监控设备的校正、针对性的取样和检测、CCP记录的复查）、HACCP计划有效运行的验证（审核、最终产品的检验）等。

7. 建立有效记录HACCP体系的文件系统　应建立所有相关规程、应用HACCP原则及保存相应记录的文件系统，以文件证明HACCP体系。保存准确的记录是一个成功的HACCP计划的重要部分。应记录提供关键限值得到满足或关键限值偏离时需采取的纠偏行动。同样也应提供一个监控手段，这样可以调整加工，防止失去控制。HACCP体系的记录主要有4种：①HACCP计划和用于制定计划的支持性文件；②关键控制点监控的记录；③纠偏行动的记录；④验证活动的记录。

另外，还应配有一些附加记录，如员工培训记录、化验记录、设备的校准和确认记录等。

（四）HACCP在中药材商品生产中的应用

HACCP体系既可广泛应用于食（药）品加工业，也可把HACCP的基本原理移植到中药材商品生产行业。

1. 中药材商品生产过程　栽培中药材商品的生产过程主要包括基地选择、品种选择、栽培管理、病虫害防治、采收、产地加工、检验、包装、贮藏与养护、运输等10个环节。在中药材生产的生命周期中，建立和实施HACCP体系，对于保障中药材质量具有重要意义。

2. 危害分析（HA）与控制措施　根据中药材生产的10个环节，结合HACCP管理原则，对中药材生产过程的每一操作步骤、点或程序进行相关的生物性、化学和物理危害分析，对每一个潜在危害发生的可能性及其严重程度进行评价，提出判断危害中药材安全的显著性依据，并提出危害的预防控制措施。

（1）基地选择　种植基地的选择包括基地所处的地理位置和环境。因为同一种植物由于经纬度、海拔高度，以及土壤、水、空气等环境因子对药用植物有效成分和有毒有害物质的积累是密切相关的。自然环境的污染包括大气、灌溉水质和土壤的地质背景等。可能存在的危害包括：①生物性危害，主要为土壤中的微生物、杂草及其他低等生物，可能间接造成中药材生物危害。②化学性危害，土壤中农药、重金属或砷盐、植物化感物质等残留，水、空气中的有毒有害物质等。③物理性危害，土壤中存有大量碎石、杂物、塑料等物理性杂质，高温、冰冻、干旱、盐碱等逆境影响等。

控制措施：选择远离污染源（工业区、化工区）、生态环境良好的区域，土壤符合国家土壤质量二级标准，灌溉水符合国家农田灌溉水质量标准，空气符合国家大气环境质量二级标准。采用充分腐熟的有机肥作基肥，或采用深施的办法，控制有机肥中致病菌可能对产品的污染。对拟选择的基地进行环境质量评价，合理地规避风险。

（2）品种选择　种子种苗的质量影响到中药材质量与产量，选用优良的种子种苗是保证中药材质量的关键。影响种子种苗质量的潜在危害包括：①生物性，种质、致病菌、虫卵等。②化学性，种子霉变。③物理性，种子饱满度、抗性。

控制措施：选择优良品种。对种子种苗进行检验检疫，有相应登记证明，并按照GAP规范进行管理。

（3）栽培管理和病虫害防治　主要包括水、肥、农药的施用与管理，及整枝、摘花葶等人工行为；使用禁用农药或不按规定使用农药，使用有机氯类、有机磷类、拟除虫菊酯类等高毒、高残留农药以及肥料中的有害物质等，造成农药残留超标；水肥管理不当影响中药材质量。潜在的危害包括：①生物性，有机肥的腐熟程度不够，有些致病菌未被彻底杀死，虫卵残留等；②化学性，使用了含有某种重金属的农药和肥料，如含有有机砷、有机汞的杀虫剂和含有硫酸铜或铅、砷等过磷酸钙和磷矿粉等肥料，可导致作物中重金属含量超标；过量使用植物生长调节剂等，使用各种除草剂等；③物理性，整枝、摘花葶、病斑、害虫咬伤、干枯等。

控制措施：施用高效、低毒、低残留的农药和生物制剂农药，使用无公害肥料，做好田园卫生，严格执行《中华人民共和国农药管理条例》，农药、肥料等要有相应登记证明。所施有机肥充分腐熟达到无公害化卫生标准，对有机肥的施用采取点施或深施，减少有机肥可能对种植中药材直接或间接地接触；筛选重金属含量低的化学肥料，禁止施用城市生活垃圾、工业垃圾、医院垃圾和粪便，保护生态环境。使用无公害农药，形成物理、化学、生物、农业的病虫害综合防治体系。

（4）*采收与产地加工*　一些药材产区，在农药的降解期未过就开始采收；采收时机械损伤加重致病菌繁殖，采收时间也影响中药材质量。潜在的危害包括：①生物性，致病菌、虫卵等；②化学性，重金属、二氧化硫、农药残留、亚硝酸盐、生长激素等；③物理性，异物、机械损伤、挤压、阳光、温度、杂质等。

控制措施：根据药材质量并参考传统采收经验确定适宜采收方法，严格按照安全间隔期合理确定采收时间，采收工具需要清洁、无污染。加工场地无污染源，清洁、通风。产地加工需建立相应采收、初加工标准，采用适宜方法干燥，慎重使用硫黄熏制，保证中药材不受污染、有效成分不被破坏。

（5）*检验*　检验是保证无公害药材质量的重要环节，包括药材性状、杂质、水分、灰分、浸出物、指标性成分或有效成分含量、农残、重金属及微生物限度等。潜在的危害包括：①生物性，致病菌、虫卵等；②化学性，农药残留、重金属、硝酸盐等；③物理性，整洁度、商品规格等。

控制措施：加强基地例行检测和监督抽检。按照中药材商品标准严格检测，加强监督检验的力度。

（6）*包装*　为保证中药材质量和贮运，中药材经过产地加工后需要进行分级包装。不清洁的包装材料会造成产品交叉感染、二次污染。潜在的危害包括：①生物性，致病菌等；②化学性，包装材料所释放的化学物质；③物理性，机械损伤、挤压、金属异物、泥土等。

控制措施：按照标准操作规程操作，包装容器每次使用前消毒处理，检查并清除劣质品和异物。所用包装材料清洁、干燥、无污染、无破损，符合《中药材袋运输包装件》（GB6264－1986）、《中药材压缩打包运输包装件》（GB6265－1986）等中药材包装技术要求。

（7）*贮藏养护*　中药材的存贮是保证药材质量的重要组成部分。存放地点选择不当，会导致病菌大量繁殖。潜在的危害包括：①生物性，虫害、鼠害、致病菌、微生物污染等；②化学性，农药、化学熏蒸剂等污染。③物理性，机械损伤、挤压、温湿度等。

控制措施：贮藏前消毒杀菌，控制贮藏室温度和湿度，减少霉烂变质情况的发生，控制仓虫害，进行气调养护，减少化学熏蒸剂的使用，制定标准操作规程。对于鲜用药材、特殊药材可以采用冷藏、沙藏等方式。

（8）运输　中药材的运输具有相对独立性，潜在的危害包括：①生物性，致病菌、微生物等；②化学性，环境、重金属及化学熏蒸剂污染等；③物理性，运输工具、装卸行为等。

控制措施：选择适宜的运输工具，运输工具无污染，通风条件好，干燥防潮，有效控制内温，保证中药材在运输过程中质量稳定。对于鲜用、贵重、易燃、毒麻等特殊中药材，要注意防腐保鲜，加强监管等措施，确保运输安全。

3. 确定 CCP　通常，中药材生产过程的各个环节是可控的。但一旦失控，即可影响中药材的质量。而中药产品质量又直接危及消费者的健康和生命安全。

控制中药材品质和安全的控制点为 CCP，若发生的可能性大，严重性高，危害显著，在后续工序中就无法消除。关键控制点的判定步骤可根据 CCP 判定原则，也可以使用 CCP 判断树（图 4 -1）给出的判断步骤确定 CCP。

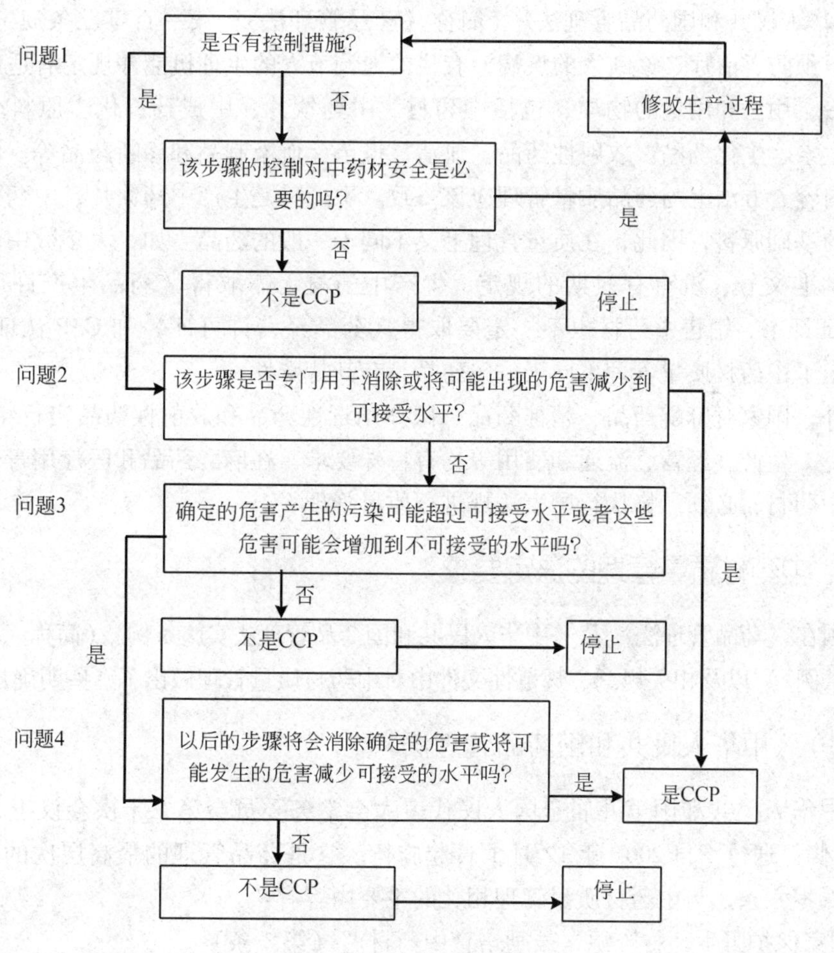

图 4 -1　关键控制点判断树

中药材生产过程是一个复杂的过程，因此，不同中药材生产过程涉及的各个环节存在着差异和特异性，比如鲜石斛、鲜芦根等鲜品入药的药材，存贮和运输就是CCP，而普通的药材如牛膝，存贮和运输则不是CCP；对于分布广泛的种如桔梗，生态区域的选择则不是CCP，但对于道地性突出，生长区域狭窄的中药材，产地选择即是CCP，如化橘红、三七、人参等；对采收时间有特殊要求的药材，如薄荷、茵陈等，采收则是CCP，而通常在秋冬季采收的何首乌、刺五加等根类药材，时间则不是CCP。以上仅针对一般情况下中药材生产过程中共有的特性进行了危害分析与控制研究。要确定中药材生产过程中某环节是否是CCP，不能机械、简单地判断，应该根据不同药材品种和实际情况来最终确定。

第二节　中药材商品质量管理

一、中药材质量管理的特殊性

《中华人民共和国药品管理法》（简称《药品管理法》）第一百零二条规定：药品，是指用于预防、治疗、诊断人的疾病，有目的地调节人的生理机能并规定有适应证或者功能主治、用法和用量的物质，包括中药材、中药饮片、中成药、化学原料药及其制剂、抗生素、生化药品、放射性药品、血清、疫苗、血液制品和诊断药品等。因而在质量管理内容、方法上与药品质量管理应该一致。中药材是生产中药饮片、中药提取物和中成药的基础原料，因此，在质量管理上又不同于一般的药品。如：大多数中药材未实施药品批准文号、没有有效期的规定、生产中药材无需取得《药品生产许可证》和GMP认证证书、销售中药材也不一定要取得《药品经营许可证》和GSP认证证书等，这些决定了中药材质量管理不同于一般药品，有其特殊性。

此外，国家对麻醉药品、精神药品、医疗用毒性药品和放射性药品实行特殊管理，对其研究、生产、经营、流通和使用等均有特殊要求，在麻醉药品和医疗用毒性药品中所列的中药材，必须严格执行国家法规进行质量管理。

二、中药材质量管理的法定要求

我国在《药品管理法》及《中华人民共和国药品管理法实施条例》（简称《药品管理法实施条例》）以及相关规章、规范性文件中对中药材质量管理做出了一些明确规定。

（一）《中华人民共和国药品管理法》

由中华人民共和国第九届全国人民代表大会常务委员会第二十次会议于2001年2月28日修订通过，自2001年12月1日起施行。它是药品管理的最高层次的法律。共十章一百零六条，与中药材质量管理相关的主要内容有：

“国家保护野生药材资源，鼓励培育中药材。”（第3条）

“药品经营企业销售中药材，必须标明产地。”（第19条）

"城乡集市贸易市场可以出售中药材，国务院另有规定的除外。""城乡集市贸易市场不得出售中药材以外的药品"。(第 21 条)

"生产新药或者已有国家药品标准的药品，须经国务院药品监督管理部门批准，并发给药品批准文号；但是生产没有实施批准文号管理的中药材、中药饮片除外。实施批准文号管理的中药材、中药饮片品种目录由国务院药品监督管理部门会同国务院中医药管理部门制定。"(第 31 条)

"药品生产企业、药品经营企业、医疗机构必须从具有药品生产、经营资格的企业购进药品，但是购进没有实施批准文号管理的中药材除外。"(第 34 条)

"新发现和从国外引种的药材，经国务院药品监督管理部门审核批准后，方可销售。"(第 46 条)

"地区性民间习用药材的管理办法，由国务院药品监督管理部门会同国务院中医药管理部门制定。"(第 47 条)

"发运中药材必须有包装。每件包装上，必须注明品名、产地、日期、调出单位，并附有质量合格的标志。"(第 53 条)

"中药材的种植、采集和饲养的管理办法，由国务院另行规定。"(第 103 条)

(二)《中华人民共和国药品管理法实施条例》

实施条例是药品管理方面的行政法规，2002 年 8 月 4 日发布，2002 年 9 月 15 日施行。共十章八十六条。与中药材生产、经营、管理有关的内容主要有：

"药品生产企业生产药品所使用的原料药，必须具有国务院药品监督管理部门核发的药品批准文号或者进口药品注册证书、医药产品注册证书；但是未实施批准文号管理的中药材、中药饮片除外。"(第 9 条)

"国家鼓励培育中药材。对集中规模化栽培养殖、质量可以控制并符合国务院药品监督管理部门规定条件的中药材品种，实行批准文号管理。"(第 40 条)

(三)《野生药材资源保护管理条例》

1987 年 10 月 30 日由国务院发布，自 1987 年 12 月 1 日起施行。其主要内容：

1. 国家对野生药材资源实行保护、采猎相结合的原则，并创造条件开展人工种养。

2. 国家重点保护的野生药材物种分别为三级。

一级：濒临灭绝状态的稀有珍贵野生药材物种（以下简称一级保护野生药材物种）；

二级：分布区域缩小、资源处于衰竭状态的重要野生药材物种（以下简称二级保护野生药材物种）；

三级：资源严重减少的主要常用野生药材物种（以下简称三级保护野生药材物种）。

3. 禁止采猎一级保护野生药材物种。采猎、收购二、三级保护野生药材物种的，必须按照批准计划执行。该计划由县级以上（含县，下同）医药管理部门（含当地人民政府授权管理该项工作的有关部门，下同）会同同级野生动物、植物管理部门制定，报上一级医药管理部门批准。

采猎二、三级保护野生药材物种的，必须持有采药证。

取得采药证后，需要进行采伐或狩猎的，必须分别向有关部门申请采伐证或狩猎证。

4. 建立国家或地方野生药材资源保护区，需经国务院或县以上地方人民政府批准在国家或地方自然保护区内建立野生药材资源保护区，必须征得国家或地方自然保护区主管部门的同意。

进入野生药材资源保护区从事科研、教学、旅游等活动的，必须经该保护区管理部门批准。进入设在国家或地方自然保护区范围内野生药材资源保护区的，还须征得该自然保护区主管部门的同意。

5. 一级保护野生药材物种属于自然淘汰的，其药用部分由各级药材公司负责经营管理，但不得出口。

二、三级保护野生药材物种属于国家计划管理的品种，由中国药材公司统一经营管理；其余品种由产地县药材公司或其委托单位按照计划收购。

二、三级保护野生药材物种的药用部分，除国家另有规定外，实行限量出口。

6. 野生药材名录

一级保护：虎骨、豹骨、羚羊角和梅花鹿茸。

二级保护：马鹿茸、麝香、熊胆、穿山甲、蟾酥、哈蟆油、金钱白花蛇、乌梢蛇、蕲蛇、蛤蚧、甘草、黄连、人参、杜仲、厚朴、黄柏、血竭。

三级保护：川贝母、伊贝母、刺五加、黄芩、天冬、猪苓、龙胆、防风、远志、胡黄连、肉苁蓉、秦艽、细辛、紫草、五味子、蔓荆子、诃子、山茱萸、石斛、阿魏、连翘、羌活。

（四）《药品注册管理办法》

《药品注册管理办法》由原国家食品药品监督管理局2007年7月10日颁布，2007年10月1日起施行，共十五章一百七十七条。新修订的《药品注册管理办法》强化监督权力制约机制，将部分国家局职能委托给省局行使。同时理清新药证书的发放范围，进一步体现创新药物的含金量，严把药品上市关，提高审评、审批标准，限制低水平重复，严打药品研制和申报注册中造假行为。

《药品注册管理办法》附件一专门对“中药、天然药物注册分类及申报资料要求”作了明确规定，为中药新药研制提供了法规依据。注册分类的中药、天然药物共为9大类：①未在国内上市销售的从植物、动物、矿物等物质中提取的有效成分及其制剂；②新发现的药材及其制剂；③新的中药材代用品；④药材新的药用部位及其制剂；⑤未在国内上市销售的从植物、动物、矿物等物质中提取的有效部位及其制剂；⑥未在国内上市销售的中药、天然药物复方制剂；⑦改变国内已上市销售中药、天然药物给药途径的制剂；⑧改变国内已上市销售中药、天然药物剂型的制剂；⑨仿制药。对各类中药新药注册申报资料的33个项目分别进行了说明。

（五）中药材生产质量管理规范（GAP）

2002年4月17日由国家药品监督管理局发布，自2002年6月1日起施行。共十章五十七条。GAP的主要内容：

1. GAP是中药材生产和质量管理的基本准则，适用于中药材生产企业（以下简称生产企业）生产中药材（含植物、动物药）的全过程。

2. 中药材产地的环境应符合国家相应标准：空气应符合大气环境质量二级标准；土壤应符合土壤质量二级标准；灌溉水应符合农田灌溉水质量标准；药用动物饮用水应符合生活饮用水质量标准。

3. 对养殖、栽培或野生采集的药用动植物，应准确鉴定其物种，包括亚种、变种或品种，记录其中文名及学名。

4. 根据药用植物的营养特点及土壤的供肥能力，确定施肥种类、时间和数量，施用肥料的种类以有机肥为主，根据不同药用植物物种生长发育的需要有限度地使用化学肥料。允许施用经充分腐熟达到无害化卫生标准的农家肥。禁止施用城市生活垃圾、工业垃圾及医院垃圾和粪便。

5. 药用植物病虫害的防治应采取综合防治策略。如必须施用农药时，应按照《中华人民共和国农药管理条例》的规定，采用最小有效剂量并选用高效、低毒、低残留农药，以降低农药残留和重金属污染，保护生态环境。

6. 根据药用动物的季节活动、昼夜活动规律及不同生长周期和生理特点，科学配制饲料，定时定量投喂。适时适量地补充精料、维生素、矿物质及其他必要的添加剂，不得添加激素、类激素等添加剂。饲料及添加剂应无污染。

7. 野生或半野生药用动植物的采集应坚持“最大持续产量”原则，应有计划地进行野生抚育、轮采与封育，以利生物的繁衍与资源的更新。

8. 药用部分采收后，经过拣选、清洗、切制或修整等适宜的加工，需干燥的应采用适宜的方法和技术迅速干燥，并控制温度和湿度，使中药材不受污染，有效成分不被破坏。

9. 地道药材应按传统方法进行加工。如有改动，应提供充分试验数据，不得影响药材质量。

10. 包装前应检查并清除劣质品及异物。包装应按标准操作规程操作，并有批包装记录，其内容应包括品名、规格、产地、批号、重量、包装工号、包装日期等。所使用的包装材料应是清洁、干燥、无污染、无破损，并符合药材质量要求。在每件药材包装上，应注明品名、规格、产地、批号、包装日期、生产单位，并附有质量合格标志。

易破碎的药材应使用坚固的箱盒包装；毒性、麻醉性、贵细药材应使用特殊包装，并应贴上相应的标记。

11. 药材仓库应通风、干燥、避光，必要时安装空调及除湿设备，并具有防鼠、虫、禽畜的措施。地面应整洁、无缝隙、易清洁。

药材应存放在货架上，与墙壁保持足够距离，防止虫蛀、霉变、腐烂、泛油等现象发生，并定期检查。

在应用传统贮藏的同时，应注意选用现代贮藏保管新技术、新设备。

12. 药材包装前，质量检验部门应对每批药材，按中药材国家标准或经审核批准的中药材标准进行检验。检验项目应至少包括药材性状与鉴别、杂质、水分、灰分与酸不溶性灰分、浸出物、指标性成分或有效成分含量。农药残留量、重金属及微生物限度均应符合国家标准和有关规定。

13. 术语 ①中药材：指药用植物、动物的药用部分采收后经产地初加工形成的原料药材。②道地药材：传统中药材中具有特定的种质、特定的产区或特定的生产技术和加工方法所生产的中药材。③半野生药用动植物：指野生或为野生的药用动植物辅以适当人工抚育和中耕、除草、施肥或喂料等管理的动植物种群。

（六）《药品经营质量管理规范》（简称 GSP）

2012 年 11 月 6 日由原卫生部发布，自 2013 年 6 月 1 日起施行。共四章一百八十七条。有关药品经营的主要内容有：

1. 药品经营企业应在药品的采购、储存、销售、运输等环节采取有效的质量控制措施，确保药品质量。药品经营企业、药品生产企业销售药品、药品流通过程中其他涉及储存与运输药品的，也应当符合本规范相关要求。

2. 对药品批发的质量管理主要从质量管理体系、组织机构与质量管理职责、人员与培训、质量管理体系文件、设施与设备、校准与验证、计算机系统、采购、收货与验收、储存与养护、销售、出库运输与配送、售后管理等十四个方面明确要求，确保药品经营过程中的质量。

3. 对药品零售的质量管理主要从质理管理与职责、人员管理、文件、设施与设备、采购与验收、陈列与储存、销售管理、售后管理等八个方面明确要求，确保药品服务的质量。

4. 规范下列术语的含义

（1）在职：与企业确定劳动关系的在册人员。

（2）在岗：相关岗位人员在工作时间内在规定的岗位履行职责。

（3）首营企业：采购药品时，与本企业首次发生供需关系的药品生产或经营企业。

（4）首营品种：本企业首次采购的药品。

（5）原印章：企业在购销活动中，为证明企业身份在相关文件或者凭证上加盖的企业公章、发票专用章、质量管理专用章、药品出库专用章的原始印记，不能是印刷、影印、复印等复制后的印记。

（6）待验：对到货、销后退回的药品采用有效的方式进行隔离或者区分，在入库前等待质量验收的状态。

（7）零货：指拆除了用于运输、储藏包装的药品。

（8）拼箱发货：将零货药品集中拼装至同一包装箱内发货的方式。

（9）拆零销售：将最小包装拆分销售的方式。

（10）国家有专门管理要求的药品：国家对蛋白同化制剂、肽类激素、含特殊药品复方制剂等品种实施特殊监管措施的药品。

（七）《药品经营质量管理规范实施细则》

2000 年 11 月 16 日由国家药品监督管理局公布，自公布之日起执行。共四章八十条。本细则是对《药品经营质量管理规范》部分条款的具体说明。

（八）《药材商品规格标准实施办法（试行）》

由国家医药管理局和原中华人民共和国卫生部于 1984 年 3 月联合下发，并同时试行《七十六种药材商品规格标准》，实施办法共二十四条。其主要内容有：①暂选产销量大、流通面广、价值较高，具有统一管理条件的七十六个品种为全国统一标准，其余由各省、市、自治区自订。②制订本《标准》的程序、内容、等级的划分及适用范围。③实施办法要求：加强提高药材质量宣传指导工作，研究改进加工技术，把好收购验质关，正确处理调拨业务，加强组织领导，培养技术管理力量，建立奖惩制度和加强地方药材商品规格标准化的制订等。④附录对《标准》中 47 个名词、术语作了解释。

（九）《罂粟壳管理暂行规定》

1998 年 10 月 30 日，国家药品监督管理局颁发了《罂粟壳管理暂行规定》于 1999 年 1 月 1 日起执行。明确了国家对生产中药饮片和中成药所需罂粟壳的生产、经营和使用实施的特殊管理。共二十五条，其主要内容有：

1. 罂粟壳的生产　国家指定甘肃省农垦总公司为罂粟壳的定点生产单位，其他任何单位和个人均不得从事罂粟壳的生产活动。

甘肃省农垦总公司各种植农场每年应将所生产的全部罂粟壳，交农垦医药药材站收购、统一加工包装后，由甘肃省药材公司、甘肃省农垦医药药材站分别按照国家药品监督管理局每年下达的调拨计划，供应各省、自治区、直辖市罂粟壳定点经营单位。

2. 罂粟壳的经营和使用　国家药品监督管理局指定各省、自治区、直辖市一个中药经营企业为罂粟壳定点经营单位，承担本辖区罂粟壳的省级批发业务。省级以下罂粟壳的批发业务由所在地省级药品监督管理部门在地（市）、县（市）指定一个中药经营企业承担，严禁跨辖区或向省外销售。承担罂粟壳批发业务的单位直接供应乡镇卫生院以上医疗单位配方使用和县（市、区）以上药品监督管理部门指定的中药饮片经营门市部。指定的中药饮片经营门市部应凭盖有乡镇卫生院以上医疗单位公章的医生处方零售罂粟壳（处方保存三年备查），不准生用，严禁单味零售。

严禁罂粟壳定点经营单位从非法渠道购进罂粟壳，非指定罂粟壳定点经营单位一律不准从事罂粟壳的批发或零售业务，禁止在中药材市场销售罂粟壳。

（十）医疗用毒性药品管理办法

1988 年 11 月 15 日国务院第二十五次常务会议通过，发布施行。共有十四条，加附。其主要内容有：

1. 医疗用毒性药品（以下简称毒性药品），系指毒性剧烈、治疗剂量与中毒剂量相近，使用不当会致人中毒或死亡的药品。（第 2 条）

2. 毒性药品的收购、经营，由各级医药管理部门指定的药品经营单位负责；配方用药由国营药店、医疗单位负责。其他任何单位或者个人均不得从事毒性药品的收购、经营和配方业务。（第 5 条）

3. 收购、经营、加工、使用毒性药品的单位必须建立健全保管、验收、领发、核对等制度；严防收假、发错，严禁与其他药品混杂，做到划定仓间或仓位，专柜加锁并由专人保管。毒性药品的包装容器上必须印有毒药标志，在运输毒性药品的过程中，应当采取有效措施，防止发生事故。（第 6 条）

4. 凡加工炮制毒性中药，必须按照《中华人民共和国药典》或者省、自治区、直辖市卫生行政部门制定的《炮制规范》的规定进行。药材符合药用要求的，方可供应、配方和用于中成药生产。（第 7 条）

5. 医疗单位供应和调配毒性药品，凭医生签名的正式处方。国营药店供应和调配毒性药品，凭盖有医生所在的医疗单位公章的正式处方。每次处方剂量不得超过二日极量。调配处方时，必须认真负责，计量准确，按医嘱注明要求，并由配方人员及具有药师以上技术职称的复核人员签名盖章后方可发出。对处方未注明“生用”的毒性中药，应当付炮制品。如发现处方有疑问时，须经原处方医生重新审定后再行调配。处方一次有效，取药后处方保存二年备查。（第 9 条）

6. 科研和教学单位所需的毒性药品，必须持本单位的证明信，经单位所在地县以上卫生行政部门批准后，供应部门方能发售。群众自配民间单、秘、验方需用毒性中药，购买时要持有本单位或者城市街道办事处、乡（镇）人民政府的证明信，供应部门方可发售。每次购用量不得超过 2 日极量。（第 10 条）

7. 毒性药品管理品种

（1）毒性中药品种　砒石（红砒、白砒）、砒霜、水银、生马钱子、生川乌、生草乌、生白附子、生附子、生半夏、生南星、生巴豆、斑蝥、青娘虫、红娘虫、生甘遂、生狼毒、生藤黄、生千金子、生天仙子、闹羊花、雪上一枝蒿、红升丹、白降丹、蟾酥、洋金花、红粉、轻粉、雄黄。

（2）西药毒药品种　去乙酰毛花苷、阿托品、洋地黄毒苷、氢溴酸后马托品、三氧化二砷、毛果芸香碱、升汞、水杨酸毒扁豆碱、亚砷酸钾、氢溴酸东莨菪碱、士的宁。

（十一）《进口药材管理办法（试行）》

原国家食品药品监督管理局 2005 年 11 月 24 日颁布，2006 年 2 月 1 日起实施。共六章四十九条。凡进口药材申请与审批、登记备案、口岸检验及监督管理，适用本办法。其主要内容：

进口药材申请与审批是指原国家食品药品监督管理局根据申请人的申请，依照法定程序和要求，对境外生产拟在中国境内销售使用的药材进行技术审评和行政审查，并做出是否同意其进口的决定。进口药材申请人，应当是中国境内取得《药品生产许可证》或者《药品经营许可证》的药品生产企业或者药品经营企业。（第 2 条）

原国家食品药品监督管理局负责药材进口的审批，并对登记备案、口岸检验等工作进行监督管理。省、自治区、直辖市食品药品监督管理局依法对进口药材进行监督管理。允许药品进口的口岸或者允许药材进口的边境口岸所在地食品药品监督管理局负责进口药材的登记备案，组织口岸检验并进行监督管理。中国药品生物制品检定研究院负责首次进口药材的样品检验、质量标准复核等工作。原国家食品药品监督管理局确定的药品检验机构负责进口药材的口岸检验工作。（第 3 条）

药材必须从国务院批准的允许药品进口的口岸或者允许药材进口的边境口岸进口。允许药材进口的边境口岸，只能进口该口岸周边国家或者地区所产药材。（第 4 条）

首次进口药材，是指从境外某产地首次进口的药材。已有法定标准药材，是指已有国家药品标准或省、自治区、直辖市药材标准的药材。无法定标准药材，是指无国家药品标准或省、自治区、直辖市药材标准，但在我国批准的中成药处方中含有的药材。（第 48 条）

（十二）《整顿中药材专业市场标准》

中药材专业市场是经国家中医药管理局、原医药局、原卫生部和国家工商行政管理局检查验收批准，并在工商行政管理部门核准登记的专门经营中药材的集贸市场。1994 年发布的《国务院关于进一步加强药品管理的紧急通知》中明确规定："国家禁止设立除中药材专业市场以外的其他药品集贸市场……对已设立的不符合标准的中药材专业市场，一律关闭；对擅自设立的中药材专业市场以外的其他药品集贸市场，由当地人民政府依法取缔。"同时发布了"关于严格执行《整顿中药材专业市场标准》加强中药材专业市场管理的通知"。由一部三局开展对全国的中药材市场检查和整顿。

1. 中药材专业市场的整顿标准　①申请设立中药材专业市场，由国务院有关主管部门审批。②各地区设立中药材专业市场，必须依据国务院药品生产经营行业主管部门的总体规划，建在中药材主要品种的集中产地或者传统中药材的集散地，交通便利，布局合理。③申请在中药材专业市场固定门店从事中药材批发业务的企业和个体工商户，必须经省级药品监督管理部门审查，取得《药品经营许可证》，凭许可证到工商行政管理部门申请办理《营业执照》。④申请在中药材专业市场租用摊位从事自产中药材业务的经营者，必须经所在中药材专业市场管理机构审查批准。⑤进入中药材专业市场租用固定摊位经营中药材一年以上（含一年）的经营户，必须向中药材专业市场所在地药品监督管理部门申请取得《药品经营许可证》，凭许可证向工商管理部门申请领取《营业执照》。⑥在中药材专业市场从事中药材批发和零售业务的企业和个体工商户，必须遵纪守法，明码标价，照章纳税。

2. 中药材专业市场严禁交易的商品 ①经过炮制加工的中药饮片。②中成药。③化学原料药及其制剂、抗生素、生化药品、放射性药品、血清疫苗、血液制品、诊断用药和有关医疗器械。④罂粟壳、28 种毒性中药材品种。⑤国家重点保护的 42 种野生动、植物药材品种；国家法律、法规明令禁止上市的其他药品。

各有关企业、医疗单位不得到中药材专业市场非法采购上述药品。

3. 经整顿、验收、批准的中药材专业市场 1994～1997 年间，一部三局经过对全国中药材市场的整顿和检查，通过验收的有 17 家中药材专业市场，包括安徽亳州、河南禹州、成都荷花池、河北安国、江西樟树、广州清平、山东鄄城、重庆解放路，哈尔滨三棵树、兰州黄河、西安万寿路、湖北蕲州、湖南岳阳、湖南邵东、广西玉林、广东普宁、昆明菊花园。

（十三）与中药材管理的相关通知

1. 关于禁止犀牛角和虎骨贸易的通知 1993 年 5 月 29 日，国务院发出“关于禁止犀牛角和虎骨贸易的通知”。指出：犀牛和虎是国际上重点保护的濒危野生动物，是被列为我国已签署了的《濒危野生动植物种国际贸易公约》附录的物种。为了保护世界珍稀物种，根据《中华人民共和国野生动物保护法》、《中华人民共和国陆生野生动物保护实施条例》和《濒危野生动植物种国际贸易公约》的有关规定，重申：禁止犀牛角和虎骨的一切贸易活动、取消犀牛角和虎骨药用标准、不得再用犀牛角和虎骨制药。国家鼓励犀牛角和虎骨代用品的研究开发，为珍稀濒危中药材物种的资源保护、开发应用和监督管理指出了方向。

2. 关于牛黄及其代用品使用问题的通知 牛黄作为传统名贵中药材，是中成药的重要原料，长期以来，药源紧缺，大量依赖进口。自 1972 年以来，国务院药品监督管理部门陆续批准了 3 个牛黄代用品，即人工牛黄、培植牛黄和体外培育牛黄。但国家药品标准对牛黄代用品的处方使用并没有明确规定，在一定程度上造成了牛黄与其代用品混用的状况。为了加强牛黄及其代用品的监管，2004 年 1 月，原国家食品药品监督管理局印发了《关于牛黄及其代用品使用问题的通知》，指出：对于国家药品标准处方中 42 个含牛黄的临床急重症用药品种和国家药品监督管理部门批准的含牛黄的新药，可以将处方中的牛黄以培植牛黄、体外培育牛黄代替牛黄等量投料使用，但不得以人工牛黄替代。其他含牛黄的品种可以将处方中的牛黄以培植牛黄、体外培育牛黄或人工牛黄替代牛黄等量投料使用。含牛黄或其他代用品的药品必须在包装标签及使用说明书中的【成分】或者【主要成分】项下明确牛黄或其代用品的名称。医疗机构制剂处方中牛黄、培植牛黄、体外培育牛黄以及人工牛黄的使用，由所在地省级药品监督管理部门参照上述要求另行规定。通知明确了牛黄及其代用品的应用范畴，对保障临床急重病症用药的质量，珍稀药源的合理应用，缓解国内药源紧缺，减少进口具有重要的意义。

3. 关于进一步加强麝、熊资源保护及其产品入药管理的通知 麝香和熊胆是我国名贵传统中药材，又是很多临床急救用药和常用中成药的原料药。独特的药效和巨大的利润使野生麝、熊惨遭噩运，资源急剧减少；濒危动、植物的药用在国际社会也频遭责备和质疑。为了保护濒危动物物种以及中药产业的可持续发展，2003 年，我国政府根据《中华人民共和国野生动物保护法》，将鹿科动物麝由国家二级保护升为一级保护，同时对麝香、熊胆的使用管理更加严格。

2004 年 12 月，国家林业局、原卫生部、国家工商行政管理总局、原国家食品药品监督管理局、国家中医药管理局五部门联合发布《关于进一步加强麝、熊资源保护及其产品入药管理的通知》；2005 年年初，原国家食品药品监督管理局根据五部门通知要求，印发《关于天然麝香、熊胆粉等使用问题的通知》；2005 年 6 月 24 日，国家林业局、国家工商行政管理总局又联合发布公告。通知和公告规定：自 2005 年 7 月 1 日起，凡生产、销售含天然麝香、熊胆粉成分的中成药必须全部实行“中国野生动物经营利用管理专用标识”；要求需要以天然麝香、熊胆粉为原料的制药企业必须于 2005 年 5 月 1 日前申请并上报其产品种类、产量及需要天然麝香等原料数量的基本情况。原国家食品药品监督管理部门将根据国家林业局通报的有关天然麝香、熊胆粉资源状况及库存原料数量，确定并公布需要使用天然麝香的中成药品种名单。而未获得批准的，将不能再使用天然麝香。

目前，已经审查和批准，可以使用天然麝香的有五家企业和四个中成药品种，包括：北京同仁堂集团公司的安宫牛黄丸、上海雷允上药业有限公司和苏州雷允上药业有限公司的六神丸、厦门中药厂有限公司的八宝丹、漳州片仔癀药业股份有限公司的片仔癀。五家企业及其产品的产量则由国家林业局和原国家食品药品监督管理局商定。

4. 关于禁止采集和销售发菜，制止滥挖甘草和麻黄草有关问题的通知　2000 年 6 月 14 日，我国发布了《国务院关于禁止采集和销售发菜，制止滥挖甘草和麻黄草有关问题的通知》；2001 年 3 月 20 日，原国家经贸委印发了《甘草、麻黄草专营和许可证管理办法》，规定：“国家对甘草和麻黄草收购、加工和销售实行专营和许可证制度。未取得甘草、麻黄草收购许可证的企业和个人不得从事甘草和麻黄草收购、加工和销售活动。”“国家加强对甘草、麻黄草的科学研究和技术开发，鼓励投资建设甘草、麻黄草围栏护育和人工种植基地。”“甘草、麻黄草的市场供应、遵循‘先国内后国外、先人工后野生、先药用后其他’的原则，优先安排人工种植甘草、麻黄草等中药材供应国内医药市场，适量安排出口；限制饮料、食品、烟草等非医药产品使用国家重点管理的野生中药材资源。”“对肉苁蓉、雪莲、冬虫夏草等野生中药材的收购、加工、销售和出口管理，参照本办法执行。”

通知对加强甘草、麻黄草野生资源的监管，制止乱采滥挖，保护生态环境，合理开发利用资源，保障市场供应意义重大。

5. 关于限制以野生动植物及其产品为原料生产保健品的通知　原卫生部于 2001 年 6 月 7 日印发了《卫生部关于限制以野生动植物及其产品为原料生产保健食品的通知》，对野生动、植物的保护，特作如下规定：①受保护的野生动、植物是指根据《中华人民共和国野生动物保护法》、《中华人民共和国野生植物保护条例》等国家有关野生动、植物保护法律法规，由国务院及其农业（渔业）、林业行政主管部门发布的国家保护的野生动物、植物名录中收入的野生动物、植物品种。②禁止使用国家一级和二级保护野生动植物及其产品作为保健食品成分。③禁止使用人工驯养繁殖或人工栽培的国家一级保护野生动植物及其产品作为保健食品成分。使用人工驯养繁殖或者人工栽培的国家二级野生动植物及其产品作为保健食品成分的，应提供省级以上农业（渔业）、林业行政主管部门的批准文件。

6. 关于加强广防己等6种药材及其制剂监督管理的通知 针对含马兜铃酸药材及其制剂的不良反应和毒副作用，为了用药安全，原国家食品药品监督管理局于2004年8月5日发布并实施的《关于加强广防己等6种药材及其制剂监督管理的通知》，通知决定：取消广防己（马兜铃科植物广防己 *Aristolochia fangchi* Y. C. Wu ex L. D. Chow et S. M. Hwang 的干燥根）国家药品标准，凡国家药品标准处方中含有广防己的中成药品种应于2004年9月30日前将处方中的广防己替换为《中国药典》2000年版一部收载的防己（防己科植物粉防己 *Stephania tetrandra* S. Moore 的干燥根）。取消青木香（马兜铃科植物马兜铃 *Aristolochia debilis* Sieb. et Zucc. 的干燥根）国家药品标准，凡国家药品标准处方中含有青木香的中成药品种应于2004年9月30日前将处方中的青木香替换为《中国药典》2000年版一部收载的土木香（仅限于以菊科植物土木香 *Inula helenium* L. 的干燥根）。

为了加强监管，通知还规定：凡含广防己、青木香、马兜铃、寻骨风、天仙藤和朱砂莲的中药制剂必须严格按处方药管理；2004年9月30日以后生产的中成药中仍含有广防己、青木香的，一律按假药查处；药品零售企业未凭处方销售含马兜铃、寻骨风、天仙藤和朱砂莲的中药制剂的，一律依法查处；含有马兜铃、寻骨风、天仙藤和朱砂莲的中药制剂生产单位必须于2004年9月30日前在药品标签和说明书的【注意事项】项下统一增加“①本品含×××药材，该药材含马兜铃酸，马兜铃酸可引起肾脏损害等不良反应；②本品为处方药，必须凭医师处方购买，在医师指导下使用，并定期检查肾功能，如发现肾功能异常应立即停药；③儿童及老年人慎用，孕妇、婴幼儿及肾功能不全者禁用”的内容；鼓励马兜铃、寻骨风、天仙藤和朱砂莲等药材代用品的研究；暂停受理含马兜铃、寻骨风、天仙藤和朱砂莲等4种药材的中成药的中药品种保护申请、已有国家标准药品的注册申请以及新药注册申请。

第五章　中药材商品质量监督与商品质量认证

中药材质量优劣，直接影响到临床疗效和病人用药安全，也直接影响到中药饮片和中成药的质量，甚至影响到中医药事业的兴衰。因此，加强中药材商品的质量监督与商品质量认证势在必行。

第一节　中药材商品质量监督

一、商品质量监督概述

（一）中药材商品质量监督的概念

中药材商品质量监督是根据国家质量法规和商品质量标准，由国家指定的质量监督机构对生产和流通领域的中药材商品质量和质量保证体系进行监督的活动。

中药材商品质量监督的对象为中药材（包括进出口药材质量），以及影响中药材商品质量的相关工作质量、相关保证体系的质量等；监督的范围包括研究、生产、运输、储存、销售和使用的整个过程；监督的依据是国家法定的药品标准、法律、行政法规、制度和政策，产品质量标准、技术法规以及有关准则、规范等。

中药材商品质量监督能有效地规范市场经营范围，保证商品质量，杜绝假冒伪劣商品，保障人们用药安全有效。中药材商品质量监督的性质属于国家行政，是国家药品行政管理的重要组成部分。同时，中药材质量监督管理具有法律性，不同于国家对药材经济发展的管理，而是依据《药品管理法》依法管药的活动，体现了国家意志，由国家强制力作保障；违反、破坏这种法律关系的行为都要受到法律追究。中药材质量监督管理还具有双重性，既包括依法享有国家行政权力的行政机构依法实施行政管理的活动；也包括监督主体对行政权的监管。

（二）监督管理机构

1. 药品质量监督管理行政机构　包括原国家食品药品监督管理局、省级食品药品监督管理局、地市级食品药品监督管理局和区县市级食品药品监督管理局。

2. 药品质量监督管理技术机构

（1）*国家食品药品监督管理总局直属技术机构* 包括国家药典委员会、国家中药品种保护审评委员会、国家食品药品监督管理局药品审评中心、国家食品药品监督管理局药品评价中心（国家药品不良反应监测中心）、国家食品药品监督管理局药品认证管理中心和国家食品药品监督管理局执业药师资格认证中心（国家食品药品监督管理局培训中心）等。

（2）*各级食品药品检验机构* 根据《药品管理法》及其他有关规定，药品检验所是执行国家对药品监督检验的法定专业机构。国家依法设置的食品药品检验（院）所分为四级：①中国食品药品检定研究院；②省、自治区、直辖市食品药品检验所；③地、市、自治州、盟食品药品检验所。

各级食品药品检验所受同级食品药品监督管理主管部门领导，享受同级食品药品监督管理主管部门所属直属事业单位待遇，业务技术受上一级药品检验所指导。

我国食品药品监督管理机构依法对中药材商品进行质量监督管理。

（三）中药材商品质量监督的原则

1. 监督目标明确 中药材商品质量监督管理是国家和政府的职能和义务。监督管理的目标是规范中药材研制、生产、经营、使用四大环节中的药事行为，达到中药材商品质量安全、有效、稳定、可控的目的。

2. 强制性与限制性相结合 《药品管理法》规定了药品监督管理机关实施监督检查必需的职责和义务。中药材商品质量监督管理是国家行政机关依据宪法并通过立法行使法律赋予的权力，对有关药事活动实施强制性的监督管理，相关单位和个人不得以任何理由和借口拒绝接受监督检查。同时，中药材商品的监督管理必须依法、守法，不允许超越法律授权执法，不允许侵害有关药事组织或公众的合法权益。

3. 行政监督与技术监督相结合 中药材商品是一种特殊商品，直接关系着人们的用药安全和健康。因此，行政监督与技术监督相结合必然伴随着中药材商品质量监督的全过程。行政监督是要检查相对方的资质、行为、过程等是否合法，技术监督则是检查相对方的行为所引发的客观存在是否符合规定的技术与质量要求。

4. 法制化与规范化相结合 国家已经制定了包括中药材商品质量、过程质量、质量保证体系、从事药事工作人员的素质及其工作质量等一系列管理规范及其细则，与相对应的法律法规结合，形成了一系列法制化、科学化、规范化的中药材商品监督法律体系。综合运用现代科技监督管理手段，可以使中药材商品质量监督管理工作逐步走上法制化与规范化相结合的轨道，最大限度地发挥监督执法效能。

（四）中药材商品质量监督的作用

1. 保证中药材质量 中药材是防治疾病不可缺少的物质，又是一种特殊的商品，普通消费者难以辨别其质量优劣。政府必须加强监督管理，严惩制假售假和无证生产、销售中药材商品，以及其他违反《药品管理法》的犯罪活动，才能保障中药材的质量和有效性。

2. 促进新中药材研究开发 新中药材研究属于资源开发的范畴，不仅可以丰富中药材种类，而且对防治疾病和发展医药经济均有重大影响。确定科学的新药审评标准、规范新中药材研发准则以及严格审评程序，才能促进新中药材的研究开发。

3. 提高企业的竞争力 质量水平是企业生存竞争的基础。中药材生产过程中影响质量的因素很多，除技术因素、环境因素外，社会因素也很重要。社会因素主要反映在经济效益和社会效益发生矛盾时，只有政府加强质量监督，才能控制经济效益和社会效益这对矛盾，坚持质量第一，确保产品质量，提高企业的竞争力。

4. 规范中药材市场，保证供应 中药材市场非常复杂，强化流通领域中药材商品质量的监督管理，规范中药材市场、反对不正当竞争、打击扰乱市场秩序的犯罪活动，才能保证合格中药材商品及时供给。

5. 为合理用药提供保证 合理用药不仅要求医生科学、合理、正确处方，而且大量涉及中药材质量和药师服务质量。因此，强化中药使用过程中的监督管理，制定各种规范和规定，可以防止药害及不合理用药引起的不良反应，有效地保证人们用药安全有效、经济合理。

二、中药材商品质量监督类型与形式

（一）中药材商品质量监督类型

我国中药材质量监督的类型主要有国家质量监督和社会质量监督两种类型。

国家质量监督主要依据药品管理法进行，国务院药品监督管理部门主管全国药品监督管理工作。国务院有关部门在各自的职责范围内负责与药品有关的监督管理工作。省、自治区、直辖市人民政府药品监督管理部门负责本行政区域内的药品监督管理工作。省、自治区、直辖市人民政府有关部门在各自的职责范围内负责与药品有关的监督管理工作。药品监督管理部门设置或者确定的药品检验机构，承担依法实施药品审批和药品质量监督检查所需的药品检验工作。药品监督管理部门有权按照法律、行政法规的规定对报经其审批的药品研制和药品生产、经营以及医疗机构使用药品的事项进行监督检查，有关单位和个人不得拒绝和隐瞒。

社会质量监督一是社会团体的质量监督，如中国医药质量管理协会、消费者协会等；二是新闻的监督；三是用户或消费者的质量监督。

（二）中药材商品质量监督形式

中药材质量监督按其性质、目的、内容和处理方法不同可分为三种形式，即抽查型质量监督、评价型质量监督和仲裁型质量监督。

1. 抽查型质量监督 它是由药品监督管理部门或授权的药品检验机构，根据监督管理计划，对生产、经营、使用的中药材进行抽查监督检验，判断其是否合格的一种监督活动。抽查型质量监督可发现中药材质量问题和发展趋势，指导并加强国家对中药材质量的宏观控制，督促生产、经营企业和医疗机构严格按照药品标准生产、经营、使用合格的中药材。抽查型质量监督是强制性的，抽验结果如判定为不合格，由药品监管部门定期发布在《药品质量抽样检验公报》上。对于制假售假的企业，依法作出撤销其批准文号等处理。

2. 评价型质量监督 是指国家商品质量监督机构通过对企业的产品质量和质量保证体系进行检验和检查，考核合格后，以颁发产品质量证书、标志等方法确认和证明产品已经达到某一质量水平，并向社会提供质量评价信息，实行必要管理的一种质量监督活动。如中药材地理标志产品质量鉴定、中药材 GAP 认证质量监督等。

3. 仲裁型质量监督 它是对商品质量有争议进行仲裁时使用的手段，是国家质量监督机构站在第三方的立场上，公正处理质量争议中的问题，从而加强对质量不法行为的监督，促进商品质量提高的一种质量监督活动。中药材商品仲裁型质量监督的技术机构是中国药品生物制品检定研究院。

（三）药品质量公告

药品质量公告制度是药品监督管理中的一项重要内容，是药品监督管理部门的一项重要职责，也是药品质量监督的一种重要形式。其中包括了对中药材商品质量监督的内容。药品质量公告从保障人民用药安全有效，对中药材实行严格规范管理的角度出发，其重点是针对不符合国家药品质量标准的中药材。药品质量公告有利于促进生产企业不断改进生产工艺，提高技术水平，便于药品监督管理部门对药品质量进行后续监督管理。

2003 年 2 月 17 日，原国家食品药品监督管理局发布并施行的《药品质量监督抽验管理规定》要求：国家和省（区、市）药品监督管理部门定期发布药品质量公告，国家药品质量公告每年至少 4 期，每季度至少 1 期。省（区、市）药品质量公告每年至少 2 期，每半年至少 1 期。

国家药品质量公告公布国家中药材质量监督抽验结果；省（区、市）药品质量公告公布本省（区、市）中药材质量监督抽验结果。国家药品质量公告发布前的核实由省（区、市）药品监督管理部门负责。省（区、市）药品监督管理部门可以组织省级药品检验机构具体落实核实。核实结果应有被核实企业负责人签字、盖章，并经省（区、市）药品监督管理部门加盖印章予以确认后，按要求报中国药品生物制品检定研究院汇总。在核实中，对企业反映的情况，应查证其购销记录、生产记录等原始文件，必要时，应进一步调查予以确认。对接到不合格报告书后已经立案调查的，核实工作可与立案调查工作结合进行。

省级药品质量公告发布前，由省（区、市）药品监督管理部门组织核实。涉及外省（区、市）不合格中药材的，应及时通知相关的省（区、市）药品监督管理部门协助核实。省（区、市）药品质量公告，应当及时通过国家药品监督管理部门网站向社会公布，并在发布后 5 个工作日内报国家药品监督管理部门备案。

公告不当的，必须在原公告范围内予以更正。

截至 2013 年 5 月 6 日，原国家食品药品监督管理局共发布 96 期药品质量公告。其中绝大多数为化学药品和中成药，少数为中药材商品。如：2005 年 11 月 11 日发布的原国家食品药品监督管理局药品质量公告（总第 65 期），公布了对全国 17 家中药材专业市场的监督抽验结果，共抽取样品 2439 件，涉及药材品种 231 种，不合格为 398 件，涉及巴戟天、大黄、丹参等 85 种中药材。

三、中药材商品质量监督制度

药品质量监督制度主要包括药品分类管理制度、国家基本药物制度、药品不良反应报告和监测管理制度以及药品召回制度。这些制度主要是针对化学药品和中成药，部分涉及中药材商品。如：

原国家食品药品监督管理局在 2004 年施行的《关于开展处方药与非处方药转换评价工作的通知》中规定了 10 类不得申请转换评价为非处方药的药物。其中包括：含毒性中药材，且不能证明其安全性的药品；原料药、药用辅料、中药材、饮片。因此，毒性中药材、中药材、中药饮片应属于处方药的范畴进行监督管理。

2009 年 8 月 18 原日卫生部发布并施行的《国家基本药物目录（基层医疗卫生机构配备使用部分）》（2009 版）第三部分明确规定："颁布国家药品标准的中药饮片为国家基本药物，国家另有规定的除外"。中药饮片的国家标准是指《中国药典》、部颁标准和局颁标准中收载的药材及饮片标准。中药饮片的国家基本药物管理按国务院有关部门关于中药饮片定价、采购、配送、使用和基本医疗保险给付等政策规定执行。

第二节　中药材商品质量认证

一、商品质量认证

2003 年 11 月 1 日施行的《中华人民共和国认证认可条例》将"认证"定义为"由认证机构证明产品、服务、管理体系符合相关技术规范、相关技术规范的强制性要求或者标准的合格评定活动"。认证也称为质量认证，是随着现代工业的发展作为一种外部质量保证的手段逐渐发展起来的，国际上称为合格认证。质量认证是指由第三方的认证机构证明供方的特定产品或服务符合相关技术法规或标准的合格评定活动。

商品质量认证可以促进提高产品质量、商品信誉和商品竞争力，为商品提供了质量信息，并且减少社会重复检验的评价费用。

（一）商品质量认证的类型和程序

1. 商品质量认证的分类　①按认证范围分类：分为国家认证、区域性认证和国际认证。②按认证性质分类：分为强制性认证和自愿性认证两大类。我国商品质量认证实行强制性认证和自愿性认证相结合的制度。

强制性产品认证。该类认证是对涉及国家安全、人体健康或安全、动植物生命或健康以及环境保护的产品，依照法律、行政法规实施的一种产品合格评定制度。它要求产品必须符合相应的标准或技术法规。强制性产品认证是通过制定强制性认证产品目录和实施强制性产品认证程序，对列入该目录中的产品实施强制性的检测和审核。凡列入强制性产品认证目录内的产品，没有获得指定认证机构的认证证书，没有按规定加施认证标志的，一律不得进口、不得出厂销售和在经营服务场所使用。在实行市场经济制度的国家，政府利用强制性产品认证制度作为产品市场准入的手段，正在成为国际通行的做法。药品 GMP、GSP、GLP、GCP 等认证均属于强制性认证。

自愿性产品认证，也称为非强制性产品认证。它是企业根据自愿原则向认证机构提出产品认证申请，由认证机构依据认证基本规范、认证规则和技术标准进行的合格评定活动。自愿性产品认证的依据为国家标准、行业标准、国际标准、其他先进标准或认证机构的技术要求。经认证合格的，由认证机构颁发产品认证证书，准许企业在产品或者其包装上使用产品认证标志。地理标志产品认证属于自愿性产品认证。

自愿性产品认证按其作用的不同，又分为合格认证和安全认证两种。①合格认证是指认证机构依据相关产品标准或技术规范对产品进行型式检验，得出产品性能是否符合有关产品标准或技术规范要求的结果，加上必要的工厂检查，符合认证条件后，颁发认证证书并准许在产品上使用认证标志。②安全认证是指认证机构只进行涉及产品安全性能部分的认证。认证内容包括对产品安全性能试验和必要的工厂检查，符合认证条件后，颁发认证证书并准许产品使用安全认证标志。

2. 商品质量认证的类型 目前世界各国实行的质量认证制度主要有八种类型。

（1）型式试验 是按照规定的试验方法对产品的样品进行一次性试验，证明样品符合指定标准和技术规范的要求。

（2）型式试验加认证后监督——市场抽样检验 这是一种带有认证后监督措施的型式试验。监督的办法是在型式试验后再从市场上购买样品或从批发商、零售商的仓库中随机抽样进行检验，以验证认证产品质量的持续稳定性。

（3）型式试验加认证后监督——工厂抽样检验 这种类型与第二种相似，但是样品是从供方发货前的产品中随机抽样。

（4）型式试验加认证后监督——工厂和市场抽样检验 该种认证方式是第二、三种的综合，监督检验的力度更为严格。

（5）型式试验加工厂质量体系评定加认证后监督——质量体系复查加工厂和市场抽样检验 此种认证的特点是，在批准认证的条件中增加了对供方质量体系的检查和评定；在批准认证后的监督措施中也增加了对供方质量体系和产品质量的复查。

（6）工厂质量体系评定 这种认证是对企业按所要求的质量体系，如 ISO9000 质量标准体系等，进行检查评定。对获得认证后的企业质量体系要实施质量监督检查。

（7）批量检验 是依据统计抽样方案，对某批产品进行抽样试验的认证。并据此判断该批产品是否符合标准或技术规范。

（8）全数检验 对每一件产品在出厂前，都要依据标准或技术规范，经认可的独立检验机构进行检验。

上述八种质量认证类型中，第五种是最全面、最典型的产品认证制度；第六种是质量体系认证制度。这两种认证是各国普遍采用的，也是ISO向各国推荐的认证制度。

3. 商品质量认证程序

（1）商品质量认证的条件　提出认证申请的企业应具备下述条件：①产品符合国家标准或行业标准的要求。②产品质量稳定，能正常批量生产。③生产企业的质量体系符合国家质量管理和质量保证标准及补充要求。

（2）商品质量认证的程序　①申请。申请单位向认证机构提出书面申请，提交商品质量认证申请书及相关资料。②审查。认证机构收到申请方的正式申请后，将对申请文件进行审查。经审查符合规定的申请要求后，由认证机构向申请单位发出“接受申请通知书”。③检验。认证机构对申请单位的质量管理体系进行审核，并通知承担认证检验任务的检验机构对产品进行现场检验。现场检验审核工作完成后，审核组要编写审核报告，并经全体成员签字后报送认证机构。④认证机构经审查，对认定合格的商品，通过认证，颁发认证证书，并允许使用认证标志。

（二）商品质量体系认证

1. 商品质量体系认证概念　商品质量体系认证，又称质量体系评价与注册。是由权威的、公正的、具有独立第三方法人资格的认证机构（由国家管理机构认可并授权的），依据正式发布的质量标准体系标准，对申请方产品质量体系的质量保证能力实施检查和评定，对符合标准者颁发认证证书并予以注册的全部活动。

商品质量体系认证的特点是：认证的对象是申请方的质量体系，不是该企业的某一产品或服务；认证的依据是质量保证标准；认证的机构是第三方质量体系评价机构；认证获准的标识是注册和发给证书；认证是企业的自主行为。

2. 商品质量体系认证程序　商品质量体系认证的条件是企业首先要建立健全质量保证体系，做好与质量体系认证直接有关的各项工作。包括：全面策划，编制质量体系认证工作计划；掌握信息，选择认证机构；与选定的认证机构洽谈，签订认证合同或协议；送审质量保证手册；做好现场检查检验准备；接受现场检查，及时反馈信息；对不合格项目组织整改；通过质量体系认证取得认证证书；继续健全质量体系并持续执行，接受跟踪检查。

商品质量体系认证程序：①认证申请：企业向商品质量体系认证机构提出认证申请。按机构的要求提交申请书及相关文件，包括企业质量手册。质量体系认证机构根据企业提交的申请文件，决定是否受理申请，并通知企业。②体系审核：商品质量体系认证机构指派数名国家注册的审核人员实施审核工作，包括审查企业的质量手册等，并企业现场查证检验执行情况，提交审核报告。③审批与注册发证：商品质量体系认证机构根据审核报告经审查决定是否批准认证。对批准认证的企业颁发商品质量体系认证证书，并将企业的有关情况注册公布，准予企业以一定的方式使用体系认证标志。证书有效期通常3年。④监督：在证书有效期内，商品质量体系认证机构每年对企业至少进行一次监督检查，查证企业有关质量标准体系的保持情况，一旦发现企业有违反有关规定的事实证据，即对相应企业采取措施，暂停或撤销企业的质量体系认证。

二、药品质量认证

1. 商品质量认证概况 我国质量认证工作起步较晚，经历了一个从逐步认识到重视发展的过程。在计划经济和改革开放前期，评价商品质量主要采取生产许可证和行业内部实施的非市场经济方式。1978 年，我国加入 ISO 后，引进了质量认证和实验室认可原则与实践。1981 年，成立了我国第一个认证委员会——中国电子元器件认证委员会。1988 年 12 月公布和施行了《中华人民共和国标准化法》，正式明确了商品质量认证的法律地位。1991 年 5 月施行了《中华人民共和国产品质量认证管理条例》以及与之相配套的《产品质量认证管理条例实施办法》《产品质量认证委员会管理办法》《产品质量认证质量体系检查员和检验机构评审员管理办法》《产品质量认证证书和认证标志管理办法》《进出口商品认证管理办法》等系列法规，开始了商品质量认证、质量体系认证工作。2001 年 4 月，国家质量技术监督局与国家出入境检验检疫局合并，组建了国家质量监督检验检疫总局，成立了国家认证认可监督管理委员会（简称国家认监委），负责统一管理、监督、综合协调全国认证认可工作。2003 年，国务院发布《中华人民共和国认证认可条例》和《国务院办公厅关于加强认证认可工作的通知》，为建立健全全国统一、内外一致的认证认可工作体制提供了政策和法律保障。国家认监委先后发布了 70 余个部门规章和规范性文件，从而确立了我国的认证认可法规体系。通过以省级质量技术监督部门和直属出入境检验检疫机构为依托，进一步构建起省、市、县和口岸的地方认证监督管理组织体系。为了适应加入 WTO 需要，我国全面推进了以 CCC（China Compulsory Certification）为标志的强制性产品认证制度。2004 年 6 月，国家质检总局分别公布了《强制性产品认证机构、检查机构和实验室管理办法》《认证证书和认证标志管理办法》。2006 年 3 月，中国合格评定国家认可委员会（CNAB）成立。2009 年 7 月，国家质检总局公布并实施《强制性产品认证管理规定》。在国家认监委与各有关部门之间交流和协调的基础上，我国广泛开展了产品强制性认证和自愿性认证、实验室认可、质量管理体系认证、环境管理体系认证、职业健康安全管理体系认证、有机食品认证、HACCP 认证、良好农业规范（GAP）体系认证、计量认证认可、无公害农产品认证、信息安全产品认证和商品售后服务体系认证等认证认可工作。我国在认证认可国际、区域性组织的认证认可相关政策和技术规范制定过程中的话语权不断加强。

2. 药品质量认证概况 药品是一种特殊商品。一种新药从研发到临床应用，包括研制、生产、销售三个重要步骤，任何一个环节出现问题，都会出现质量波动、不良反应病例增多等现象。因此世界各国都把实行标准化研究、生产、经营，作为保证药品质量，确保用药安全的重要措施。为推进医药行业的规范化和标准化，保证药物的安全有效，我国实施了一系列的质量标准认证。在中药材生产领域，原国家食品药品监督管理局自 2003 年 11 月 1 日开始正式受理中药材 GAP 的认证申请，并组织认证试点工作。此外，还实施《药品非临床研究质量管理规定》（Good Laboratory Practice，GLP）、《药品临床试验管理规范》（Good Clinical Practice，GCP）、《药品生产质量管理规范》（Good Manufacture Practice，GMP）、《药品经营质量管理规范》（Good Supply Practice，GSP）等强制性认证，使我国初步确立了包括药品研究、生产、经营三大环节的药品质量控制体系。此外，我国还施行了道地药材“地理标志产品保护”等非强制性认证，可以有效地保护我国的特色资源和知识产权。

三、中药材 GAP 认证

原国家食品药品监督管理局（SFDA）于 2003 年 9 月 19 日发布了《中药材生产质量管理规范认证管理办法（试行)》和《中药材 GAP 认证检查评定标准（试行)》，2003 年 11 月 1 日起施行，SFDA 正式受理中药材 GAP 的认证申请，并组织认证试点工作。

1. 实施 GAP 认证意义 中药材是中药饮片、中成药生产的基础原料。实施中药材 GAP，对中药材生产全过程进行有效的质量控制，是保证中药材质量稳定、可控，保障中医临床用药安全有效的重要措施；有利于中药资源保护和可持续利用，促进中药材种植（养殖）的规模化、规范化和产业化发展。对全面深入贯彻执行《药品管理法》及有关规定，落实国务院有关文件规定及要求，进一步加强药品的监督管理，促进中药现代化，具有重要意义。

2. 中药材 GAP 认证管理部门 《中药材生产质量管理规范认证管理办法（试行)》规定，SFDA 负责全国中药材 GAP 认证工作；负责中药材 GAP 认证检查评定标准及相关文件的制定、修订工作；负责中药材 GAP 认证检查员的培训、考核和聘任等管理工作。原国家食品药品监督管理局药品认证管理中心承担中药材 GAP 认证的具体工作。

省、自治区、直辖市食品药品监督管理局负责本行政区域内中药材生产企业的 GAP 认证申报资料初审和通过中药材 GAP 认证企业的日常监督管理工作。

3. 中药材 GAP 认证的程序

（1）申请 GAP 认证的中药材生产企业，申报的品种至少完成一个生产周期。申报时需填写《中药材 GAP 认证申请表》，并向所在省、自治区、直辖市食品药品监督管理局提交有关资料。

（2）省、自治区、直辖市食品药品监督管理局自收到申报资料之日起 40 个工作日内提出初审意见。符合规定的，将初审意见及认证资料转报 SFDA。

（3）SFDA 对初审合格的认证资料进行形式审查，必要时可请专家论证，审查工作时限为 5 个工作日。符合要求的予以受理并转局认证中心。

（4）局认证中心在收到申请资料后 30 个工作日内提出技术审查意见，制定现场检查方案，安排现场检查，检查组一般由 3 ~5 名检查员组成。

（5）检查组对企业实施中药材 GAP 的情况进行检查。一般在 3 ~5 天内完成。对检查发现的缺陷项目如实记录，现场检查结束后，形成书面报告。

检查报告、缺陷项目表、每个检查员现场检查记录和原始评价及相关资料应在检查工作结束后5个工作日内报送局认证中心。

（6）局认证中心在收到现场检查报告后20个工作日内进行技术审核，符合规定的，报原国家食品药品监督管理局审批。符合《中药材生产质量管理规范》的，颁发《中药材GAP证书》并予以公告。

（7）《中药材GAP证书》的有效期一般为5年。生产企业应在《中药材GAP证书》有限期满前6个月，按照规定重新申请中药材GAP认证。

4. 中药材GAP认证检查项目与评定标准 根据《中药材生产质量管理规范（试行）》，制定GAP认证检查评定标准。中药材GAP认证检查项目共104项，其中关键项目（条款号前加"*"）19项，一般项目85项。关键项目不合格则称为严重缺陷，一般项目不合格则称为一般缺陷。根据申请认证品种确定相应的检查项目。结果评定：①严重缺陷是零，一般缺陷小于20%（含20%），为通过GAP认证。②严重缺陷大于1项（含1项），一般缺陷大于20%，为不通过GAP认证。

5. GAP已认证的中药材品种 根据SFDA《中药材GAP认证管理办法（试行）》的有关规定，组织专家对有关中药材生产企业种植的中药材品种的生产质量管理进行受理，经现场检查、审核，对符合《中药材生产质量管理规范》要求的，颁发《中药材GAP证书》并予以公告。2004年3月16日，SFDA以国食药监安〔2004〕59号发布了中药材GAP检查公告（第1号），对陕西天士力植物药业有限责任公司等8家中药材生产企业种植的丹参等8个中药材品种进行了公告。截至2012年2月29日，SFDA共计发布了15期GAP检查公告，涉及60余个中药材品种，包括何首乌、附子、黄连、太子参、延胡索、板蓝根、苦参、黄芪、人参、西洋参、三七、白芷、川芎、当归、龙胆、玄参、地黄、丹参、桔梗、党参、云木香、泽泻、麦冬、短葶山麦冬、平贝母、川贝母、山药、温莪术、天麻、铁皮石斛、牡丹皮、银杏叶、金银花、山银花（灰毡毛忍冬）、红花、款冬花、西红花、头花蓼、鱼腥草、淫羊藿、苦地丁、冬凌草、荆芥、广藿香、穿心莲、绞股蓝、青蒿、灯盏花、五味子、罂粟壳、化橘红、山茱萸、栀子、薏苡仁、美洲大蠊等。

四、道地药材地理标志产品保护认证

地理标志产品，是指产自特定地域，所具有的质量、声誉或其他特性本质上取决于该产地的自然因素和人文因素，经审核批准以地理名称进行命名的产品。地理标志产品包括：来自本地区种植或养殖的产品；原材料全部来自本地区或部分来自其他地区，并在本地区按照特定工艺生产和加工的产品。

国家质量技术监督局1999年8月17日发布并施行了《原产地域产品保护规定》；2001年3月5日国家出入境检验检疫局颁布施行了《原产地标记管理规定》和《原产地标记管理规定实施办法》；国家质量监督检验检疫总局于2005年6月7日发布，2005年7月15日实施了《地理标志产品保护规定》，代替《原产地域产品保护规定》。地理标志产品保护制度是20世纪以来世界上多数国家为有效保护本国的特色产品而采取的重要制度体系，也是世界贸易组织的协议中所认可的通行保护规则。

在我国医药领域，与地理标志产品保护相关的，主要是各种道地药材及与地理来源相关联的中药动、植物产品。我国的地理标志产品保护制度是一项与国际接轨的知识产权保护制度，是国家名优特产品质量与信誉保证制度，产品一旦取得地理标志产品保护，世界各国（指 WTO 缔约国）都要对其进行保护，即成为商品进入国际流通领域的经济国籍或护照，可以打破国际贸易间的技术壁垒，减少国际间贸易摩擦，并享受出口零关税待遇。

1. 道地药材地理标志产品保护认证的意义 道地药材是中药家族中的一大亮点，但缺乏针对性较强的保护办法。《地理标志产品保护规定》是保护道地药材的最好方法。它的实施在推广道地药材精品、提升产品国际贸易竞争力方面发挥了重要的作用。道地药材一旦取得地理标志产品保护，标志着该药材被公认为全球最优质的产品，可提高道地药材的知名度。

2. 认证管理部门 国家质量监督检验检疫总局统一管理全国的地理标志产品保护工作。各地出入境检验检疫局和质量技术监督局依照职能开展地理标志产品保护工作。

3. 申报程序

（1）*申请* 申请保护产品在县域范围内的，由县级人民政府提出产地范围建议；跨县域范围的，由地市级人民政府提出产地范围建议；跨地市范围的，由省级人民政府提出产地范围建议。

申请由当地县级以上人民政府指定的地理标志产品保护申请机构或人民政府认定的协会和企业（申请人）提出，并征求相关部门意见。

申请人应提交有关地方政府关于划定地理标志产品产地范围的建议；有关地方政府成立申请机构或认定协会、企业作为申请人的文件和相关地理标志产品的证明材料，填写地理标志产品保护申请书。

出口企业的地理标志产品的保护申请向本辖区内出入境检验检疫部门提出；按地域提出的地理标志产品的保护申请和其他地理标志产品的保护申请向当地（县级或县级以上）质量技术监督部门提出。

（2）*初审* 省级质量技术监督局和直属出入境检验检疫局，按照分工，分别负责对拟申报的地理标志产品的保护申请提出初审意见，并将相关文件、资料上报国家质检总局。

（3）*形式审查* 国家质检总局对收到的申请进行形式审查。审查合格的，由国家质检总局在国家质检总局公报、政府网站等媒体上向社会发布受理公告；审查不合格的，应书面告知申请人。有关单位和个人对申请有异议的，可在公告后的 2 个月内向国家质检总局提出。

（4）*技术审查* 国家质检总局按照地理标志产品的特点设立相应的专家审查委员会，负责地理标志产品保护申请的技术审查工作。国家质检总局组织专家审查委员会对没有异议或者有异议但被驳回的申请进行技术审查，审查合格注册登记后，发布公告，生产者即可在其产品上使用地理标志产品专用标志，获得地理标志产品保护。

4. 已获得“地理标志产品保护”的部分道地药材

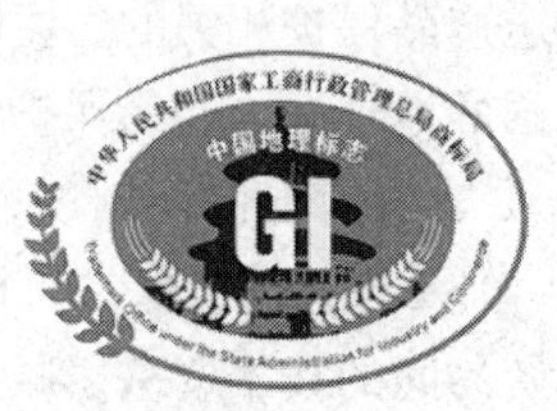

中国地理标志标识

东北地区：桓仁山参、吉林长白山人参、抚顺林下参，清原龙胆，铁力平贝母、红星平贝母，抚顺辽五味子、铁力北五味子、岫岩辽五味子、长白山五味子，抚顺哈什蚂，桓仁哈蟆油、中国林蛙油、铁力“中国林蛙”油，鹿脱盘、鹿胎膏、鹿尾、鹿血、鹿鞭、西丰鹿鞭、鹿筋、梅花鹿鹿茸、西丰鹿茸、清原马鹿茸。

华东地区：柘荣太子参、天台乌药、凤丹、霍山石斛、天目山铁皮石斛、平邑金银花、黄山贡菊、长清马山瓜蒌、浦城薏米、龙泉灵芝、邳州银杏、巴东玄参。

华中地区：怀牛膝、利川黄连、禹白芷、嵩县柴胡、怀地黄、方城丹参（裕丹参）、桐桔梗、咸丰白术、唐半夏、余江夏天无、禹白附、禹南星、邵东玉竹、襄麦冬、利川山药、怀山药、灵宝杜仲、南召辛夷、隆回金银花、怀菊花、蕲艾、济源冬凌草、商州枳壳、樟树吴茱萸、西峡山茱萸、卢氏连翘、金溪黄栀子、唐栀子、九资河茯苓。

华南地区：广西肉桂、忻城金银花、新会陈皮、化橘红、永福罗汉果、连州溪黄草、赤水金钗石斛。

华北地区：蠡县麻山药。

西南地区：达县苎麻、江油附子、雅连、石柱黄连、文山三七、川芎、遂宁川白芷、金堂明参、金川秦艽、中江丹参、旺苍杜仲、都江堰厚朴、南江金银花、连环砂仁、红河灯盏花、涪城麦冬、松贝（松潘产区）、青川天麻、金口河乌天麻、昭通天麻。

西北地区：礼县大黄、汉中附子、民勤甘草、子洲黄芪、商洛丹参、威宁党参、文县纹党、宕昌党参、西和半夏、略阳天麻、略阳杜仲、裕民无刺红花、吉木萨尔红花、宁夏枸杞、精河枸杞、平利绞股蓝、略阳猪苓。

第六章 中药材商品标准与检验

在中药材商品的研究、生产、经营、流通与使用等各个环节中，为了加强对中药材商品的监督管理，确保中药商品质量，使中药市场有序、健康发展，维护消费者的合法权益，国家制定了一系列标准与法律、法规。随着中药产业的迅猛发展，结合中药材商品现状，中药材商品质量和安全受到前所未有的高度关注。中药材商品的质量需用质量标准来衡量，通过检验来判断。因此，中药材商品标准和检验的重要性日益凸显。

第一节 中药材商品标准

一、商品标准

（一）标准的概念

国际标准化组织（International Organization for Standardization，简称 ISO）对“标准”的定义为：标准即由各有关方根据科学技术成就与先进经验，共同合作协商起草，并取得一致或基本上同意的技术规范或其他公开文件。其目的在于促进最佳的公众利益，并由标准化团体批准。

国家标准《标注化工作指南第 1 部分：标准化和相关活动的通用词汇》（GB/T20000.1－2002）中对标准作了如下定义：“为了在一定的范围内获得最佳秩序，经协商一致制定并由公认机构批准，共同使用的和重复使用的一种规范性文件。”同时还进一步注明：“标准宜以科学、技术和经验的综合成果为基础，以促进最佳的共同效益为目的。”

在我国，标准则由行业主管机构批准，以特定形式发布，作为共同遵守的准则和依据。

（二）商品标准的概念

商品标准是指为保证商品能满足人们的基本需要，对商品必须达到的某些或全部要求所制定的标准。主要有标准名称与编号、规范性引用文件、术语和定义、要求、抽样、试验方法、分类和标记、标志标签和包装、规范性附录等内容。

商品标准是商品生产、质量验收、监督检验、贸易洽谈、储存运输等的依据和准则，也是对商品质量争议作出仲裁的依据。对保证和提高商品质量，提高生产、流通和使用的经济效益，维护消费者和用户的合法权益等都具有重要作用。

（三）商品标准的分类

1. 按照标准的实施方式或约束性分 按标准的实施方式或约束性，商品标准分为强制性标准和推荐性标准。强制性标准是指由法律、行政法规规定的，强制实行的标准。推荐性标准是指除强制性标准以外，自愿采用、自愿认证的标准，又称为自愿性标准。《中华人民共和国标准化法》（简称《标准化法》）规定，国家标准、行业标准分为强制性标准和推荐性标准。凡涉及保障人体健康，人身、财产安全的标准及法律、行政法规规定强制执行的标准均为强制性标准，其余标准为推荐性标准。

2. 按照标准的表达形式分 按标准的表达形式，商品标准可分为文件标准和实物标准。文件标准是指用特定的规范文件，通过文字、表格、图样等形式，表述商品的规格、质量、检验等技术内容的统一规定。一般包括：封面、目次、前言（或引言）、标准名称与编号、范围、规范性引用文件、术语和定义、符号与缩略语、要求、抽样、试验方法、分类和标记、标志标签与包装、参考文献、索引等。文件标准是一般的表达方式。

当文件标准有些情况下难以描述某种商品质量及其有关方面的内容时，则采用实物标准，将其作为文件标准的补充。实物标准亦称样品标准，通常是指对某些难以用文字准确表达的质量要求，如色、香、味、形、手感等，由标准化机构或行业或订货方用实物做成与文件标准规定的质量等级要求或部分相同的标准样品。常用作评定商品质量等级的依据。

（四）商品标准的分级

根据《标准化法》规定，我国的标准划分为国家标准、行业标准、地方标准和企业标准四级。

1. 国家标准 国家标准是指由国家标准化主管机构批准发布，对国家经济、技术发展有重大意义，必须在全国范围内统一的标准。

2. 行业标准 行业标准是指在没有国家标准的情况下，需要在行业范围内统一制定和实施的标准。

3. 地方标准 地方标准是指在没有国家标准和行业标准的情况下，需要在某地区内统一制定和使用的标准。

4. 企业标准 企业标准是指由企业制定发布，在该企业范围内统一使用的标准。

二、中药材商品标准分级

中药材商品属特殊商品，既有药物商品的属性，又有一般商品的属性，因此有两大类，一类是药品标准，有国家药品标准、地方药品标准和企业药品标准三级；另一类是商品标准，有国家标准、行业标准、地方标准和企业标准。下面着重介绍药品标准。

（一）药品标准

1. 国家药品标准　是指原国家食品药品监督管理局颁布的《中华人民共和国药典》（The Pharmacopeia of People Republic of China）（简称《中国药典》）、药品注册标准、药品标准物质和由原卫生部颁布的《中华人民共和国卫生部药品标准》（简称《部颁药品标准》）等。

（1）*《中国药典》*　是国家监督管理药品质量的法定技术标准。它规定了药品的来源、质量要求、检验方法和生产工艺等技术要求。全国药品生产、供应、使用、检验等单位都必须遵照执行的法定依据，属于强制性标准。

《中国药典》是由药典委员会主持编写，经原国家食品药品监督管理局（SFDA）批准颁布并实施的有关药品质量标准的法典，是法定的国家级药品标准，具有法律性和权威性。

《中国药典》所收载的药品品种的范围和要求是：①防治疾病所需的、疗效肯定的、不良反应少、优先推广使用，并有具体的标准，能控制或检定质量的品种；②工艺成熟、质量稳定、可成批生产的品种；③常用的医疗敷料、基质等。凡属于《中国药典》收载的药品及制剂，其质量在出厂前均需按《中国药典》规定的方法进行检验，凡不符合《中国药典》规定标准的不得出厂，更不得销售和使用。但是《中国药典》的质量标准是该药品达到的最低标准，各生产厂家可制定高于这些指标的标准，以生产出质量更好的药品。

（2）*《部颁药品标准》*　包括药材部颁标准、进口药材部颁标准、《国家药品标准》（新药转正标准）。

局（部）颁药品标准是SFDA（或原卫生部）批准并颁布实施的药品标准。它和《中国药典》同属国家药品标准，目前主要收载新药标准（包括暂行、试行和新药转正标准）、药品注册标准、新版药典未收载但尚未被淘汰的药品标准、原地方标准经规范整理后适用于全国范围的药品标准以及进口药材标准。局（部）颁标准有准药典的性质，具有法律约束力。其可作为全国药品生产、供应、使用及检查部门检查和监督药品质量的依据。局（部）颁标准收载的品种有中药成方制剂、化学药品与制剂、抗生素药品、生化药品、化学药品、中药材等。

（3）*药品注册标准*　是指原国家食品药品监督管理局批准给申请人特定药品的标准，生产该药品的药品生产企业必须执行该注册标准。药品注册标准不得低于《中国药典》的规定。

（4）*药品标准物质*　是指供药品标准中物理和化学测试及生物方法试验用，具有测定性量值，用于校准设备、评价测量方法或者给供试药品赋值的物质，包括标准品、对照品、对照药材、参考品。中国药品生物制品检定研究院负责标定国家药品标准物质。

2. 地方药品标准　包括各省、自治区、直辖市中药材标准和包括各省、自治区、直辖市中药炮制规范。

地方药品标准是由省、自治区、直辖市药品管理部门根据本地区药品生产情况而制定的药品标准，又称省（自治区、直辖市）药品标准。所收载的药品是《中国药典》及局（部）颁标准未收载或虽已收载而规格不同于本地区生产的和具有地方特色的药品。地方标准制定的前提是不能与《中国药典》或局（部）颁标准相抵触，它在本地区具有指导意义和法律约束力。但由于各地方标准不统一，比较混乱，为统一和提高药品质量标准，贯彻《中华人民共和国药品管理法》有关取消药品地方标准（主要为化学药品）的规定，地方药品所收载的部分安全有效、疗效确切、处方合理、质量可控制的品种，被规范整理后报原国家食品药品监督管理局药品注册司审批，由地方标准提升为国家标准。

但对于中药，《中药材质量标准》和《中药饮片炮制规范》等地方标准仍然具有法律约束力，而且部分省、自治区、直辖市对地方标准不断增订、完善。例如，云南省食品药品监督管理局颁布，于2008年3月1日起正式执行的《云南省中药材标准》（2005年版第三册傣族药），共收载傣族药材质量标准及其起草说明54个，原植物图片162张，药材照片100张，这是傣医药历史上第一部药材标准。青海省食品药品监督管理局对近200个藏药品种的炮制标准进行整理，并提出“青海省藏药炮制规范研究”科研项目。内蒙古自治区也在对蒙药进行质量标准的修订。这些地方标准的制定及立项解决了民族药科研、注册、生产、监督缺乏法定标准的关键问题。

《香港中药材标准》（The Hong Kong Chinese Materia Medica Standards）简称《港标》（HKCMMS），由香港特区政府卫生署颁布。香港特区政府计划为200种香港常用药材制定中药标准，包括统一常用药材名称、为药材加工方法订立标准、确定有疗效药材的来源，以及以客观方法区别药材，以保障公众健康。2005年6月，第一期8种常用中药材参考标准的制定工作全部完成，有关研究结果及实验方法资料详细载录于《港标》第一册，自2005年9月开始试行，试行期为12个月。《港标》第一册收载的8种中药材（9个品种）为牡丹皮、黄柏（关黄柏及川黄柏）、当归、黄芪、人参、三七、丹参和泽泻。《港标》详述了各种药材的名称、来源、性状和鉴别方法，包括显微鉴别、理化鉴别、薄层色谱鉴别及高效液相色谱指纹图谱鉴别等；规定检测范围包括药材中重金属、农药残留、霉菌毒素（黄曲霉素）、杂质、灰分、水分及浸出物含量等。第二期24种（24个品种）中药材于2008年7月完成，有关中药材参考标准的研究结果和实验方法等资料已详细载录于《港标》第二册。第三期28种（30个品种）中药材于2011年2月完成，有关中药材参考标准的研究结果和实验方法等资料已详细载录于《港标》第三册。

3. 企业药品标准 由药品生产企业自行制定并用于控制其药品原料生产、中间体和成品质量的标准，称为企业标准或企业内部标准，属于非法定标准，它仅在本企业内部或本系统药品质量管理上具有约束力。

凡国内生产并投入市场供应的药品，包括原材料及其制剂、辅料、药材、饮片和成药等，都必须以上述标准为检验质量的依据，应符合上述标准中的规定和要求。否则供应部门不得收购，医疗单位不得使用。

药品标准是药品监管工作的重要技术支撑，药品的不良反应、药害事件等，无论以什么形式出现的药品问题，都离不开药品标准。

（二）中药材商品标准

中药材作为药品的标准由上述各种标准规定，但中药材作为一般商品也有：①由中华人民共和国国家质量监督检验检疫总局、中国国家标准化管理委员会发布的国家标准，如甘草、蜜制人参分等质量、地理标志产品怀地黄等；②国家中药材相关行业部门制定的行业标准，如中华人民共和国外经贸行业标准、药用植物及制剂进出口绿色行业标准等；③地方标准和企业标准等。

三、中药材商品标准的格式与内容

（一）药品标准的格式与内容

对中药品种和质量进行科学的鉴定，进而制定规范化的质量标准，是保障临床用药安全、有效、质量稳定、可控的关键。《中国药典》记载药品所规定的各个项目，对于保证药品的安全性、真实性、质量和正确应用，具有法律约束力。《中国药典》（2010年版）一部中，药材质量标准规定的项目有名称、来源、性状、鉴别、检查、浸出物、含量测定、炮制、性味与归经、功能与主治、用法与用量、注意及贮藏等项，有关项目的主要内容及技术要求如下。

1. 名称　药材的名称包括中文名、汉语拼音、药材拉丁名，均应按中药有关命名原则要求制定。

2. 来源　包括原植（动）物的科名、植（动）物名、拉丁学名、药用部位（矿物药包括该矿物的类、族、矿石名或岩石名、主要成分）、采收季节和产地加工等。

一个药材有多种植（动）物来源的，药典收选其中的主流品种，并将质量好、产量大、使用面广的排列在前。

药用部位是指已除去非药用部位的商品药材。

采收季节和产地加工系指能保证药材质量的最佳采收季节和产地加工方法。

3. 性状　系指药材的形状、大小、色泽、表面、质地、断面、气味等特征。描述一般以完整的干燥药材为主。对多来源药材，其性状无明显区别者，一般合并描述；性状有明显区别者，分别描述，根据植物品种的排列顺序，第一种药材全面描述，其他只分别描述与第一种的不同点。描述要突出主要特征，文字简练，术语规范，描述确切。

4. 鉴别　包括经验鉴别、显微鉴别（组织、粉末、解离组织或表面制片，显微化学等鉴别特征）、理化鉴别（包括一般理化鉴别、色谱鉴别和光谱鉴别等）。对多来源药材，如组织特征无明显区别的，则合并描写，有明显区别的，分别描写（如性状项）。色谱鉴别应设对照品或对照药材。选用方法要求专属、灵敏、快速、简便。

5. 检查　检查项下规定的各项是指药品在加工、生产和贮藏过程中可能含有的需要控制的物质，包括安全性、有效性、均一性与纯度要求四个方面。其基本内容包括杂质、水分、总灰分、酸不溶性灰分、重金属及有害元素、农药残留量、有关的毒性成分、伪品、主要药用部位的比例等，应按药典规定的相关方法进行检查。

6. 浸出物测定 包括水溶性、醇溶性及醚溶性浸出物。可参照《中国药典》附录浸出物测定要求，结合用药习惯、药材质地及已知的化学成分类别等选定适宜的溶剂，测定其浸出物含量以控制质量，并以药材的干燥品计算。

7. 含量测定 以中医理论为指导，结合临床疗效，凡已知有效成分、毒性成分及能反映药材内在质量的指标成分的，均应建立含量测定项目。含量测定方法以精密、准确、简便、快速为原则，并注意新仪器、新技术的应用；含量限度的规定，紧密结合药材商品规格、等级及多来源的实际情况，规定合理的指标。含挥发油的药材，可规定挥发油含量。

8. 炮制 包括净制、切制、炮炙。根据用药需要进行炮制的品种，应制定合理的加工炮制工艺，明确辅料用量和炮制品的质量要求。

9. 性味与归经 按中医理论对该药材性能的概括，先“味”后“性”，再列“归经”。有毒的药材，亦在此项内注明“有小毒”、“有毒”或“有大毒”，以引起注意。

10. 功能与主治 指作用、医疗应用。系以中医或民族医药理论用药经验基础上所做的概括性描述，在临床实践的基础上适当增加新用途，作为临床用药的指导。

11. 用法与用量 除有特殊用法的予以注明外，其他均指水煎内服；用量系指成人一日常用剂量，必要时根据医疗需要酌情增减。

12. 注意 用药注意事项。指主要的禁忌和不良反应。属中医一般常规禁忌者从略。

13. 贮藏 药材贮存与保管基本要求。

（二）中药材商品标准的格式与内容

根据标准 GB/T1.1－2009《标准化工作导则 第1部分 标准的结构和编写》，我国商品标准的结构主要由以下四种要素类型构成（见图6－1）。

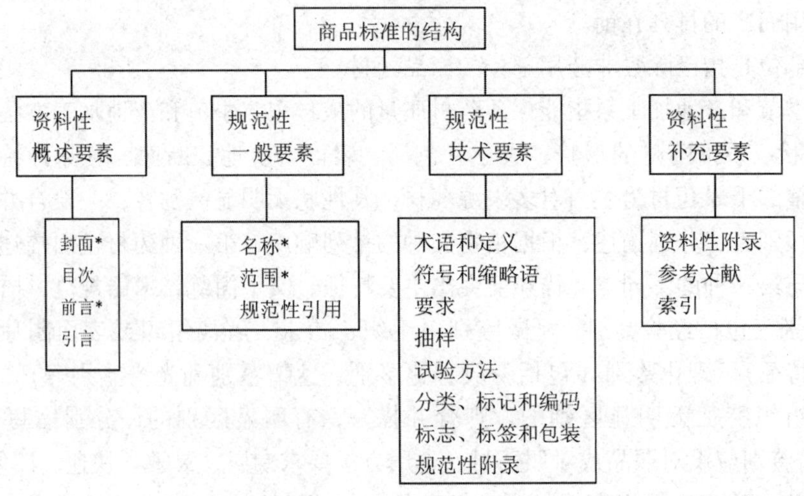

图6－1 商标标准的结构

说明：①资料性要素是指标识标准、介绍标准和提供标准的附加信息要素，分为概述要素和补充要素；②概述要素是标识标准，介绍其内容、背景、制定情况以及该标准与其他标准的关系的要素；③补充要素是提供附加信息，以帮助理解或使用标准的要素；④规范性要素是指要声明符合标准而应遵守的条款的要素，分为一般要素和技术要素；⑤标有＊者为必备要素（标准中必须存在的要素），其他无标记者为可选要素（在标准中不是必须存在的要素，其存在与否视标准条款的具体需求而定）；⑥一项标准不需要包括图 6－1 中的所有要素，但可以包括图中所示之外的其他要素）。

商品标准的基本内容，大致可归纳为以下九个方面。

1. 封面和前言

（1）*每项商品标准均有封面*　以国家标准为例，封面的内容有："中华人民共和国国家标准"字样和标准的"GB"标志、标准的中文名称与英文名称、ICS 号（国际标准分类号）、中国标准文献分类号、标准编号、代替标准编号、发布日期、实施日期、标准的发布部门等。若该标准有对应的国际标准，则在封面上标明一致性程度标识，一致性程度标识由对应的国际标准编号、国际标准英文名称、一致性程度代号［IDT（等同）、MOD（修改）、NEQ（非等效）］等内容组成。如果标准的英文名称与国际标准名称相同，则通常不标出国际标准名称。

（2）*每项商品标准均有前言*　前言由特定部分和基本部分组成。在特定部分中，要说明标准代替或废除的全部或部分其他文件（标准）；说明与标准前一版本相比的重大技术变化；说明标准与其他标准或文件的关系；说明标准中的附录哪些是规范性附录，哪些是资料性附录。在基本部分中，一般视情况依次给出以下信息：①标准的提出单位；②标准的批准部门（适用于非国务院标准化行政主管部门批准的国家标准）；③标准的归口管理的标准化组织；④标准的起草单位（需要时，可指明负责起草单位和参加起草单位）；⑤标准的主要起草人；⑥标准所代替标准的历次版本发布情况等。

2. 名称、范围和规范性引用文件

（1）*名称*　标准名称为必备要素，应简练、明确，置于范围之前。

（2）*范围*　一般位于标准正文的起始位置。范围的文字简洁，可视为标准的内容提要。范围的内容主要是说明该标准的对象和所涉及的各个方面以及该标准或其特定部分的适用界限。有时，还明确指出该标准不适用的界限。

（3）*规范性引用文件*　是指那些对于使用该标准来说必不可少的、相关的文件（主要是相关的标准）。其中，注日期的引用文件，都标明版本号或年号以及完整的名称；不注日期的引用文件，则不应标明版本号或年号。规范性引用文件通常以一览表的形式列在标准正文中，一览表中引用文件的排列顺序依次为：国家标准、行业标准、地方标准、国内有关文件、ISO 标准、IEC 标准、ISO 或 IEC 有关文件、其他国际标准以及其他国际有关文件。其中，国家标准、ISO 标准、IEC 标准按标准顺序号排列；行业标准、地方标准、其他国际标准先按标准代号的拉丁字母顺序排列，再按标准顺序号排列。规范性引用文件中的国家标准或行业标准如果有对应的国际标准，还要注明与国际标准的一致性程度。

3. 术语和定义、符号和缩略语

（1）*术语和定义*　是指为理解标准中某些术语所必需的定义。

（2）*符号和缩略语*　是指为理解标准所必需的符号和缩略语的一览表。有的标准还将术语和定义、符号和缩略语加以合并，或者再合并单位，构成“术语、定义、符号、单位和缩略语”部分。

4. 分类、标记和编码　分类、标记和编码是为符合规定要求的商品建立一个分类、标记和（或）编码体系。它是商品标准技术要素的重要组成部分。商品“分类、标记和编码”一般包括下列内容：①商品品种、型式（或型号）和规格的划分及其系列；②商品的代号或标记或编码。

商品“分类和标记”要符合下列基本要求：①应满足使用的需要；②应优先采用国际通行的品种、型式（或型号）和规格；③系列商品应尽可能采用优先数和优先数系或模数制。此外，商品的命名应符合国家或行业有关标准的规定。

有时为了方便，在标准中，要素“分类和标记”也可并入要素“要求”。

5. 要求　要求也是商品标准技术要素的重要组成部分，过去常称作商品的“技术要求”或“质量要求”。要求是表达如果声明符合标准需要满足的准则，且不准许存在偏差的条款。它是指导商品生产、流通、消费，以及进行质量监督与质量检验和判定质量等级的主要技术依据。

“要求”通常包含下述内容：①直接或以引用方式给出标准涉及的商品及其原材料和加工等方面的所有特性；②可量化特性所要求的极限值；③针对每个要求，或者引用测定或检验特性值的试验方法，或者直接规定试验方法。

具体来说，在商品标准中，“要求”的内容依商品的情况主要有以下层次：

（1）*使用性能要求*　是商品在使用中才能表现出来的特性。根据商品具体情况，选择直接反映商品使用性能的指标或者间接反映其使用性能的代用指标。

（2）*理化性能要求*　当商品的理化性能对其使用十分重要，或者商品质量必须用理化性能加以保证时，应规定商品的物理（力学、电磁等）和化学（成分、纯度、杂质含量极限等）性能。

（3）*稳定性要求*　当使用性能和理化性能规定的内容不能保证商品符合使用要求的稳定性时，应在标准中明确作出规定，如商品对气候、酸碱、水、热、磁等影响的稳定性。

（4）*健康、安全和环境保护要求*　在规定商品性能时，应优先考虑是否会涉及健康、安全和环境保护等因素，并遵守有关的法规和强制性标准。应将有关内容纳入标准，如防爆、防火、防电击、防污染、防辐射的要求，对商品运转部分的平衡要求，噪声限制，食品中有害成分的限制，对商品污染环境以及耗能（耗电、耗油、耗煤、耗水等）的限制等。在规定这些指标时，必须同时规定其极限值。

（5）*外观和感官要求*　商品有外观和感官要求时，应对外观和感官要求作出规定。如表面缺陷、颜色，以及味觉、嗅觉、视觉、手感等。

（6）*材料要求、工艺要求和其他要求*　为了保证商品质量和安全要求，必须规定商品标准的材料要求、工艺要求和其他要求。

“要求”的上述内容并不是任何商品标准都需要全部包括的，可根据商品特点和使用需要进行选择。需要分等分级而又能分等分级的质量要求，应根据不同需要作出合理的分等分级规定。

6. 抽样　抽样为可选要素。当商品不宜进行逐个检验时，标准中可列入抽样要素。其内容包括抽样（取样、采样）的条件和方法，以及样品保存方法等技术性内容。抽样要素也可置于试验方法要素的起始位置。当商品标准不选择抽样作为标题时，各行业可根据需要选择“质量评定程序”或“检验规则”作为标题。质量评定程序或检验规则的内容主要包括检验分类、每类检验所包含的检验项目、组批规则、抽样方案、抽样或取样方法、判定规则及复验规则。

7. 试验方法　它通常给出与下列程序有关的所有细节：测定特性值、检查是否符合要求以及保证结果的再现性。如果适合还应指明试验是型式（定型）试验、常规试验还是抽样试验等等。适合的情况下，有关试验方法的细节可按下列顺序给出：①原理；②试剂或材料；③装置；④试样和试件的制备和保存；⑤程序；⑥结果的表述，包括计算方法以及测试方法的精密度；⑦试验报告。

8. 标志、标签和使用说明书　商品标准，应根据国家标准 GB/T1.1、GGB5296.1～6（消费品使用说明的总则、家用和类似用途电器部分、化妆品部分、纺织品和服装部分、玩具部分、家具部分）、GB9969.1《工业产品使用说明书总则》和其他有关包装标志的标准（GB190 危险货物包装标志、GB191 包装储运图示标志和 GB6388 运输包装收发货标志等）来规定相应的标志、标签、使用说明书以及包装标志。

商品的标志、标签、使用说明书需要标明的内容有：①商品名称、商品执行的标准编号、商标；②生产企业名称、详细地址、产品原产地；③根据商品特点和使用要求，所标明的商品种类、规格、型号、等级、主要成分及含量、主要参数；④对限期使用的商品，还要标明商品的保质期或失效日期（或截止日期）；⑤当使用不当而容易危及人身、商品、设备安全或损坏商品、设备或污染环境时，要规定警示标志或警示说明；⑥其他需要标明的事项（如当需要时应标出许可证号）。

包装标志的基本内容包括：商品包装材料外表上的收发货标志、包装储运图示标志、危险货物包装标志及其他标志。

9. 包装、运输和储存　当需要时，商品（产品）标准中应规定商品（产品）的包装、运输和储存等内容。剧毒、危险、易碎、防潮、防磁、防辐射、防环境污染、不能倒置以及有其他类似要求的商品（产品），应对其包装、运输、储存要求作出相应规定。

（1）包装　需要包装的商品均应在其标准中规定包装要求或引用有关的包装标准。包装项的基本内容包括：①包装技术与方法；②包装材料与要求；③对内装物的要求；④包装试验；⑤包装检验规则。

必要时，在此部分还可规定商品随带文件，如商品合格证、商品使用说明书、装箱单、随机备附件清单、安装图、其他有关的技术资料。

（2）运输　当需要时，应规定运输要求。有特殊运输要求的商品需标明：①运输方式（运输工具等）；②运输条件（运输时的要求，如遮篷、密封、保温等）；③运输中的注意事项（装、卸、运方面的特殊要求，以及运输危险物品的防护条件等）。

（3）储存　必要时应规定储存要求。特别是对有毒、易腐、易燃、易爆等类商品应规定各种相应的特殊要求。

储存要求的内容主要包括：储存场所（库存、露天、遮篷等）；储存条件（温度、湿度、通风、有害条件的影响等）；储存方式（单放、堆放等）；储存期限（规定的储存期限、储存期内定期维护的要求、储存期内定期或不定期进行抽验的要求）。

（三）地理标志产品国家标准的格式与内容

国家有关部门制定了原产地域产品通用要求（中华人民共和国国家标 GB 17924－1999）。标准的具体要求如下。

前　言

本标准是为了配合国务院质量技术监督行政主管部门发布的《原产地域产品保护规定》的实施而制定，旨在保护原产地域产品、保护生产企业的合法权益，并指导编写原产地域产品标准。

本标准借鉴了世界贸易组织（WTO）《与贸易有关的知识产权协定》（TRIPS）和欧盟成员国制定的保护原产地命名及地理指示法规。

1　范围

本标准规定了原产地域产品的定义、确定原产地域产品的基本原则、原产地域和原材料地域的确定、原产地域产品标准的要求和原产地域产品专用标志。

本标准适用于国务院质量技术监督行政主管部门发布的《原产地域保护产品目录》中的产品。

2　引用标准

下列标准所包含的条文，通过在本标准中引用而构成为本标准的条文。本标准出版时，所示版本均为有效。所有标准都会被修订，使用本标准的各方应探讨使用下列标准最新版本的可能性。

GB/T1.3－1997 标准化工作导则第 1 单元：标准的起草与表述规则，第 3 部分：产品标准编写规定。

3　定义

本标准采用下列定义。

3.1　原产地域产品 products of designations of origin or geographical indications　利用产自特定地域的原材料，按照传统工艺在特定地域内所生产的，质量、特色或者声誉在本质上取决于其原产地域地理特征的，并以原产地域名称命名的产品。

注：1. 用特定地域名称命名的产品，其原材料来自本地区。该产品的品质、特色和声誉取决于当地的自然属性和人文因素，并在命名地域按照传统工艺生产。

2. 用特定地域名称命名的产品，其原材料部分或全部来自其他特定地区。该产品的特殊品质、特色和声誉取决于当地的自然属性和人文因素，并在命名地域按照传统工艺生产。

3. 符合注1要求，但以非地域名称命名的产品，可视为原产地域产品。

3.2　原产地域 origin　生产原产地域产品的特定地区。

3.3　原材料地域 origin of raw materials　决定原产地域产品品质、特色或者声誉的主要原材料的生产或选用地区。

4　确定原产地域产品的基本原则

4.1　产品名称应由原产地域名称和反映真实属性的通用产品名称构成。

4.2　产品的品质、特色和声誉能体现原产地域的自然属性和人文因素，并具有稳定的质量，历史悠久，风味独特，享有盛名。

4.3　在原产地域内采用合理的传统生产工艺或特殊的传统生产设备生产的。

4.4　原产地域是公认的、协商一致的并经确认的。

5　原产地域和原材料地域的确定

5.1　原产地域的确定

5.1.1　以历史渊源和当地的自然属性和人文因素为依据。

5.1.2　原产地域确定后，应明确地理方位并附相应地域图。

5.2　原材料地域的确定

5.2.1　应选择适宜产出特定品质的原材料、具有独特的土壤、水质、气候等因素的地域或地段。

5.2.2　原材料地域确定后，应明确地理方位并附相应地域图。

6　原产地域产品标准的要求

原产地域产品标准应符合 GB/T1.3 的规定，并应特别规定下述内容。

6.1　原材料要求

6.1.1　应规定原材料地域。

6.1.2　应规定原材料的感官特性和理化、卫生指标及实验方法，必要时应规定与原材料有关的特殊要求，如选种、土壤条件、水质、施肥与农药、田间管理、采摘、原材料处理和贮存等。

6.2　工艺要求

6.2.1　应规定产品的固定工艺。必要时应规定关键工序和关键设备。

6.2.2　应规定生产过程的安全、卫生和环保要求，并应符合相应国家标准的规定。

6.3　产品的技术要求

6.3.1　应规定产品的感官特性和理化、卫生指标、试验方法及有关限制性条款。

6.3.2　可规定产品的特异性指标。

6.4　标签　原产地域产品标签的内容除符合国家有关规定外，还应规定特殊标注的内容，如原产地域名称、原材料的名称和地域，并使用原产地域产品专用标志。

7　原产地域产品专用标志

7.1　原产地域产品专用标志。标志的轮廓为椭圆型，灰色外圈，绿色底色，椭圆中央为红色的中华人民共和国地图，椭圆形下部为灰色的万里长城。在椭圆型上部标注“中华人民共和国原产地域产品”字样，字体为黑色、综艺体。

7.2 原产地域产品专用标志的比例。在产品说明书和包装上印制标志时，允许按比例放大或缩小。外圆——长：10×，高：7.8×。颜色：K40%；内圆——长：8.4×，高：6.2×。从中心到外渐变颜色：白——C100Y80；外圆到内圆之间距离：0.8×；地图全幅——长：5.8×，高：5.7×；地图主幅——长：5.8×，高：4.1×。从上到下渐变颜色：M90Y20－白，阴影：K60%；主要岛屿——共28个红点，颜色：M100Y100；长城烽火台——长：1.8×，高：1.8×，颜色：K40%，垛口：15°角矩形，K100%；文字：中文20P综艺体黑，英文8P Geneva体（或等线体）。

四、中药材商品生产与标准化

（一）标准化的概念

我国GB/T 20000.1－2002《标准化工作指南　第1部分：标准化和相关活动的通用词汇》中对标准化的定义是："为了在一定范围内获得最佳秩序，对现实问题或潜在问题制定共同使用和重复使用的条款的活动。"

由此我们可归纳出标准化的三个要义，以便加深理解。

第一，标准化是一项活动、一个过程。其对象不是孤立的一件事或一个事物，而是共同的、可重复的事物。这个活动包括从标准的编制、发布到实施的全过程。

第二，标准化涉及的现实问题或潜在问题范围非常宽广，除了生产、流通、消费等经济活动，还包括科学、技术、管理等多种活动。

第三，标准化活动是有目的的，就是要在一定范围内获得最佳秩序。所谓"最佳"无非是指通盘考虑了目前与长远、局部与全局等各方面因素后所能取得的综合的最佳效益。而所谓"秩序"则是指有条不紊的生产秩序、技术秩序、经济秩序、管理秩序和安全秩序等。

商品标准化是整个标准化活动中的重要组成部分，它是在商品生产和流通的各个环节中制定、发布以及推行商品标准的活动。商品标准化包括名词术语统一化，商品质量统一化，商品质量管理与质量保证标准化，商品分类编码标准化，商品品种规格系列化，商品检验与评价方法标准化，商品包装、储运、养护标准化和规范化等内容。

（二）标准化的基本原理

标准化的基本原理通常是指统一原理、简化原理、协调原理和最优化原理。

1. 统一原理　是指为了保证事物发展所必需的秩序和效率，对事物的形成、功能或其他特性，确定适合于一定时期和一定条件的一致规范，并使这种一致规范与被取代的对象在功能上达到等效。

2. 简化原理　是指为了经济有效地满足需要，对标准化对象的结构、型式、规格或其他性能进行筛选提炼，剔除其中多余的、低效能的、可替换的环节，精炼并确定出满足需要所必要的高效能的环节，保持整体构成精简合理，使之功能效率最高。

3. 协调原理　是指为了使标准的整体功能达到最佳，并产生实际效果，必须通过有效的方式协调好系统内外相关因素之间的关系，确定为建立和保持相互一致，适应或平衡关系所必须具备的条件。

4. 最优化原理　是指按照特定的目标，在一定的限制条件下，对标准系统的构成因素及其关系进行选择、设计或调整，使之达到最理想的效果。

（三）标准化的作用

标准化的主要作用是现代化商品生产和流通的重要手段和必要条件；是合理发展商品品种、组织专业化生产的前提；是实现科学管理以及全面质量管理的基础；是提高商品质量、安全、卫生的技术保证；是合理利用国家资源、保护环境、增产节约、促进经济全面发展、提高社会经济效益的有效途径；是连接商品研制、开发、生产、流通、使用各环节的桥梁和纽带；是消除贸易障碍、促进国际贸易发展的通行证。

（四）标准化与中药材商品

《中华人民共和国标准化法实施条例》第二条规定，对下列需要统一的技术要求，应当制定标准：①工业产品的品种、规格、质量、等级或者安全、卫生要求；②工业产品的设计、生产、试验、检验、包装、储存、运输、使用的方法或者生产、储存、运输过程中的安全、卫生要求；③有关环境保护的各项技术要求和检验方法；④建设工程的勘察、设计、施工、验收的技术要求和方法；⑤有关工业生产、工程建设和环境保护的技术术语、符号、代号、制图方法、互换配合要求；⑥农业（含林业、牧业、渔业，下同）产品（含种子、种苗、种畜、种禽，下同）的品种、规格、质量、等级、检验、包装、储存、运输以及生产技术、管理技术的要求；⑦信息、能源、资源、交通运输的技术要求。其中涉及中药商品的主要是①、②、⑥。

《关于贯彻落实胡锦涛总书记在中央政治局第四十一次集体学习时的讲话精神加强农业和食品安全标准化工作的意见》（国标委农【2007】37 号）中指出："以农产品质量安全标准为重点，以支撑与服务农业的相关标准为补充，着力提高农业生产、加工、流通各环节标准的技术水平，加大重要标准的实施力度，把农产品的产前、产中、产后全过程纳入标准化管理。要以农业标准化示范区建设为抓手，积极推行良好农业规范（GAP），重点抓好产地环境、农田灌溉水质、农药、化肥等投入品安全控制和合理使用准则、动植物疫病防控和诊治等标准的制修订与实施，提高农业清洁生产水平，发展高产、优质、高效农业、循环农业、生态农业，延长农业的产业链，促进农产品加工、转化和增值，增强示范区的辐射力和带动力，促进农业现代化和可持续发展。"同时强调"加快食品标准领域的自主创新，积极引导企业实质性参与国际标准化活动，力争使我国的白酒、茶叶、中药材、粮食、蜂王浆、花卉等方面的优势产品标准转化为国际标准，增强我国食品国际标准制定的话语权，为我国食品龙头企业参与国际标准制修订，走上国际舞台创造条件。"

目前，我国中药材商品标准化、规范化体系尚未建立。对照法规及文件中标准化的建设内容和我国中药材商品标准化建设的实际，不难看出在中药材商品标准化体系中，中药材药品标准建设水平较高，《中药材生产质量管理规范（GAP)》取得一定成效，中药材商品标准建设、中药材地理标志产品认证取得初步成果。如国家标准甘草、地理标志产品长白山人参等；中药材商品种质、规格、质量、等级，中药材检验标准及中药材商品生产技术规范标准化建设等方面已起步。如蜜制人参分等质量、中药材玄参子芽生产技术规程、中药材种子党参、无公害中药材广金钱草生产技术规程、植物类中药材铬、镍、锑、锡含量的测定电感耦合等离子体发射光谱（ICP - AES）法等。总之，我国中药材商品标准化体系还很不完善，建设内容上不全面，研究工作的开展较少，距离国内外对中药材商品标准化的要求还有较大差距。

第二节　中药材商品检验

一、商品检验概述

商品检验是指商品在生产、流通、使用等各环节过程中，以商品标准、法律、法规、规章制度、政策等为依据，对商品包装、有效性、安全性等质量进行检查与验证，确定其是否合格，能否出厂、销售、进出口、使用的工作。检验合格后的商品应有合格证书。质量检验的对象是药品标准规定的检验项目。

中药材商品检验在传统的质量管理中，发挥了重要作用。由于中药材商品的特殊性和生产、流通的复杂性，预防和控制其质量并非总是有效，中药材商品的检验依然是药品质量保证的关键和重要的内容，也是药品监督管理的重要组成部分。

中药材商品的检验机构有：国家药品检验机构，为中国药品生物制品检定所，由SFDA设置；省级药品检验机构，由省级食品药品监督管理部门设置；地方药品检验机构，由省级食品药品监督管理局提出设置规划、报省级政府批准。药品检验所承担依法实施药品审批和药品质量督查所需的药品检验工作，其检验结果具有法定性、权威性、仲裁性和公正性。

药品质量监督检验根据其目的和处理方法的不同分六种类型：验收检验、质量控制检验、注册检验、抽查性检验、委托检验、复核（评价性）检验、技术仲裁检验、进出口药品检验等。

二、中药材商品检验的形式

1. 注册检验　检验部门为各省级药品检验所。药品注册检验由“申请分类”、“申报阶段”、“申请事项”或“注册事项”组成。包括样品检验和质量标准复核。针对药品检验目的，药品注册检验内容包括如下。

（1）新药　新药的注册检验包括：申请临床研究、质量标准复核、临床研究用药品检验、申请生产；已有国家标准药品的新药申请临床研究或生产等。

（2）进口药品　进口药品注册检验包括注册质量标准复核、临床研究用药品检验、申请国际多中心临床研究、国际多中心临床研究用药品检验等。

(3) 新药的补充申请 新药的补充申请包括新药转正标准、新药技术转让、变更生产场地等。

药品注册检验需提供相应的材料：①省级食品药品监督管理部门注册检验通知书（原件）及资料条形码封面；②注册申报资料；③3 倍量检验用样品；④检验所需对照品、标准品。检验所根据申报资料，进行复核检验。申报资料包括：①新药临床前提供全套申报资料或药学研究资料、药理毒理研究资料；②新药生产前提供相关的药学研究资料；③已有国家标准药品提供相关的药学研究资料；④药品补充申请。根据不同的申请事项要求，提供相关的申报资料。

2. 委托检验 无检验条件的企业（或单位）委托药品检验所或药品监督管理部门设定的检验机构，对需检验的样品进行有针对性的项目检验，双方签订委托检验合同（检查项目、收费标准、处理时间等）。该企业（或单位）需提供：单位介绍信（注明检验目的）、检验项目、检验标准、3 倍量检验用样品、检验所需对照品、标准品等。检验完毕后，药品检验所出具药品检验报告书，报告书需盖章，检验结果具有法定效力。

3. 复核（评价性）检验 研制新药、评定优质药品、鉴定新工艺等报批前，主动申请评价，包括复核原检验结果，审查、评定药品生产体系。对原检验结果如有异议，需向上一级检验机构（中国药品生物制品检定研究院）提出审查。复核检验需提供：①复验申请表（盖公章）；②法人授权委托书；③原检验机构检验报告书；④经办人身份证复印件。

4. 技术仲裁检验 进行判定、裁决有争议的药品检验。检验的机构为中国药品生物制品检验研究院，复验检验工作结束后，根据国家批准的收费标准向申请复验单位收取检验费。

5. 进出口检验 对进出口药品实施的检验。按《进出口药品管理办法》和有关规定执行，由口岸药品检验所检验，出口药品按出口合同进行检验。

6. 验收检验 药品经营企业是医药商品流通环节的主体，在购销合同中应明确：①药品质量符合质量标准和有关质量要求；②药品附产品合格证；③购入进口药品，供应方应提供符合规定的证书和文件；④药品包装符合有关规定和货物运输要求。药品经营企业的检验为验收检验。

(1) 药品质量检验的要求 ①严格按照法定标准和合同规定的质量条款对购进药品、销后退回药品的质量进行逐批验收。②验收时应同时对药品的包装、标签、说明书以及有关要求的证明或文件进行逐一检查。③验收抽取的样品应具有代表性。④验收应按有关规定做好验收记录。验收记录应保存至超过药品有效期 1 年，但不得少于 3 年。⑤验收首营品种，还应进行药品内在质量的检验。⑥验收应在符合规定的场所进行，在规定时限内完成。

(2) 药品检验的内容 验明药品合格证明和其他标识（药品生产批准证明文件、药品检验报告书、药品的包装、标签和说明书）。

包装、标识主要检验以下内容：①每件包装中，应有产品合格证。②药品包装的标签和所附说明书上，有生产企业的名称、地址，有药品的品名、规格、批准文号、产品批号、生产日期、有效期等；标签或说明书上还应有药品的成分、适应证或功能主治、用法、用量、禁忌、不良反应、注意事项以及贮藏条件等。③特殊管理药品、外用药品的包装标签或说明书上有规定的标识和警示说明。处方药和非处方药按分类管理要求，标签、说明书上有相应的警示语或忠告语；非处方药的包装上有国家规定的专有标识。④进口药品，其包装的标签应以中文注明药品的名称、主要成分以及注册证号，并有中文说明书。进口药品应有符合规定的《进口药品注册证》（港澳台地区进口的药品应有《医药产品注册证》）和《进口药品检验报告书》复印件；进口预防性生物制品、血液制品应有《生物制品进口批件》复印件；进口药材应有《进口药材批件》复印件。以上批准文件应加盖供货单位质量检验机构或质量管理机构原印章。⑤中药材和中药饮片应有包装，并附有质量合格的标志。每件包装上，中药材标明品名、产地、供货单位；中药饮片标明品名、生产企业、生产日期等。实施文号管理的中药材和中药饮片，在包装上还应标明批准文号。

对特殊管理药品，应实行双人验收制度。

7. 质量控制检验 药品生产企业是保证药品质量的源头，在生产各个环节中，检验是保证产品质量的必要手段。生产企业应对原辅料投料、工艺过程、药品出厂等每道工序进行严格的检验。为加强监督管理，防止企业内部监管不力，第三方权威检验机构驻厂正在成为药品检验发展趋势。药品生产企业的检验主要是药品投入到市场前的内在质量检验，是产品质量控制的主要工作。

（1）产品生产质量控制检验　我国《药品管理法》第二章第八条规定，药品生产企业的质量管理部门应负责药品生产全过程的质量管理和检验，企业具有质量检验人员，并有与药品生产相适应的检验场所、仪器、设备等。

检验人员按照物料、中间产品和成品内控标准和检验操作规定，对原料、中间产品及成品进行取样、检验、留样，并出具检验报告。检验内容包括含量测定、检验、稳定性等。

（2）出厂合格检验　我国《药品管理法》第二章第十二条规定，药品生产企业必须对其生产的药品进行质量检验，不符合国家药品标准或者不按照省、自治区、直辖市人民政府药品监督管理部门制定的中药饮片炮制规范炮制的，不得出厂。出厂前要对医药商品的外在质量进行检验，决定成品发放。包括审核包装箱内是否有不合格品，并对包装检查，如包装是否破损、严密性、数量、标签、说明书、合格证、封条等。

8. 监督检验 又称抽查性检验，简称抽查或抽验，为定期或不定期宏观控制监督质量；重点为用量大、应用广、质量不稳定、贮存期过长、易混淆、易变质、外观有问题的药品及医院制剂。抽查时强制检验，不收取费用。抽查结果发布在《药品质量检验公报》上。抽查检验分为专项监督抽查检验和日常监督抽查检验。

（1）国家专项监督抽查是由原国家食品药品监督管理局在全国范围内组织的药品质量监督抽查检验工作，主要包括：①全国范围内的药品同名品种质量考核；②临床不良反应严重的药品的质量考核；③国家药品质量公告中公布的不合格药品；④生物制品；⑤原国家食品药品监督管理局认为需要抽查检验的药品。

（2）省级日常监督抽查检验是由省级药品监督管理部门在本辖区内组织的药品质量监督抽查检验工作，主要包括：①辖区内生产（配制）的药品；②经营使用量大的药品、急救药品、进口药品；③新建或改建厂房生产的药品；④新药、新批准生产的仿制药、中药保护品种；⑤品种混乱的中药材；⑥省级药品监督管理部门认为需要监督抽查检验的药品。

抽查检验对药品生产、经营、使用三个环节的抽查检验的覆盖面及批数应当掌握适当的比例。①对辖区内药品生产企业每年均应当抽查检验，其具有药品生产批准文号的药品，每三年至少抽查检验 1 次；②对辖区内药品批发经营单位每年均应当抽查检验；对零售经营单位，每年至少应当监督检查 2 次，并在发现质量可疑药品时抽查检验。③对辖区内县级以上医疗机构所使用的药品，每年均应当抽查检验；对县级以下医疗机构，每年至少应当监督检查 2 次，并在发现质量可疑药品时抽查检验；对医疗机构配制的制剂，每年均应当抽查检验。

9. 药品快速检验 在质量监督过程中，发现可疑药品，可采取药品快速检验，及时处理，减少送检等环节，提高检验的效率；及时有效地控制不合格药品的流通和使用。对偏远山区、农村和药品仓储库房等，可采取药品快速检验，以保障落后地区人民群众的用药安全。药品快速检验形式有以下三种。

（1）传统快速检验 通过人的感觉器官对药品性状的检验，如眼观、手摸、鼻闻、口尝。例如：知母药材呈长条状，微弯曲，略扁，偶有分枝，长 3～15cm，直径 0.8～1.5cm，一端有浅黄色的茎叶残痕。表面黄棕色至棕色，上面有一凹沟，具紧密排列的环状节，节上密生黄棕色的残存叶基，由两侧向根茎上方生长；下面隆起而略皱缩，并有凹陷或突起的点状根痕。质硬，易折断，断面黄白色。气微，味微甜、略苦，嚼之带黏性。

（2）快速检验车 快速检验车是根据原国家食品药品监督管理局统一部署，由中国药品生物制品检定研究院针对我国基层药品监管工作特点研制开发出来的特种车辆。车上装载了具有国际领先水平的近红外药品识别系统，并配备计算机、数码照相机、显微镜、薄层分析装置、药品信息查询系统等先进仪器设备，可以进行性状、物理化学反应、显微薄层色谱和含量测定等检验。检验项目较安全、速度快、检验准确率高，如同一个流动的“药品检验所”。它将经典化学鉴别法、薄层色谱法、高科技检测技术和信息化手段融为一体，使实验室的固定检验模式能够在城乡地区机动、快速、较大范围地开展药品真伪优劣的鉴定工作，最快能在 2 分钟内检测出药品的真伪。

（3）快速检验箱 快速检验箱是继药品检验车之后出现的快速检验设备，也是现在药品监督管理部门常用的检验工具。检验箱配有微型显微镜、紫外光灯、经纬密度仪、试剂管、多种化学试剂、取证工具等设备和物品有机地组装成药品快速定性监督检验箱。以箱式实验展开平台，集药品的快速检验、常规检验和部分定量检验等功能为一体，初步实现药品快速检验的药品技术保障。具有体积小、重量轻、便于携带、结果独特、操作简便等特点。快速检验箱可对千余种化学药品做初步的鉴定。其中经纬密度仪除具有对药品激光防伪标识的识别，还可对中药和中药饮片进行外观鉴别。

即使通过快速检验被确定为有问题药品，结果仅是初步判断，确定其成分是否有问题，还需要在药品检验机构内进行检验。

三、中药材商品检验工作的依据与程序

（一）检验依据

中药材商品的检验依据《中国药典》《部颁药品标准》《地方药品标准》等，根据中药材商品的用途和流通途径，还可依据其他国家标准、行业标准或企业标准，对检品的真实性、纯度、质量进行评价和检定。

《中华人民共和国药品管理法》第五章药品管理第三十二条：“药品必须符合国家药品标准，中药材饮片按照国家药品标准炮制，国家药品没有规定的，必须按照省、自治区、直辖市人民政府药品监督管理部门制定的炮制规范炮制。国务院药品监督管理部门颁布的《中华人民共和国药典》和药品标准为国家药品标准。”国务院药品监督管理部门组织药典委员会负责国家药品标准的制定和修订。因此中药鉴定工作的依据是国家药品标准。中药标准是对中药的品质要求和检验方法所作的技术规定，是中药生产、供应、使用、检验部门遵循的法定依据。

值得指出的是，我国中药资源丰富，品种繁多，在鉴定时一定有许多品种不是国家药品标准所收载的，没有药用的法定依据。但为了确定其品质，为进一步研究探讨地区药用的可能性，还可以根据其他有关专著进行鉴定。

（二）检验工作程序

药品检验所的工作流程如图 6 -2 所示。药品检验报告书发出后如果发现任何问题时，将使用适当的修订或修改流程对报告书内容进行相应的处理。

检验用样品有详细的抽样计划及抽样办法与细则遵循，发送样品检验室，室主任签收、检验人员验收，并准备仪器设备、试剂等，按照标准操作规定（SOP）进行检测，并填写原始记录处理检测数据，书写检验卡。检品签收与登记由业务科相关人员把关，检验与原始记录由业务科室实验人员以严谨、科学的实验态度进行检验并如实记录原始数据，然后主、协检验科室根据检验报告书的书写要求填写实验报告书底稿，再由主检科室主任负责生成完整的检验报告书底稿并审核通过后送交业务管理部门主任，业务管理部门主任审核后送业务主管所长进行审核，业务主管所长审核后才送交业务管理部门打印员负责检品报告书（正式报告书）的打印，并进行报告书归档和发送到相关部门。对于不合格检品，业务主管所长审核后还要送交药检所主管所长进行再一次审校，并将不合格报告书送交相关的管理部门。至此，所抽样品检验流程完毕。

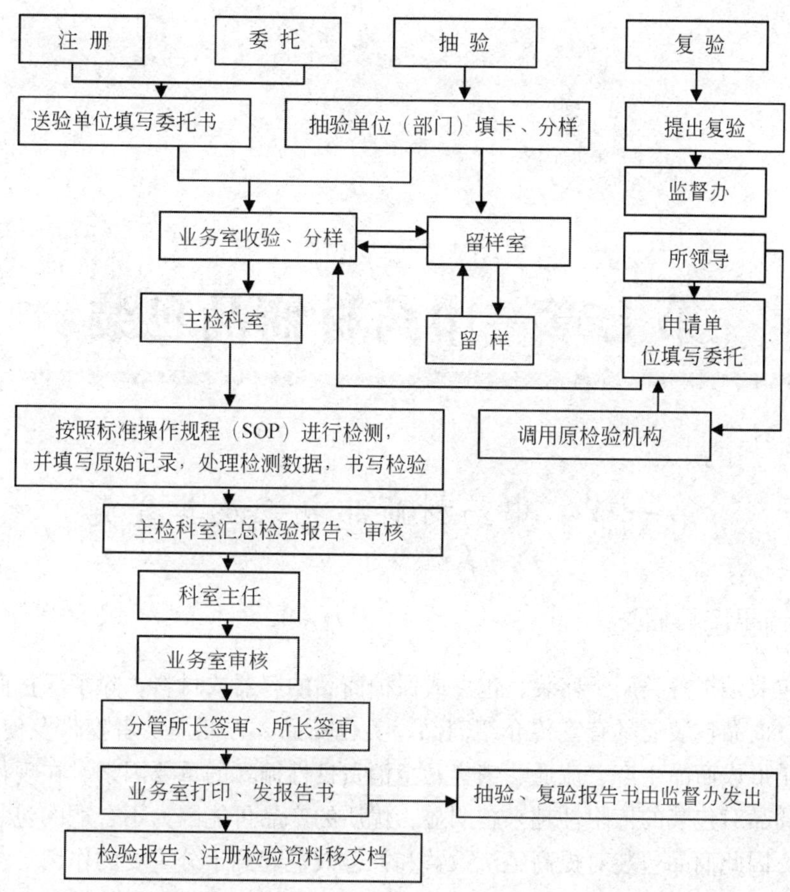

图 6－2 药品检验所的工作流程

四、中药材商品质量检验的方法

中药材商品供检验用的样品包括完整的药材、饮片、碎块或粉末。常用的检验方法有：来源（原植物、动物和矿物）检验、性状检验、显微检验、理化检验和卫生学检查等方法。每种方法各有特点和适用对象，或几种方法配合使用，根据检品的具体情况和要求灵活掌握。

第七章 中药材商品包装

第一节 中药材商品包装及其分类

一、商品包装概述

商品包装是指各类用于盛装、包裹或保护商品的容器或材料。除了保护商品这一基本作用外，商品包装还具有宣传介绍商品、美化商品、方便消费者携带及使用等作用。商品包装是形成商品生产、流通、销售乃至消费良性循环的重要因素。在现代化的商品生产中，商品对包装的依附性越来越明显，优质的产品可能因为不合适的包装而影响销量和售价。因此商品包装对提高经济效益和社会效益起到十分重要的作用。

在商品流通中，物流具有动态性，较易使商品受到损失。包装能够起到合理的保护商品，减少损失的作用。这是商品包装在物流中的重要作用。此外，包装还能在物流中大大提高运输、装卸、储存和管理的效率，从而减少各种管理费用。

在商品销售中，优良的商品包装能够增强竞争力，还能提高销售工作的效率，减少损失，从而带来一定的经济效益。

在商品消费中，随着商品对包装的依附性增大，商品包装给消费者带来的利益在日益增加，比如保证卫生、提供方便、节约时间、减少浪费、美化环境等等。人们从消费中获益，反过来进一步推动商品生产和流通的发展。

中药材商品的包装，主要指盛装和保护中药材商品的容器、材料及辅助物。《中华人民共和国药品管理法》规定："药品包装必须符合药品质量的要求，方便储存、运输和医疗使用。"中药材商品的包装主要是保证商品的质量和数量，便于贮藏和运输。商品有了适当的包装，才能防止因日晒、雨淋、受潮、污染等外界因素影响而变质。减少因挥发、破碎、渗漏、散失造成的数量损耗。同时便于装卸、运输、贮藏。也为储运过程中的计数清点和销售前的商品分装提供方便。商品的固定包装还有利于识别。

二、中药材商品包装材料与要求

（一）商品包装材料

《中药材生产质量管理规范（试行）》第三十五条规定："中药材所使用的包装材料应是清洁、干燥、无污染、无破损，并符合药材质量要求。"中药材商品应选用与药品性质相适应及符合药品质量要求的包装材料和容器。严禁选用与药品性质不相适应和对药品质量可能产生影响的包装材料。

目前中药材所用包装材料主要有纸张、木材、金属、塑料、玻璃、棉麻，还有复合材料等。所用包装容器有麻袋、塑料编织袋、木制品和金属制品、瓦楞纸箱（纸盒）、复合袋等。包装标准规定了300多种包装材料，但常用的有以下几种。

1. 竹、苇、枝条制品　如筐、篓、席、绳等。此类包装材料成本低廉，但养护性能差，不能有效地防潮、防蛀，贮藏和运输中易破损或造成药材散失、污染，因此，不宜用作运输包装及贵重药材包装。

2. 麻袋、塑料编织袋　具有重量轻、伸缩性强、不易破损、便于装卸、价格适中、能够重复使用等特点。是较为常用的一种包装材料，但抗压性能不足。因此，此类包装材料适用于质地坚硬、受压不易变形、抗霉防蛀能力较强的品种。如矿石、贝壳类等多装塑料编织袋，其他品种可装麻袋。

3. 瓦楞纸箱　具有良好的缓冲防震性能，表面光滑，易于保洁、堆垛、回收。但抗戳穿性和防潮性不足。多用于易碎品种、玻璃器皿做内包装的品种，以及中成药和药材饮片的包装。

4. 木制品和金属制品　具有优良的强度、抗压性、抗戳穿性和具有一定的缓冲能力，加工方便。但来源紧缺，成本较高，体积大，较笨重。仅适用于少数养护要求较高的药材或出口的贵重药材。

5. 硬塑料制品　具有牢固、轻便、美观、机械性能好、化学性质稳定、可周转使用等优点。可用于盛装多种固体、液状药材，是比较理想的包装材料，但造价较高。

（二）商品包装要求

《中药材生产质量管理规范（试行）》第三十四条规定："包装前应检查并清除劣质品及异物。包装应按标准操作规程操作，并有批包装记录，其内容应包括品名、规格、产地、批号、重量、包装工号、包装日期等。"第三十七条规定："易破碎的药材应使用坚固的箱盒包装；毒性、麻醉性、贵细药材应使用特殊包装，并应贴上相应的标记。"

1. 不同中药材商品的包装技法

（1）*质地坚硬商品的包装技法*　对于质地坚硬，受压不易变形的药材，宜装入麻袋及塑料编织袋并装填充实。用机针麻线缝合，两角要留150mm的小瓣，扎紧扣死。体积小的品种，如车前子、海金沙可装双袋，缝合时先内层后外层，两次缝合内层袋口不可卷口，不留小瓣。包装净重根据需要可分为10kg、20kg、25kg、30kg、35kg、

40kg、45kg、50kg。

（2）*质轻商品的包装技法* 对于质轻，受压不易变形和破碎的品种，用打包机压缩打包，一般在外边用符合标准的麻布、粗布或塑料编织袋包裹，必要时内衬防潮纸，按照运输标准规格尺寸打包成件。质轻品种，如花、叶、草类还需要外边加竹片、荆条等制成支撑物，然后用麻绳或铁丝等捆扎。

（3）*易碎商品的包装技法* 易碎及需要保持形状的药材应装入木箱或瓦楞纸箱中，内衬防潮纸或塑料薄膜，箱外涂防潮油或用麻布、麻袋等包裹，再用塑料捆扎带作十字形或井字形捆扎。

2. 中药材商品包装要求

（1）*牢固安全* 包装材料要有一定机械强度，不得在正常的装卸、运输、贮藏过程中发生松散、破损现象。

（2）*大小和体积要适度* 一般有麻袋、塑料编织袋包装的，每件重量在10～15kg，用麻布、粗平布、塑料编织布压缩打包的，每件重量在20～50kg；用纸箱包装的每件重量宜在5～20kg。包装的体积大小应以适合搬运、方便堆码为度。

（3）*外形要合理* 包装外形要适合储运、堆码。每件最少应有2个平面，避免圆球形包装；缝合、捆扎时要注意留有抓提处，以方便搬运。

（4）*用料要经济* 在保证包装质量的前提下，应量采用廉价的包装材料。包装时装满填实，充分利用包装物的容积。在保证牢度的前提下，尽量将旧包装重复利用，以降低包装成本。但装过易污染物品的旧包装不可再重复利用。

（5）*整齐美观* 同一品种的包装，在用料、体积、外表颜色、捆扎方法及标识文字等方面应力求一致，打包件要平整、方正、对称，商品不外露。

三、中药材商品包装装潢

商品的包装装潢是指商品包装外表的装饰。通过绘画、文字等设计，附着于包装外表起美化商品的作用。随着市场竞争的日趋激烈，消费者生活方式和生活习惯的变化以及包扎新工艺、新材料的应用和包扎技术的提高，商品包装装潢的重要性越来越突出。包装已不仅仅是为了保护商品质量，减少商品损耗，便于运输、储存以及计量，更是为了美化商品，诱导消费欲望，促进商品销售。

中药材作为一类特殊商品，其装潢必须突出商品特性，给患者以直观的良好形象。

（一）中药材的包装装潢

中药材的包装装潢主要包括文字设计、图形图案设计和色彩设计等。

1. 文字设计 中药材包装装潢设计中的文字是向消费者传达药品信息最主要的途径。其包含的内容有：药品名称、广告宣传性文字、功能性说明文字、其他相关资料等等。文字设计作为包装装潢设计中最主要的视觉表现要素之一，可以在其组织和形体上进行合理的编排和加工，以增强其内在含义和外在表现力。如中药材名称可以采用具有传统色彩的书法艺术来表现。

2. 图形图案设计 图形图案占据包装界面的大部分，甚至占据了整个画面，因而图形图案在包装画面中位置十分重要。优秀的图形图案能吸引人们的视线，从而刺激消费。因此图形图案设计应追求典型、鲜明、集中和独特。图形图案设计的重要作用还在于用艺术的手段将包装装潢的内容主题形象化，人们单凭视觉即可直观的从图形图案中，直接或间接地感受到商品内容及所带来的需求欲望。

3. 色彩设计 色彩是视觉传达力最活跃的因素。色彩的识别性、象征性、传达力都能影响到商品包装的最终传达效果，因此，色彩的应用既要美化商品，还要科学准确。色彩的象征性是药品包装色彩设计中最有影响力的因素。在中药材的包装装潢中，不同的颜色可以代表不同的药品功效，如消炎、降热、镇静类药品宜采用具有凉爽、安静感觉的蓝色和绿色进行设计；对维护健康的保健滋补药品宜采用具有活力、积极感觉的红色和黄色进行设计。

（二）中药材的包装装潢设计

作为传达药品信息功能的载体，装潢设计已经成为药品包装的重要组成部分。中药材商品的包装装潢不仅传达中药材信息，也是中药商品与消费者的心理、生理需求相结合的一门艺术。包装装潢在对技术美学和商品美学的设计基础上，使药品达到物质的使用价值与精神的审美价值完整的统一。因此在包装装潢设计中还应该遵循以下原则。

1. 科学性 中药材包装装潢设计应具备科学的特征。一方面要体现科学技术为设计服务。中药材的包装装潢设计应当充分利用当代科技成果，采用最新的工艺手段，这样才能创造出与时代同步中药材商品包装。另一方面，设计本身应具备科学的便利性，这是保护消费者利益的要求，无论是在药品的使用上，还是对包装本身而言，都是应当遵从的原则。

2. 审美性 现代包装装潢设计应顺应时代美学观点，创作出具有现代美、健康美的作品。中药材包装的装潢设计长期以来缺少创意，简单的几何图形拼凑、中草药形象的机械挪用，已经成为一种定式。中药材的包装装潢设计不应只是程式化的过程，而应该是艺术形式的体现。既要从传统文化中吸取精华，又要体现现代设计特征，才能创造出丰富多彩的包装设计形式，从而体现包装设计的内涵。

3. 适应性 目前商品的全球流通已经成为一种趋势，中药材也不例外。作为促进药品销售的包装装潢设计，国内与国外在适应性设计上还存在着差距，如儿童、老年人使用安全提示、文字编排中普遍缺乏中英文对照、对色彩的认识有所偏差等。不同的民族、国家；不同的文化特征和社会背景都会使药品的使用者产生不同的喜好和认识，进而影响到他们的消费心理。为顺应这些需要，药品包装的装潢设计也应当及时转变设计思维，在适应国内消费的同时，还要考虑到适应国外消费者的欣赏习惯，设计出国内外通用的包装。

四、中药材商品包装的分类

常见的商品包装的分类和包装种类如下。

（一）按商业经营习惯分类

1. 内销包装 是为适应在国内销售的商品所采用的包装，具有简单、经济、实用的特点。

2. 出口包装 是为了适应商品在国外的销售，针对商品的国际长途运输所采用的包装。在保护性、装饰性、竞争性、适应性上要求更高。

（二）按流通领域中的环节分类

1. 小包装 是直接接触商品，与商品同时装配出厂，构成商品组成部分的包装。商品的小包装上多有图案或文字标识，具有保护商品、方便销售、指导消费的作用。

2. 中包装 是商品的内层包装，通称为商品销售包装。多为具有一定形状的容器等。它具有防止商品受外力挤压、撞击而发生损坏或受外界环境影响而发生受潮、发霉、腐蚀等变质变化的作用。

3. 外包装 是商品最外部的包装，又称运输包装。多是若干个商品集中的包装。商品的外包装上都有明显的标记。外包装具有保护商品在流通中安全的作用。

（三）按包装形状和材料分类

以包装材料为分类标志，商品包装可分为纸类、塑料类、玻璃类、金属类、木材类、复合材料类、纺织品类、其他材料类等包装。

（四）按防护技术方法分类

以包装技法为分类标志，商品包装可分为贴体、透明、托盘、开窗、收缩、提袋、易开、喷雾、蒸煮、真空、充气、防潮、防锈、防霉、防虫、无菌、防震、遮光、礼品、集合包装等。

第二节 商标与标识

一、商标的概念

商标是商品生产者或服务提供者在其商品或服务上采用或注册的，能够与他人的商品或者服务区别开来的标志。经国家核准注册的商标为“注册商标”，受法律保护。《中华人民共和国商标法》第八条规定：“任何能够将自然人、法人或者其他组织的商品与他人的商品区别开的可视性标志，包括文字、图形、字母、数字、三维标志和颜色组合，以及上述要素的组合，均可以作为商标申请注册。”

中药材作为一种在市场上流通的商品，中药材商标亦属于商标的一种，可以申请注册。例如，2009 年吉林省参业协会通过国家工商行政管理总局商标局注册了“长白山人参”的商标，用于证明“长白山人参”的特定品质。吉林省参业协会是“长白山人参”商标的所有人，对该商标享有专用权。从此，“长白山人参”的注册商标就成为了吉林省开展特色中药材品牌推广工作的法律保障。

二、商标的作用

1. 识别不同的商品生产者或经营者 商标一经注册，其注册人就享有商标专用权。假冒、仿造、伪造商标都是违法行为。

商标最重要、最本质的作用是区别不同的生产者、经营者。在市场经济条件下，每一种商品都有很多的生产者或经营者，不同的生产、经营者生产、经营的商品质量是不同的，商标的使用使商品与其生产厂商一一对应，便于消费者借助商标选购商品。

2. 保证商品质量及质量监督管理 商标是特定商品的组成部分，代表了特定商品、特定质量和企业的信誉。商标使用人应对使用其商标的商品质量负责，因此，企业只有不断提高商品质量才能保证企业的信誉，维护商标良好的形象，确保企业在市场中的优势地位。工商行政管理部门可以通过商标管理，监督商品质量，保护消费者权益。

3. 有利于形成平等的市场竞争 商标是厂商信誉、商品质量的标志，消费者依据商标选择商品，有利于维护厂商的信誉和经济利益，促进企业的平等竞争。有利于优势企业开拓新的市场，提高市场占有率。

4. 美化和宣传商品 商标是商品与商品包装的重要内容。构思巧妙、立意深刻、意趣盎然的商标可以给人以美的感受，起着美化商品的作用。商标是商品的脸面，利用商标宣传商品言简意赅、记忆深刻，能够迅速提高商品的知名度，有利于宣传商品。

5. 中药材商标的作用 中药材商标的作用多体现在道地药材的保护上。道地药材是指一定的药用生物品种在特定环境和气候等诸因素的综合作用下，所形成的产地适宜、品种优良、产量高、炮制考究、疗效突出、带有地域性特点的药材。近几年来，国内借鉴韩国的“高丽参”的经验，将“地理标志”保护制度和商标制度组合利用，通过申请注册“原产地证明商标”来区别其来源和保障其质量，同时使一些质量优良的中药材创出名牌，某些药材也成为国家专卖品，以有效地占领市场，创造效益。如云南文山的三七、浙江磐安的白术、广西永福的罗汉果等特色中药材都申请注册了商标。

三、商标的分类

商标的分类方法很多，可以按照商标的结构、用途以及商标信誉进行分类。

1. 按商标的结构分类 商标按其结构可以分为文字商标、图形商标和图文综合商标。

2. 按商标的用途分类 按商标的用途可分为商品商标、服务商标、集体商标和证明商标。

商品商标是商标使用者在其生产、经营的商品上使用的商标；服务商标是商标使用者在其提供的服务项目上使用的商标；集体商标是指以团体、协会或其他组织名义注册，供该组织成员在商务活动中使用以及作为在该组织中成员资格的标志；证明商标是指由对某种商品或服务具有监督能力的组织所控制，而由该组织以外的单位用于其商品或服务，用以证明该商品或服务的原产地、原料、制造方法、质量或其他特定品质的标志。中药材商标多属于证明商标，如云南昭通的天麻、甘肃陇西的黄芪、宁夏盐池的甘草等等。

3. 按商标信誉分类 商标按其信誉可以分为普通商标和驰名商标。

驰名商标需经工商行政管理部门认定。认定驰名商标从商标的认知程度，商标使用的持续时间，商标宣传工作的持续时间、程度和地理范围等因素来考虑。驰名商标在国内外受到严格保护。只有极少数知名中药材商标被认定为中国驰名商标，如福建柘荣的太子参。

四、商标的设计原则

1. 商标的设计应符合法律规定 国家制定的《商标法》，是进行商标设计的重要依据。在设计商标时，必须严格遵守《商标法》的相关规定，如《商标法》规定下列标志不得作为商标使用。

（1）同中华人民共和国的国家名称、国旗、国徽、军旗、勋章相同或者近似的，以及同中央国家机关所在地特定地点的名称或者标志性建筑物的名称、图形相同的。

（2）同外国的国家名称、国旗、国徽、军旗相同或者近似的，该国政府同意的除外。

（3）同政府间国际组织的名称、旗帜、徽记相同或者近似的，但经该组织同意或者不易误导公众的除外。

（4）与表明实施控制、予以保证的官方标志、检验印记相同或者近似的，但经授权的除外。

（5）同“红十字”、“红新月”的名称、标志相同或者近似的。

（6）带有民族歧视性的。

（7）夸大宣传并带有欺骗性的。

（8）有害于社会主义道德风尚或者有其他不良影响的。

对于销往国外的产品，商标还应符合产品所销国家的法律规定。

2. 商标要的设计具备显著性特征 商标的首要作用就是区别同类商品、企业或劳务。商标要和使用的商品或服务的特点相符合，只有体现商品特色的商标，才能对消费者产生吸引力；同时每一种商品，都有自己的特点和用途，设计商标时，还要考虑这些特点和用途，以免产生不良的效果。商标的特殊性质和作用，决定了商标应具备各自独特的显著性特征，不可以雷同。

3. 商标的设计应与目标市场相适应 商品的商标必须与企业的目标市场相适应，包括商品的名称、图案、色彩、发音等都要考虑目标市场的风俗习惯、审美观、价值观、语言等方面的要求，这样设计出来的商标，才能被消费者所接受。

4. 商标要具有审美性 商标设计必须符合艺术法则，充分表现其美观性，并适合大众的审美心理。由于商标设计的艺术形式和社会功能的不同，因此它的思维方法、表现手段、艺术语言和审美观点等都不同于一般艺术创作。商标审美的最大特征是简洁、易读、易记。

五、中药材商品包装标识

为了便于商品的流通、销售、选购和使用，在商品包装上通常都印有某种特定的文字或图形，用以表示商品的性能、储运注意事项、质量水平等含义，这些具有特定含义的图形和文字称为商品包装标志。它的主要作用是便于识别商品，便于准确迅速地运输货物，避免差错，加速流转等。

《中药材生产质量管理规范（试行）》第三十六条规定："在每件药材包装上，应注明品名、规格、产地、批号、包装日期、生产单位，并附有质量合格的标志"。中药饮片的包装必须印有或者贴有标签，标签必须注明品名、产地等中药材信息，实施批准文号管理的中药饮片还必须注明批准文号。而且毒性、麻醉性、贵细药材还应特别贴上相应的标记。

另外，根据《国家林业局、国家工商行政管理总局关于对利用野生动物及其产品的生产企业进行清理整顿和开展标记试点工作的通知》（林护发［2003］3 号）等有关规定，使用"中国野生动物经营利用管理专用标识"。"中国野生动物经营利用管理专用标识"由固定的图形文字组合和产品标注两部分组成。固定的图形文字组合包括：雄性梅花鹿头、地球及环绕轨迹，英文字母 CNWM 和"中国野生动物经营利用管理专用标识"字样。鹿头代表以梅花鹿为主的人工培育资源健康快速发展，地球表示资源保护和发展是全球的共同责任，环绕轨迹表示野生动物资源的可持续发展。产品标注内容包括：产品中英文名称、所含主要野生动物成分拉丁学名和专用标识编码。"中国野生动物经营利用管理专用标识"图样见图 7 -1。

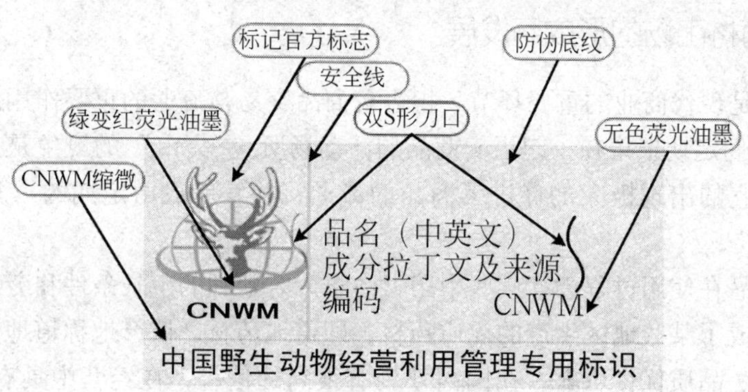

图 7 -1　2006 年版标识图样

第八章　中药材商品经营及国际贸易

商品经营是指商业企业通过一定购销形式和流转环节将商品从生产领域转移到消费领域的经济活动。它是商业企业一切经济活动的中心，是商品实体运动和商品价值实现的统一。商品经营行为应当是为牟取利润而进行的活动。这种活动通常是直接牟取利润，例如一个工厂、一个商店的活动等等；也可能是间接地牟取利润，例如企业做广告是付出（广告成本），但它这种付出是为了争取更多的客户。

第一节　中药材商品市场与经营企业

中药材商品是一种特殊的商品，它不但有普通商品的经营形式，还具有医药市场的特殊属性。要求经营企业必须在国家相关政策指导下，根据国家计划任务、市场需求状况及企业自身的需求，在国家指定中药材专业市场对企业的经济活动进行合理的策划、设计与安排，完成中药材商品的分配和交换活动。

一、中药材市场的形成与发展

专业市场是现代商业的重要环节，担当着商品交易与流通的重要作用。市场起源于“集市”。即人们定期聚集在一起买卖商品的活动场所。“集市”的诞生是人类商业行为的一大进步，它的出现极大的促进了商品的流通，并发展成由定期的“集市”到固定场所的“市场”。

中药材商品在使用过程中，某些中药材由于天时地利的生长条件和劳动人民的精心培育，逐渐形成了某些地区生产的优质药材，即道地药材，该产地称道地产区。这些中药材货真价实、品质优良可靠，在国内外具有很高的信誉，在经营中具有很强竞争力，因而形成了较大的商品规模。“道”是古代行政区划名，如唐代将全国分为关南道、河东道等 10 余道。在道地药材形成的基础上逐渐形成了各地区道地药材的集散地，并发展成各地区的药材交易市场，简称“药市”。这些传统集散地的形成大多还得益于名医和药王的影响、便利的交通以及集市庙会的群众基础。如安徽亳州就是名医华佗的故乡，河北安国盛产祁白芷、河南禹县产禹白附，河南百泉、江西樟树每年举行大型的药材交易庙会。药市是我国道地药材交易最集中、成交额最大的地方。20 世纪 70 年代已形成了传统的五大药市，即河北安国、安徽亳州、江西樟树、河南百泉、河南禹县。后来又相继出现了湖南邵东、广州清平、广西玉林、成都荷花池、西安康复路等十大药市。20 世纪 90 年代全国中药材市场迅速发展，多达 110 多个，这些药材市场大多不规范。为规范中药材专业市场经营行为，1996 年国家中医药管理局、原医药局、原卫生部和国家工商行政管理局联合下发了《整顿中药材专业市场标准》的通知。经检查、验收、批准，在传统药市的基础上，经工商行政管理部门核准登记的专门经营中药材的专业市场共有 17 个。全国形成了一批有影响的中药材专业市场，其中大多建立了现代化的交易管理电子信息系统。

国家中医药管理局和各级医药生产经营行业主管部门依法对中药材专业市场实行行业管理，各级卫生行政部门依法对中药材专业市场实行质量监督管理，各级工商行政管理部门依法对中药材专业市场实行市场监督管理。

二、中药材商品经营的特点

商品使用价值是由商品自身的属性所决定的，商品属性构成了商品使用价值的物质基础。中药是防治疾病的物质，属于特殊商品，经营者必须严格遵守《中华人民共和国药品管理法》等相关规定，对于质量不合格的假冒伪劣药品不得收购、经营和使用，严格中药商品的质量管理制度，以保障临床用药的安全与有效。中药材商品经营具有如下特点。

1. 中药质量的特殊性主要是其价值和使用价值集中体现为防治疾病。中药作为特殊商品，其质量涉及安全性、有效性和稳定性三个关键性问题。质量合格的中药，可以用于防治疾病和卫生保健；质量不合格的中药，不但误病还能害人。所以说中药质量不合格，就不具有使用价值。

2. 特殊时期其社会效益重于经济效益。中药商品的经营活动与医疗卫生工作密切相关，所以当遭遇特大疫情和灾情时，中药材商品经营的社会效益重于经济效益。经营的品种和数量取决于临床需要，要根据医疗和保健需求信息组织货源、生产和储备。

3. 中药材绝大多数来源于自然界的植物、动物和矿物，品种繁多，商业管理具有一定的专业性和复杂性。

4. 药材的加工炮制和生产工艺独特，含有的药效物质具有自然属性，副作用较小，合理使用不易造成药源性疾病。

5. 传统的野生药材资源逐渐匮乏，人工栽培和养殖的药用动、植物品种逐渐增多，加之药材炮制和中成药生产技术水平较低、质量标准不完善，导致了中药商品的质量不稳定，应逐渐实现标准化生产和质量标准化管理。

6. 在一般的市场里，商品价格的变动会引起需求反方向变动。人们通常把价格变动的比率所引起的需求量变动的比率叫做商品的需求弹性。当需求变动的比率小于价格变动的比率时，称为需求缺乏弹性。中药材是需求缺乏弹性、价格为钢性需求的特殊商品。因为只要需要，患者不会因中药材的价格低廉而多吃，也不会因价格高而不治病。所以价值规律在对药材市场的调节作用不是绝对的。

三、中药材专业市场

中药材专业市场是指经国家中医药管理局、原卫生部和国家工商行政管理局批准，并在工商行政管理部门核准登记的专门经营中药材的集贸市场。国家中医药管理局和各级医药生产经营行业主管部门依法对中药材专业市场实行行业管理。各级食品药品监督管理部门依法对中药材专业市场实行质量监督管理。各级工商行政管理部门依法对中药材专业市场实行市场监督管理。为严格规范管理中药材专业市场，1996 年国家中医药管理局、原国家医药管理局、原卫生部、国家工商行政管理局根据《国务院关于进一步加强药品管理工作的紧急通知》联合制定了《整顿中药材专业市场标准》。因此中药材专业市场审批严格按上述标准执行。

（一）申请开办中药材专业市场需具备的条件

1. 设立中药材专业市场，必须依据国家中医药管理局的总体规划，建在中药材主要品种的集中产地和传统中药材集散地，交通便利，布局合理。

2. 设立相应的市场管理机构，其组成人员要有中药材专业技术人员，即主管中药师以上技术职称的人员或经县级以上药品生产经营行业主管部门和卫生行政部门认定的有经验的老药工。

3. 须有与经营规模相适应的质量管理机构和符合要求的质量检测人员，配备规定的基本检测仪器、设备。或直接由中药材专业市场所在地县以上食品药品监督管理部门负责质量监督管理。

4. 具有与经营中药材规模相适应的营业场所、设备、仓储设施和卫生环境。

（二）中药材专业市场中对固定门店的企业和个体工商户要求

1. 必须依照法定程序取得《药品（中药材）经营企业合格证》《药品经营企业许可证》和《营业执照》，证照齐全者方可进入中药材专业市场经营。

2. 申请在中药材专业市场租用摊位从事自产中药材销售的经营者，必须经所在中药材专业市场管理机构审查批准后，持有临时《营业执照》，方可经营。

3. 在中药材专业市场经营中药材必须做到：统一挂牌或贴标签，标明品名、规格、产地、价格，品名要采用国家药品标准名称；要有符合规范要求的包装，要有齐全、完善的进货记录和销售记录；计量器具要符合标准，并有定期校验标记。

4. 中药材专业市场严禁下列药品进行交易：中成药、化学原料药及其制剂、抗生素、生化药品、放射性药品、血清疫苗、血液制品和诊断药品。需要经过炮制加工的中药饮片（原卫生部、国家中医药管理局另有规定的除外）。罂粟壳、28 种毒性中药材品种；国家重点保护的 42 种野生动植物药材品种（家种、家养除外）；国家法律、法规明令禁止上市的其他药品。

（三）中药材专业市场

按国家中医药管理局、原国家医药管理局、原卫生部、国家工商行政管理局联合颁发的《整顿中药材专业市场标准》，正式批准的我国中药材专业市场共有 17 家。

1. 安徽亳州中药材专业市场 亳州市位于安徽西北部，面积 2226km^2，人口 130 万。亳州具有得天独厚的地理、气候条件，使得该地物产丰富，经济发达，有传统的中药材种植习惯，种植中药材 130 余种，亳白芍、亳菊、紫苑、天花粉、桑白皮等都驰名中外。加上神医华佗遗风经久不衰，名医、药师辈出，使该市场中药材的吞吐量巨大，位居全国各药材市场的前列。

1994 年，亳州建成一座大型的中药材交易中心。中心占地 26.7 万 m^2，交易大厅 3.2 万 m^2，有 6000 多个经营摊位。办公主楼建筑面积 7000 多 m^2，内设中华药都办公机构、中华药都信息中心、交易大厅电视监控系统、大屏幕报价系统、优质中药材种子种苗销售部、中药材种苗检测中心、中药材饮片精品超市等。目前亳州中药材日上市量高达 6000 吨，上市品种 2600 余种，日客流量约 5 万～6 万人，中药材年成交额约 100 亿元。亳州中药材交易中心的形成，带动和促进了亳州市中药材产业化的发展。目前亳州约有 4 万 m^{2}土地种植中药材，50 万人从事中药材的种植、加工、经营及相关第三产业。

2. 河北安国中药材专业市场 安国古称祁州，位于北京、天津、石家庄三大城市腹地，北距北京 200km，东距天津 240km，南距石家庄 110km。全市总面积 486km^2，人口 37 万。药业兴旺发达源于宋朝，兴于明朝，盛于清朝。药材加工和种植在我国药业发展史上占有重要地位，在全国乃至东南亚地区具有较大影响，素有“药都”和“天下第一药市”之称。安国产生了成千上万的药材经纪人，以及与药业经营相适应的其他行业，最终成为全国药材总汇之地。安国的黄芪饮片加工久负盛名，并名扬海内外。著名刀切饮片堪称一绝，如“云片鹿茸”、“百刀槟榔”、“蝉翼清夏”等。

1993 年，安国投资 6 亿元，建成了一座现代化的中药材专业市场——东方药城。药城建筑面积 60 万 m^2、占地 33 万 m^2，上市品种 2000 多种，日吞吐量超 300 吨，年成交额 20 亿元，被誉为“华夏珍药荟萃之区，举步走遍九州之地”。近年来，药业开发正向更深层次、更广阔的领域发展，已开发出一大批中成药、药酒、药茶、药枕等药材精深加工项目。

3. 河南禹州中药材专业市场 禹州地处中原，为中医药发祥地之一，有“药不到禹州不香，医不见药王不妙”之说。春秋战国以来，神医扁鹊、医圣张仲景、药王孙思邈都曾来禹行医采药、著书立说。药王孙思邈死后葬于三峰山南坡，“落户”禹州，为禹州的药都地位增添了不少灵性。自唐朝，禹州始有药市，到明朝初期已成为全国四大药材集散地之一。禹州药市形成后，历史上各地客商结帮赴会，经营不同品种的药材，逐渐形成了不同的帮口，即“十三帮”：关东帮、陕西帮、山东帮、山西帮、古北口帮、京通卫帮、西北口帮、广帮、宁波帮，江西帮、亳州帮、怀帮、彰武帮等。禹州因加工技艺精湛，也是药材分装加工地。其药械、药具种类齐全，禹州的药臼、药擂碗、药碾槽、药戥子、药轧刀等，都以其独特的工艺、良好的性能，深受各地中药生产厂家、药店和药商的欢迎。如“小禹州药刀”，该刀近满月形，刀刃锋利，刀口严实，用它切制槟榔，可切成 270 片。禹州药市于乾隆年间达到鼎盛，居民十之七八以药材经营为生，可谓无街不药行，处处闻药香。到清末民初由于战乱而逐渐萧条。改革开放以来，禹州药市又开始恢复，并迅速发展到200余家商户。1990年10月1日“禹州中药材批发市场”建成并投入使用。目前，全市已有药商300余户，从业人员2000人以上，经营品种2600余种，年成交额达2亿~3亿元。1999年底禹州药市“中华药城”建成并正式投入使用，它占地20万m^2，投资亿元，可容纳商户5000多家，是一个多功能现代化的中药材大型专业市场。

4. 成都荷花池中药材专业市场 该药材市场由荷花池市场药材交易区和五块石中药材市场合并而成。成都有灿烂的中医药文化。据历史记载，因交通方便，唐代成都就有药市，而且非常繁荣。世代相继，经久不衰。四川是全国中药材主要产区之一，也是我国药材最大主产区，产量居全国之首。该药市以经营川产药材为主，如川贝母、川连、虫草、川芎、川乌、附片、麦冬等，另有许多四川本地医生习用的草药上市交易，如川射干、川菟丝子等。在常用的600多味中药中，川产药材占370多种。因此，自古就有“天下有九福，药福数西蜀”之说。

现在该市场设在荷花池加工贸易区内，占地30万m^2，中药材交易区占地近5.5万m^2，有营业房间、摊位3500余个。市场经营的中药材品种达1800余种，其中川药1300余种，年成交量达20万吨。工商、卫生药检、动植物检疫部门驻场监督管理。

5. 江西樟树中药材专业市场 樟树位于原江西省清江县境内，相传因盛产樟树而得名。该地草木繁盛，盛产药材。后汉三国时代开始建立“药圩”，从事中药材生产、经营和加工炮制已有1700多年历史。炮制药材“遵肘后，辨道地”，质量考究，被称为我国南方的“药都”，素有“药不过樟树不齐”、“药不过樟树不灵”之说。药材加工炮制技术精湛，樟树镇中药饮片的切制工艺，不仅花样繁多，而且极其精美，如“白芍飞上天”、“槟榔不见边”、“半夏鱼鳞片”、“桂枝瓜子片”、“肉桂薄肚片”、“黄柏骨排皮”和“甘草柳叶片”，将枳壳去瓤后压扁切片、麦冬抽去心后“三刀切四片”翻成一条船等等。这些饮片不仅外观精细好看，而且与水的接触面大，成分易于煎出。

现在江西樟树中药材专业市场位于樟树城区西侧，沿105国道500m布局，向纵深规划发展。目前樟树市场占地17万m^2，市场总建设面积18.5万m^2，交易大厅6000m^2，其中店面5.8万m^2，仓储7万m^2。目前，樟树已成为一个大型中药材专业市场。

6. 广州清平中药材专业市场 该药材市场是我国南方重要的中药材交易市场之一，是海内外药商云集之地和中药材进出口重地。广州清平药市南段改建后，新建药材经营大楼，首层和二层为药材市场，首层全部为高级滋补药材，一年四季均显繁华。全国道地药材单项经营的直销招牌，如春砂仁、田七、青天葵、怀山药、枸杞子、天麻、雪蛤膏、吉林红参以及美国花旗参、高丽参等道地、名牌高级保健滋补品牌琳琅满目，内外客商云集采购。在出口方面，广州清平药市与有一定规模的专业出口公司有常年的业务合作，为海外客商提供完善的采购、仓储、加工、包装、运输、报关等出口配套服务，业务遍及香港、台湾、美国、马来西亚、澳洲等国家和地区。

7. 湖南邵东廉桥中药材专业市场 该药材市场坐落于湖南省邵东县廉桥镇，东邻长沙，西毗市府邵阳，南靠衡阳，北接娄底。娄邵铁路、320 国道穿镇而过，邵东机场距市场不足 30km，有“南国药都”之称。廉桥属典型的江南丘陵地形，土地肥沃，雨量充沛，老百姓自古习种药材，品种达 200 种。其中丹皮、玉竹、百合、桔梗味正气厚，产量质量均居全国之首。廉桥药市源于隋唐，相传三国时期蜀国名将关云长的刀伤药即采于此地。此后，每年农历 4 月 28 日，当地都要举行“药王会”借以祈祷“山货”丰收。改革开放以来，邵东县由昔日传统的药材集贸市场发展成现代化大型专业市场。药市现拥有国有、集体、个体药材货栈 1000 多家，从业人员 5000 余人，经营场地 13340m^2，经营品种 1000 多种，集全国各地名优药材之大成，市场成交活跃。近几年，年成交额在 10 亿元以上。

8. 湖南岳阳花板桥中药材专业市场 该药材市场位于岳阳市岳阳区花板桥路、金鹗路、东环路交汇处，距 107 国道 5km，火车站 2km，城陵矶外贸码头 8km，交通十分便利。市场于 1992 年 8 月创办。市场占地 8.2 万 m^2，计划投资 1.6 亿元，现已投资 5800 万元，完成建筑面积 5.5 万 m^2。市场现有来自全国 20 多个省、市的经营户 480 多户，年成交额近 3 亿元。1998 年，市场进一步扩建和完善，扩建面积 8 万 m^2，目前可容纳客户 1500 户，年成交额可超 8 亿元。

9. 山东鄄城舜王城中药材专业市场 该药材市场地处鲁西南大地，位于古黄河南岸，南邻牡丹之乡菏泽市，东接旅游胜地水泊梁山。舜王城即为舜的出生地，市场因此而得名。该市场自 60 年代自发形成初具规模，已有 30 余年的历史。改革开放以来，舜王城中药材市场逐步繁荣兴旺。现已成为山东省唯一的药材专业市场。市场占地面积 6.6 万 m^2，交易大棚面积 4000m^2，营业门市面积 4100m^2，库房面积 1600m^2，可同时容纳固定摊位 2000 多个。目前，该市场日上市中药材 1000 多个品种，20 余万 kg，日均成交额 130 多万元，年经销各类中药材 5000 万 kg，年成交额 3 亿多元。全国 20 多个省市及韩国、越南、日本、香港、台湾等国家和地区的客商经常来此交易。目前，全县拥有大规模的中药材生产基地 7 处，种植面积 6666.7 万 m^2，生产品种 100 多个，年产各类中药材 2500 万 kg。一些优质地产中药材如丹皮、白芍、白芷、板蓝根、草红花、黄芪、半夏、生地、天花粉、桔梗等享誉海内外。

10. 重庆解放路中药材专业市场 该药材市场地处重庆市主城区渝中区解放西路，东距重庆港 2km，西距重庆火车站和重庆汽车站 1.5km，北邻全市最繁华的商业闹市区解放碑。重庆中药材专业市场由原渝中区储奇门羊子坝中药市场和朝天门综合交易市场药材厅合并而来。原场地狭小、规模不大，1993 年底，市场迁入现址。

11. 广东普宁中药材专业市场 普宁市位于广东省潮汕平原西缘，闽、粤、赣公路交通枢纽，面积 1620km^2，人口 160 万，是岭南著名的“侨乡”、“果乡”和重要商品集散地。普宁旅居海外侨胞 120 多万人，是中国青梅、蕉柑、青榄之乡。普宁的专业市场闻名全国，吸引了全国各地乃至周边国家成千上万商家，货运专线直达全国 120 多个城市。

12. 广西玉林中药材专业市场 该药材市场位于玉林市中秀路，市场占地 2 万 m^2，建筑面积 17500m^2。目前，市场内约有经营户 1000 多户，从业人员 3000 多人，经营品种达900多种，市场年成交额5亿。玉林市中药材专业市场是我国西南地区传统的中药材集散地，药材购销辐射全国，转口远销港澳并与东南亚地区药材市场连结购销网络。

13. 湖北蕲州中药材专业市场 蕲州位于长江中游北岸，是蕲春县最大的工业基地和商品集散中心，总面积54.45km²，其中城区面积6.7km²，总人口6.2万人。蕲州始建于北周，为历代州、郡、府、县所在地，是我国明代伟大的医药学家李时珍的故乡。1994年蕲州被省政府批准为省管医药经济开发区，建有较大药材交易市场。蕲州历史上四大蕲药蕲龟、蕲竹、蕲蛇、蕲艾名扬天下。

14. 云南昆明菊花园中药材专业市场 该药材市场位于昆明市东郊路，始建于1991年，是云南省唯一一家中药材专业市场。2003年进行搬迁和改建，建成了具有新时代特色，又有仿古建造结构的菊花园中药材专业市场。市场内现有经营商户300余家，经营中药材4000余种，担负着云南省80%以上的中药材收购、储藏和批发全国各地的重任，年贸易额可达10亿元人民币。

15. 西安万寿路中药材专业市场 该药材批发市场位于西安市东大门万寿北路，西渭高速公路出口，西安火车集装箱站旁边。新中国成立前，西安一直就是我国重要药材集散地，多年来，以其优越的地理位置、热情周到的服务、灵活的经营方式，吸引了大批外地客商，成为全国驰名的药材集散中心。20世纪80年代初，原东天桥农贸市场有少量药材购销，以后相继有农民出售当归、党参、天麻、白术等药材。到1983年末，市场飞速发展，交易剧增，市场原有场地已无法容纳商户。1984年5月，东天桥农贸市场迁址康复路，40余户购销中药材的个体摊点也随之迁往。到了90年代初，由于康复路药材市场发展很快，规模愈来愈大。为了适应需要，国家将药市迁到万寿路。该市场始建于1991年12月，建筑面积14591m²，有固定、临时摊位500余个，市场经营品种达600多种，日成交额50多万元。现在，西安药材市场已经发展成为营业面积45万m²，有固定、临时摊位1500余个，市场经营品种达1600多种，日成交额150多万元。其销售辐射新疆、甘肃、兰州、青海、宁夏及周围市县。

16. 甘肃兰州市黄河中药材专业市场 甘肃是全国四大药材主产区之一。全省共有中药材1540余种。甘肃的当归、党参、大黄的年产量分别占全国总产量的90%、30%和40%。该市场1994年8月建立于安宁黄河大桥北，2001年，为进一步完善市场体系，扩大市场的经营规模而扩建。目前，市场经营的中药材品种达2400种。这个交易平台，既解决了药品生产厂家的原料问题，又解决了省内药农的销售难问题，是甘、宁、青、新四省区唯一的国家级药市。

17. 黑龙江哈尔滨三棵树中药材专业市场 该药材市场位于哈尔滨市太平区，市场新楼按现代规模、现代化市场设计，布局合理，交通便利。市场建筑面积2.3万m²，共四层，可容纳商户近千户，内设中草药种植科研中心、电子商务网络中心、质检中心、仓储中心及商贸服务、银行等配套机构和设施。该药材专业市场始于2003年，由黑龙江省齐泰医药股份有限公司投资兴建，是东北三省唯一的中药材专业市场，经多年建设发展，已成为我国北方中药材经营的集散地。

此外甘肃陇西文峰中药材专业市场也比较活跃。陇西历史上就是西北物资集散地，素有陇中码头之称。1992 年，陇西县创建了文峰经济开发区，建成了占地 13.3 万 m^2，累计建筑面积近 10 万 m^2的文峰中药材综合交易市场，市场规模和设施雄居西北之首，成为集产地、销地和集散地为一体的综合性市场，被誉为党参、当归等西北地产药材最大集散地。市场经营各类中药材多达 600 余种，辐射全国 20 多个省市，当归、党参、黄芪、甘草出口海外 10 多个国家和地区，近年市场各类药材吞吐量近 10 万吨。

四、中药材商品经营企业

中药材商品的经营是通过中药商业企业的经营活动来实现和完成的。中药材商业企业的基本职能是在中药材商品的流通中起媒介作用，它包括医药系统的各级中药专业经营和兼营企业。中药材商品经营企业首先要按照 ISO 9000 国际标准质量控制和质量管理系统，实施全面的质量管理，按照 GAP 和 GSP 要求组织中药材的种植（或养殖）和经营，以确保产品质量。中药材经营活动要求企业必须持有商业药品经营许可证、企业营业执照和既有专业知识又懂商业经营的执业中药师。且严禁经营假劣药材。

中药材商业企业按照生产资料所有制、经营范围和经营方式不同可分为多种类型，每种类型的企业都有特殊的经营特色和管理方式。中药材商业企业按照生产资料所有制的性质分为国有、集体和民营企业。国有企业在中药材商品流通领域中占主体地位，在多种经营形式、经济方式和多种流通渠道并存的流通体系中，它担负着中药材商品流通的主要任务并发挥着主导作用。按照经营方式可分为专营、代营、联营企业，联营中药商业企业是商业与商业之间、工商之间、农商之间在自愿互利的基础上建立的经济联合体，其主要形式有中药材集团公司和中药连锁经营店。按照商品流通过程中的地位和作用，通常将其分为批发、零售、批零兼营、行栈等。

1. 中药材批发企业　中药材批发企业是中药生产和销售的桥梁，它从生产单位或其他部门购进、调拨药品，批量供给零售企业、医疗单位、下一级批发企业，或供应生产企业作为生产中成药及饮片的原料，是基本业务的经济组织实体。中药材批发企业的主要任务是：进行市场调查和预测；根据医疗保健的需要，帮助生产者安排和落实生产任务，做好原材料的收购和供应，促进和引导中药材商品生产的发展；根据国家的方针政策，合理组织中药商品的分配、调拨或供应；适应市场的需要，合理储存商品并做好养护工作。中药材批发企业按其业务的范围一般分为省（市）批发企业和县（市）批发企业。

2. 中药材零售企业　中药材零售企业是中药商品流通领域的终点，销售对象是消费者。中药材零售企业具有规模小、销售数量零星、交易次数频繁等特点。它的基本任务是：研究中药市场供应的情况，积极组织适销对路的药品，反馈消费者的意见；满足人们医疗保健的需要，为生产部门提供市场信息；严格遵守药政管理法规，保证投药准确和用药安全；文明经营，不断提高服务质量。

五、中药材商品市场的调查与预测

市场调查和预测是调查和预测市场的行情、方向、了解竞争同行优势、为企业投资、规划和开拓市场提供信息。中药材商品企业为了自己的产品在市场上具有竞争力，又要保证用药安全和有效，就必须树立市场观念，搞好市场预测，在实施市场策略的同时，特别注意建立市场信息传递与反馈系统，了解质量信息和用户的需求信息，做出正确的决策，不断为社会生产提供质量可靠的中药材。中药材市场流通一般经过采购、运输、储存和销售 4 个重要环节，其中，购与销在流通中起主导作用，运与储是购销的辅助条件。为保障中药材商品能够保证医疗市场的需要，中药材商品经营企业必须做好中药材商品市场的调查与预测。

中药材商品市场的调查与预测主要包括市场容量、市场规模、市场集中度、区域市场、渠道市场、上下游产业链、价格传导机制、市场竞争格局调研、品牌市场占有率、价格预测和发展趋势预测等。另外还要对关键用户需求、用户购买行为、潜在客户、影响用户购买因素、用户购买习惯、产品消费细分群体、用户品牌认知度和药材需求等进行分析。

第二节　中药材价格

任何商品都具有价值和使用价值，商品的价值可以通过价格得以体现。中药材商品的价格可以按管理形式和流通过程来分类。按照中药价格管理形式可分为政府定价、政府指导价和市场调节价；按照中药商品流通的过程可分为收购价格、调拨价格、批发价格和零售价格。

一、中药材价格制定的依据与原则

《药品管理法》对药品的价格专门设定了管理条文，第五十五条规定："依法实行政府定价、政府指导价的药品，政府价格主管部门应当依照《中华人民共和国价格法》规定的定价原则，依据社会平均成本、市场供求状况和社会承受能力合理制定和调整价格。"《中华人民共和国价格法》就是为了规范价格行为，发挥价格合理配置资源的作用，稳定市场价格总水平，保护消费者和经营者的合法权益，促进社会主义市场经济健康发展。

《药品价格管理暂行办法》和《药品价格管理暂行办法的补充规定》对进一步加强药品价格管理，规范药品价格秩序，合理调整药品资源配置和药品结构，控制市场价格混乱状况作出了明确的规定。国家计委下发的《关于政府定价不再公布出厂价、批发价的通知》，明确规定政府定价只制定公布零售价。药品零售单位不得突破政府制定的零售价格销售。《国家计委定价药品目录》按通用名称制定各剂型、各规格品种的价格。《药品政府定价办法》对政府定价原则、药品零售价格的制定和有差别的销售费用、利润率及流通差价作了明确规定。

二、中药材价格的分类与作用

1. 收购价格　收购价格是指中药材收购者向农民收购中药材的价格。中药材收购价是中药材进入流通领域的第一个价格，是中药材调拨价格、批发价格、零售价格的基础。中药材收购价格是中药市场消费品销售价格的基础，它不仅决定着直接投入市场或经过简单加工后进入市场的中药饮片及中成药的销售价格，也在很大程度上决定着以中药材为原料的中药的出厂价格和销售价格。根据国家现行政策规定，药材收购价格按照各类药材的不同情况，分别实行全国一价、全省一价、片价和一县一价的原则。

2. 批发价格　批发价格是指开展批发业务的中药材经营企业，向购买一定数量商品的医疗单位或个人出售中药材的价格。批发价格一般在中药材收购价格与零售价格之间，其价格水平受收购价格的制约，对市场零售价格水平有着决定性作用。

3. 零售价格　是指销售给最终用户的价格。由于零售价格直接面对消费者，关系到国家利益和广大消费者的利益，所以，是价格体系中政策性最强的价格。

4. 调拨价格　指中药材经营商业系统内部批发企业之间组织商品流通时的结算价格，反映商业采购批发企业之间的交换关系，是“封闭市场价格”的一种形式，而“封闭市场价格”是指买卖双方在一定的约束条件下形成的价格。

三、中药材价格管理

1. 收购价格　中药材收购价格，一般是由生产地制定；次产地的收购价格，可参考主产地收购价格制定；流通到销售地的药材，可按产地的收购价格酌加商品运杂费。

2. 批发价格　药材及饮片的批发价格，按照省内生产、省内调进以及药材和饮片等不同情况，可分为如下几种价格。

（1）产地内药材批发价　由收购价、代购手续费、挑选整理包装费、运杂费和购销差率构成，产地内药材计算公式是：产地内药材批发价 = ［收购价 ×（1 + 代购手续费率）+ 挑选整理包装费 + 运杂费］×（1 + 购销差率）。

（2）产地外药材批发价　由药材批发价、运杂费和二级站地差率构成，如省外药材二级站药材批发价 =（省外产地或二级站或产地药材批发价 + 运杂费）×（1 + 省外至省内二级站地差率）。

（3）进口中药批发价　由省级公司以口岸为基价制定中心城市市场批发价，各地、市、州、县按中心城市市场批发价加运杂费，再加规定的综合差率制定本地批发价，其计算公式是：进口药品批发价 =（中心城市批发价 + 运杂费）×（1 + 规定的综合差率）。

（4）饮片批发价　由药材批发价、加工损耗、辅料费、包装费或包装折旧费、燃料费、工时费、扩大再生产费构成，其计算公式是：饮片批发价 = ［药材批发价/（1 − 加工损耗率）+ 辅料费 + 包装费或包装折旧费、燃料费 + 工时费］×（1 + 扩大再生产费）。

3. 零售价格　药材零售价由原药批发价和批零差率构成，其计算公式是：药材零

售价 =药材批发价 ×（1 +批零差率）。饮片零售价由饮片批发价和批零差率构成，其计算公式是：饮片零售价 =饮片批发价 ×（1 +批零差率）

4. 调拨价格 药品调拨价格，由调出地当日批发价格减去规定或协商的倒扣率构成，其计算公式是：药品调拨价 =调出当日批发价 ×（1 -倒扣率）。

第三节 中药材商品广告

广告是指为了商业目的，通过报刊、广播、电视、电影、路牌、橱窗、印刷品、霓虹灯等媒介或者形式，对商品所进行的公开宣传。广告在现代商品社会中，既是商品或服务经营者进行促销的重要手段，也是广大消费者、用户进行商品或服务选择的重要依据。因此，必须要求广告的内容是真实、健康、清晰、明白的，不允许以任何弄虚作假的形式来蒙蔽或者欺骗用户和消费者。

一、广告作用

广告的功能在于通过上述宣传媒介，向用户和消费者介绍某种商品或服务项目的存在，诱发人们的需求欲望，以致产生商业交易的行为，进而达到传播商品信息、促进生产、扩大流通、指导消费的目的。广告可以利用各种媒体把其产品的优点、用途、价格、用法、用量、疗效等信息，多方面、多层次、多形式地灌输给广大消费者，激发顾客的购买欲望，影响人们的购买行为。

二、药品广告管理的有关法规

1.《药品广告审查办法》 经过原国家食品药品监督管理局、中华人民共和国国家工商行政管理总局审议通过，以原国家食品药品监督管理局局令顺序号发布。本办法自 2007 年 5 月 1 日起施行。该办法是为加强药品广告管理，保证药品广告的真实性和合法性，根据《中华人民共和国广告法》《中华人民共和国药品管理法》和《中华人民共和国药品管理法实施条例》及国家有关广告、药品监督管理的规定制定。办法中规定，申请审查的药品广告，符合上述相关法律法规及有关规定的，方可予以通过审查。药品广告批准文号有效期 1 年，到期作废。经批准的药品广告，在发布时不得更改广告内容。药品广告内容需要改动的，应当重新申请药品广告批准文号。

2.《药品广告审查发布标准》 中华人民共和国国家工商行政管理总局和原国家食品药品监督管理局修改、公布，自 2007 年 5 月 1 日起施行。

第一条 为了保证药品广告真实、合法、科学，制定本标准。

第二条 发布药品广告，应当遵守《中华人民共和国广告法》《中华人民共和国药品管理法》和《中华人民共和国药品管理法实施条例》《中华人民共和国反不正当竞争法》及国家有关法规。

第三条 下列药品不得发布广告：

（一）麻醉药品、精神药品、医疗用毒性药品、放射性药品；

（二）医疗机构配制的制剂；

（三）军队特需药品；

（四）国家食品药品监督管理局依法明令停止或者禁止生产、销售和使用的药品；

（五）批准试生产的药品。

第四条　处方药可以在卫生部和国家食品药品监督管理局共同指定的医学、药学专业刊物上发布广告，但不得在大众传播媒介发布广告或者以其他方式进行以公众为对象的广告宣传。不得以赠送医学、药学专业刊物等形式向公众发布处方药广告。

第五条　处方药名称与该药品的商标、生产企业字号相同的，不得使用该商标、企业字号在医学、药学专业刊物以外的媒介变相发布广告。不得以处方药名称或者以处方药名称注册的商标以及企业字号为各种活动冠名。

第六条　药品广告内容涉及药品适应证或者功能主治、药理作用等内容的宣传，应当以国务院食品药品监督管理部门批准的说明书为准，不得进行扩大或者恶意隐瞒的宣传，不得含有说明书以外的理论、观点等内容。

第七条　药品广告中必须标明药品的通用名称、忠告语、药品广告批准文号、药品生产批准文号；以非处方药商品名称为各种活动冠名的，可以只发布药品商品名称。药品广告必须标明药品生产企业或者药品经营企业名称，不得单独出现“咨询热线”、“咨询电话”等内容。非处方药广告必须同时标明非处方药专用标识（OTC）。药品广告中不得以产品注册商标代替药品名称进行宣传，但经批准作为药品商品名称使用的文字型注册商标除外。已经审查批准的药品广告在广播电台发布时，可不播出药品广告批准文号。

第八条　处方药广告的忠告语是：“本广告仅供医学药学专业人士阅读”。非处方药广告的忠告语是：“请按药品说明书或在药师指导下购买和使用”。

第九条　药品广告中涉及改善和增强性功能内容的，必须与经批准的药品说明书中的适应证或者功能主治完全一致。电视台、广播电台不得在7：00～22：00发布含有上款内容的广告。

第十条　药品广告中有关药品功能疗效的宣传应当科学准确，不得出现下列情形：

（一）含有不科学地表示功效的断言或者保证的；

（二）说明治愈率或者有效率的；

（三）与其他药品的功效和安全性进行比较的；

（四）违反科学规律，明示或者暗示包治百病、适应所有症状的；

（五）含有“安全无毒副作用”、“毒副作用小”等内容的；含有明示或者暗示中成药为“天然”药品，因而安全性有保证等内容的；

（六）含有明示或者暗示该药品为正常生活和治疗病症所必需等内容的；

（七）含有明示或暗示服用该药能应付现代紧张生活和升学、考试等需要，能够帮助提高成绩、使精力旺盛、增强竞争力、增高、益智等内容的；

（八）其他不科学的用语或者表示，如“最新技术”、“最高科学”、“最先进制法”等。

第十一条 非处方药广告不得利用公众对于医药学知识的缺乏，使用公众难以理解和容易引起混淆的医学、药学术语，造成公众对药品功效与安全性的误解。

第十二条 药品广告应当宣传和引导合理用药，不得直接或者间接怂恿任意、过量地购买和使用药品，不得含有以下内容：

（一）含有不科学的表述或者使用不恰当的表现形式，引起公众对所处健康状况和所患疾病产生不必要的担忧和恐惧，或者使公众误解不使用该药品会患某种疾病或加重病情的；

（二）含有免费治疗、免费赠送、有奖销售、以药品作为礼品或者奖品等促销药品内容的；

（三）含有“家庭必备”或者类似内容的；

（四）含有“无效退款”、“保险公司保险”等保证内容的；

（五）含有评比、排序、推荐、指定、选用、获奖等综合性评价内容的。

第十三条 药品广告不得含有利用医药科研单位、学术机构、医疗机构或者专家、医生、患者的名义和形象作证明的内容。药品广告不得使用国家机关和国家机关工作人员的名义。药品广告不得含有军队单位或者军队人员的名义、形象。不得利用军队装备、设施从事药品广告宣传。

第十四条 药品广告不得含有涉及公共信息、公共事件或其他与公共利益相关联的内容，如各类疾病信息、经济社会发展成果或医药科学以外的科技成果。

第十五条 药品广告不得在未成年人出版物和广播电视频道、节目、栏目上发布。药品广告不得以儿童为诉求对象，不得以儿童名义介绍药品。

第十六条 药品广告不得含有医疗机构的名称、地址、联系办法、诊疗项目、诊疗方法以及有关义诊、医疗（热线）咨询、开设特约门诊等医疗服务的内容。

第十七条 按照本标准第七条规定必须在药品广告中出现的内容，其字体和颜色必须清晰可见、易于辨认。上述内容在电视、电影、互联网、显示屏等媒体发布时，出现时间不得少于5秒。

第十八条 违反本标准规定发布的广告，构成虚假广告或者引人误解的虚假宣传的，依照《广告法》第三十七条、《反不正当竞争法》第二十四条处罚。

三、中药材商品广告与管理

中药材商品广告的必须依法履行职责，严格发布前审查。从事药品广告活动的广告经营者和广告发布者要认真落实广告审查员制度，在设计、制作、代理、发布药品广告时，要严格按照《标准》和《办法》的规定依法从事广告经营活动。

1. 中药材商品广告的策划与作用 广告是一种重要的促销工具。广告也是最有效的信息传播工具，在大量广告的包围下，消费者被潜移默化完成购买行为。广告在发布前必须精心策划。抽象地讲，广告是一种信息的沟通，是向目标顾客传播产品信息，以求扩大销售的一种经济活动。在当今社会，由于新产品的不断上市，市场竞争形势复杂多变，一方面生产者需要不断地收集信息，组织生产适销对路的产品。另一方面，生产者必须不断地向消费者和用户传播产品信息，影响人们的购买行为。所以，生产与消费者之间的信息沟通对于企业的发展十分重要。

广告发布效果的好坏取决于广告的策划。首先要对市场进行详尽的调查了解，准确掌握市场状况、竞争对手特点、消费习惯和消费心理。在依法从事中药材商品广告经营活动基础上，对中药材商品广告做出整体策划。以引人注目的广告形式，使产品知名度上升，树立起第一品牌的形象。

2. 中药材商品广告的发布与推广　媒体是广告发布的一种主要载体，它具有可以使发布的广告信息直达目标市场的特点。中药材商品广告可以利用各种媒体把其产品的优点、用途、价格、用法、用量、疗效等信息，多方面多层次多形式地灌输给消费者。中药材商品广告应针对促销对象接受信息的不同特点采取不同的广告发布方式。对广大现实和潜在的直接消费者，采用接触频率较高的电视、报刊、交通要道的广告牌上发布广告；对药品的间接消费者、临床医生，除大众媒体外，也可在专业杂志、产品介绍等媒体上发布。在药品消费中起决定性作用的间接消费者是医生。针对医生接受信息的特点，聘用有药学与医学专业知识、训练有素的人员，向医生宣传推荐；聘请医学药学专家、学术权威，免费为医生讲授最新的药学成果，这种知识的无偿投入可增进医生与企业之间的感情，使其产品广为医生了解，以达到影响医生处方行为的目的。对经销商多采用商品目录和产品目录的形式发布广告。

第四节　中药材商品国际贸易

一、中药材商品国际贸易历史

中药材商品在国际市场上进行商品交换已有悠久的历史。远在宋元时期，在与日本的物资交流中，中药材贸易已是重要的一项。当时，我国输出日本的中药材主要是“香药”，而日本输入的中药材则以硫黄为大宗商品。日本人来中国学习中药的人甚多，如宋代，著名的木下道正曾来我国学习制作解毒丸方法，对日本的药学产生了深远的影响。

宋代，在东西方通商交往中，我国相当一部分中药材传入阿拉伯地区和欧洲各国。据《宋会要》记载：通过市舶司，由阿拉伯商人运往欧亚等国的中药有60多种，如植物药材人参、甘草、茯苓、附子、常山、白术、远志、川芎、川椒、防风、黄芩；动物药牛黄；矿物药朱砂、雄黄、硫黄等。其中牛黄深受外国医家的重视，阿拉伯名医阿文左阿在其笔记中记有“解毒石”（即牛黄）的功效，《伦敦药典》中也收载了牛黄。11世纪初，塔什克著名医学家阿维森纳所著的《医典》中也记载有中药材。说明中药材商品在当时的对外贸易史上有重要的地位。

1078年，朝鲜曾遣使来我国请医，当时政府派翰林医官邢造前往，并带去100种中药材。之后，又派医官去朝鲜教学，朝鲜栽培的人参、白附子等药材亦输入中国。

1132年前后，中外进行贸易的中药材品种逐渐增多，如犀角、象牙、麝香、龙脑、玳瑁、乳香、丁香、豆蔻、茴香、沉香、檀香、安息香、鸡舌香、龙涎香、木香、荜澄茄、胡椒、胡黄连、五味子、紫草、蔷薇水、苏木、白梅、阿魏、硼砂、白龙脑、龙骨、琥珀、人参、硫黄、水银等。中药材贸易活动不但推动了世界药学的发展，也从他国的药学中汲取了学术精华。

元代出口的中药材中，在《真腊风土记》（真腊即柬埔寨）中载有水银、银朱、硫黄、焰硝、檀香、白芷等中药材，说明与柬埔寨之间亦有频繁的贸易往来。

明代永乐三年（1405 年）至宣德八年（1433 年），郑和受朝廷派遣，率领规模巨大的船队七次出海远航，最远到达非洲东海岸，同南洋、印度洋的 30 多个国家和地区进行经济、文化和医药交流。郑和下西洋不仅带去了中药材，还有医生协同前往，同时外国药物的输入也丰富了本草学内容。1606 年，西方医生熊三拔来到中国，结合西药的制造方法，编著了《药露说》一书，从而有了苏合香油、丁香油、檀香油、桂花油、冰片油等用于临床。

清代引进的外国药物在《本草纲目拾遗》中有记载，如刀创水、日精油、西洋参、东洋参、洋虫等。但是，随着西方药物的输入，毒品鸦片亦随之进入我国。唐代的《新修本草》中就有“底野迦”（即鸦片）的记载，可见鸦片早在唐代就已输入我国。据文献记载，清康熙十年，每年有数十箱鸦片输入，给中国人民的健康造成了极大的危害。

目前，在世界许多国家，植物药已经成为广受消费者欢迎的药品，中药也已被世界上越来越多的人接受，国际市场日益拓宽。

二、国际市场对中药材贸易的规定

目前国际上尚无中药材的国际标准，对于不同中药材及其成分，不同的国家有不同的看法。亚、欧、美地区是最主要的目标市场。这三大市场对中医药的认识、研究和管理水平参差不齐，各具特色。各国对我国中药材进口贸易的规定也不同，因此我们必须熟知国际市场对中药材贸易的规定。

（一）欧盟草药市场

2004 年 3 月 31 日颁布的欧盟《传统植物药注册程序指令》规定，所有在欧盟市场销售的植物药都必须按照这一新的法规注册，并得到上市许可。同时，该指令规定了 7 年的过渡期，允许以食品等各种身份在欧盟国家市场销售的草药产品销售至 2011 年 3 月 31 日。在此期间，已有 30 年安全使用历史，并在欧盟市场有 15 年使用历史的草药可申请简易注册程序。欧盟政府这一措施，虽然有利于传统草药制品更安全、有效的使用，但其规定年限过长，同时不包括动物药和矿物药在内，这增加了中国传统药品进入欧洲市场的难度。

在英国禁止销售以下中药材：虎骨、麝香、犀角、熊胆、豹骨、玳瑁、猴枣、羚羊角、龟甲；朱砂、轻粉、红粉（红升丹）、白粉（白降丹）、黑锡；木通、防己、马兜铃、青木香、石榴皮、槟榔、细辛、石斛、白及、天麻、狗脊、芦荟、小叶莲、肉苁蓉、胡黄连、罂粟壳、马钱子。

（二）美国市场

长期以来，美国不承认植物药的合法地位，而以膳食增补剂形式进入美国市场。因为作为膳食增补剂进入美国，只要在美国有销售商就可以，无需经过临床验证。美国FDA按食品要求检查时，经常出现杂质、食品卫生、农药残留、食品添加剂、色素问题、沙门杆菌、李斯特菌、黄曲霉素素污染等问题。

（三）亚洲市场

香港为有效保护一些珍稀动物免于灭绝，禁止含有犀牛角成分的中成药进入香港市场。新加坡政府有关部门将黄连、黄柏、延胡索、附子、川乌等及其制剂列为有毒药品。马来西亚对有毒及濒危野生动物药一律禁售，被禁止进口的中药材有川乌、草乌、马钱子、延胡索、附子、蟾酥、雄黄、火麻仁、麻黄、石榴皮、藜芦、龙葵等20余种。

另外要特别注意，各国对中药材的重金属、农药残留量、漂白剂及其他有害物质的检测检查日益严格。

三、中药材商品国际贸易现状与发展

中药材是我国医药对外贸易的重要组成部分。据2000年前的不完全统计，中药出口130多个国家和地区。主要国际市场有东亚市场，包括日本、韩国、朝鲜；东南亚市场，包括越南、马来西亚、泰国、新加坡、印度尼西亚、菲律宾等国；北美市场，包括美国、加拿大、墨西哥；西欧市场，包括德国、法国、英国、比利时、丹麦、希腊、爱尔兰、意大利、卢森堡、荷兰、葡萄牙、西班牙等国家；此外，还有东欧、澳洲和非洲等市场。全国各省、市（区）均有中药商品出口。目前，全国可供出口的中药材近500种。我国对中药出口实行统一管理、统一计划、统一对外，严格执行出口许可证管理制度，由中国医药保健品总公司统一协调管理。对人参、鹿茸、当归、蜂王浆（粉）和三七等药材，由总公司统一对外贸易，其他品种由总公司制定最低限价，由各分公司经营，其他单位和地方均不得经营药材业务。

（一）中药材主要进口品种

我国进口中药的主要品种（主产地）有西洋参（美国、加拿大），高丽参（韩国、朝鲜），沉香（印度尼西亚、马来西亚、越南、柬埔寨），肉桂（越南、柬埔寨、斯里兰卡），海马（马来西亚、新加坡、日本），蛤蚧（越南、泰国），公丁香、母丁香（斯里兰卡、坦桑尼亚），肉豆蔻（泰国、印度尼西亚、马来西亚、印度、缅甸），草果（越南），荜茇（印度、越南、菲律宾），胖大海（泰国、印度尼西亚、缅甸），西红花（西班牙、伊朗、希腊），番泻叶（印度），乳香、没药（索马里、埃塞俄比亚），阿魏（阿富汗、伊朗、印度），血竭（印度尼西亚、马来西亚），苏合香（土耳其、伊朗、索马里、印度），豆蔻（泰国、印度尼西亚），羚羊角（俄罗斯、蒙古），海狗肾（加拿大、墨西哥、俄罗斯、日本、朝鲜），玳瑁（印度尼西亚、菲律宾），牛黄（美国、澳大利亚、尼泊尔、印度尼西亚、加拿大、阿根廷），龙涎香（太平洋和南洋群岛），安息香（印度尼西亚、泰国、越南、伊朗），燕窝（泰国、马尔加什、马来西亚、印度尼西亚），穿山甲（越南、缅甸、印度尼西亚），马钱子（泰国、印度尼西亚、越南），猴枣（印度、马来西亚、印度尼西亚），儿茶（马来西亚、印度尼西亚）等。

（二）中药主要出口品种

我国出口中药的主要品种有大蒜、甘草、甘草浸膏、党参、生地黄、鹿茸、鹿鞭、人参、黄连、当归、川芎、白芷、茯苓、菊花、麦冬、黄芪、木香、枸杞子、金银花、山药、延胡索、牡丹皮、泽泻、桔梗、贝母、附片、牛膝、玄参、杜仲、山茱萸、三七、栀子、厚朴、黄柏、枳壳、酸枣仁、天麻、连翘、柴胡、猪苓、冬虫夏草、蜂蜜、云南白药、六神丸、至宝三鞭丸、片仔癀、银翘片（丸）、蜂王浆制剂、清凉油、牛黄清心丸、乌鸡白凤丸、六味地黄丸、十全大补丸、健脑丸等。中药出口的品种在逐年增多，呈持续上升趋势。

（三）近几年国际上销量最大的植物药

蒜、紫锥菊、锯叶棕、银杏、大果越橘、贯叶连翘、乳蓟子、卡瓦胡椒、月见草等。

第九章　中药材商品与环境

中药材商品主要来自于天然的植物、动物和矿物，或由其为原料进行加工所得的制成品。植物、动物为可再生资源，其数量和质量与自然条件、人类社会的活动密切相关；矿物类中药材商品一般为不可再生资源，在我国分布不均匀，其质量亦受地理环境和人类活动的影响。因此，中药商品与环境关系密切。

第一节　环境与环境问题

一、环境

1. 环境的概念　环境（enviroment）是指生物有机体（organism）生存的外界条件的总和。通常包括自然环境（natural environment）与社会环境（social environment）。

2. 自然环境　广义的自然环境是指以自然状态呈现的一切事物，包括生物与非生物；对生物体来说，是指生物赖以生存的一切自然物质和能量的总和。自然环境的分类方法和分类层次较多，如按生态环境分可以分为水生环境和陆生环境；按降水量的多少分为干旱环境、半干旱环境、半湿润环境、湿润环境；按其主要的组成要素可分为大气环境、水环境（包括海洋环境、江河环境、湖泊环境等）、土壤环境、生物环境（如森林环境、草原环境等）、地质环境等。但均可以根据人类社会的影响程度，将各种类型的自然环境划分为原生环境（primary environmental）和次生环境（secondary environment）。

原生环境是指受人类影响较少的自然环境，其特点是：环境中物质的交换、迁移和转化，能量、信息的传递和物种的演化，基本上按自然界的规律进行，如某些原始森林地区、人迹罕至的荒漠等都是原生环境。

次生环境是指受人类活动影响较大的自然环境，其特点是：环境中物质的交换、迁移和转化，能量、信息的传递等受人类活动的影响和干扰，但仍受自然规律的制约，如耕地、农场、种植园等。人类对原生环境进行改造，使之转变成人类需要的次生环境，一方面促进了人类经济文化的发展，另一方面，人类在改造原生环境或次生环境的过程中，如不注意自然规律，将会使次生环境的物质、能量等失去平衡，使环境恶化，给人类和自然带来危害。

为了保护环境和资源，建设环境友好型和资源节约型社会，我国在《中华人民共和国宪法》第九条、第十条、第二十二条、第二十六条规定了环境与资源保护，并制定了《环境保护法》《水污染防治法》《大气污染防治法》《海洋环境保护法》等环境保护法规和《森林法》《草原法》《渔业法》《农业法》《水法》《野生动物保护法》等资源保护法规。

3. 社会环境 社会环境是指人类生存及活动范围内的社会物质、精神条件的总和，是人类在自然环境的基础上，通过长期有意识的社会劳动，加工和改造了的自然物质、创造的物质生产体系、积累的物质文化等所形成的环境体系，是与自然环境相对的概念。社会环境一方面是人类精神文明和物质文明发展的标志，另一方面又随着人类文明和科学的进步而不断地丰富和发展，不断影响和改造自然环境。

二、环境问题

1. 环境问题的概念 环境问题是指在人类活动或自然因素的干扰下引起环境质量下降或环境系统的结构损毁，从而对人类及其他生物的生存与发展造成影响和破坏的问题。

2. 环境问题的类型 按照环境问题产生的原因分为原生环境问题和次生环境问题。

（1）*原生环境问题* 也称第一类环境问题，是指由于自然因素引起的环境问题，如火山喷发造成的大气污染，暴雨造成山体滑坡，地震造成的地质破坏和水体污染等。

（2）*次生环境问题* 也称第二类环境问题或人为环境问题，是指由于人类活动（生产和消费活动）引起的环境问题。通常又分为环境污染和生态破坏两类问题。①环境污染：是指由于人类在商品生产和消费过程中向自然环境排放的超过自然环境消解能力的有害物质而引起的一类环境问题。如土壤污染、水污染、大气污染、固体废物污染、噪声污染、酸雨等全球性问题。②生态破坏：是指人类在各类自然资源的开发利用过程中不能合理、持续地开发利用资源而引起的生态环境质量恶化或自然资源枯竭的一类环境问题，如森林毁灭、荒漠化、水土流失、土壤退化、草原退化、生物多样性减少等问题。生态破坏是一种结构性破坏，生态系统的结构一旦遭到破坏，就失去了系统的稳定性和自律性，其生态系统的功能是无法自行恢复的，需要在人类的调控下来恢复其功能。但这种恢复是一个漫长而痛苦的过程，即便可以恢复，其恢复周期需要半个世纪甚至是上百年的时间。例如荒漠化的控制，森林资源的恢复，土地资源的恢复等均需要半个世纪以上或者更长的时间。因此，在所有的环境问题中，生态破坏比环境污染给人类造成的威胁更大、更持久、更深刻。

三、人类对环境问题的认识与解决办法

人类对环境问题的认识与解决办法，是循着环境问题发展的历史轨迹而不断发展深化的。20 世纪后半段，面对环境问题的日益突出和全球化威胁，人类对环境问题的认识与解决问题的思路、办法发生了两次重大的转变，其转变标志就是 1972 年 6 月 5 日联合国在瑞典斯德哥尔摩召开的人类环境会议及其通过的《人类环境宣言》和 1992 年

6月3日联合国在巴西里约热内卢召开的环境与发展大会及其通过的《里约环境与发展宣言》及《21世纪议程》。

1. 人类环境会议对环境问题认识与解决办法的贡献

（1）唤起政府和人民对环境问题的觉醒与关注　斯德哥尔摩人类环境会议有113个国家和地区的代表参加，是人类第一次将环境问题纳入世界各国政府和国际政治事务议程的大会。大会通过的《人类环境宣言》，向全球呼吁：现在已经到达历史上这样一个时刻，我们在决定世界各地的行动时，必须更加审慎地考虑它们对环境产生的后果。由于无知或不关心，我们可能给生活和幸福所依靠的地球环境造成巨大的无法换回的损失。因此，保护和改善人类环境是关系到全世界各国人民幸福和经济发展的重要问题，是全世界各国人民的迫切希望和各国政府的责任，也是人类的紧迫目标。各国政府和人民必须为全体人民和自身后代的利益而做出共同的努力。

（2）揭示了环境问题产生的原因，提出了在发展中解决环境问题的原则　在人类环境会议之前，一些西方学者把环境问题归根于“增长”，提出了“零增长”的限制方案，其实质是停止发展。人类环境会议揭示了经济和社会因素是环境问题产生的根本原因，从而明确了解决问题的方向。《人类环境宣言》明确指出：“在发展中国家，环境问题大半是由于发展不足造成的。百万人的生活仍然远远低于像样的生活所需要的最低水平。他们无法取得充足的食物和衣服、住房和教育、保健和卫生设备。因此，发展中国家必须致力于发展工作，牢记他们的优先任务及保护和改善环境的必要性。为了同样目的，工业化国家应当努力缩小它们自己与发展中国家的差距。”

（3）明确了环境管理的概念，构筑了环境管理的总体框架　在人类环境会议之前，虽然尚无明确的环境管理概念，但实质上有些国家已经开展了环境管理工作。人类环境会议首次明确提出了“必须委托适当的国家机关对国家的环境资源进行规划、管理或监督，以期提高环境质量”。《人类环境宣言》所提出的7个共同观点和26项共同原则，初步构筑起环境管理思想和理论的总体框架，明确提出自然资源保护原则、经济和社会发展原则、人口政策原则、国际合作原则，以及通过制定发展规划、设置环境管理机构、开展环境教育和环境科学技术研究等多种途径加强环境管理。

2. 环境与发展大会对环境问题认识与解决办法的重大贡献　人类环境会议到环境与发展大会的20年间，环境问题从内容到广度、深度都发生了很大的变化。人类面对人口的迅速增长，南北经济的不平衡发展，自然资源的日益枯竭，全球性的环境与生态危机进一步加深，尤其是气候变暖、臭氧层耗损、生物多样性等突出的环境问题，不得不深入总结思考并积极探索新的解决途径。其中，1987年以挪威首相布伦特兰夫人为首的世界环境与发展委员会（WCED）向联合国大会提交的研究报告《我们共同的未来》最具代表性、创新性。

《我们共同的未来》分为共同的问题、共同的挑战和共同的努力三大部分。报告在总结人类的成功与失败的经验教训中，将人类的失败概括为“发展”的失败和“人类环境管理”的失败。这些失败的教训告诉人们，“经济发展问题和环境问题是不可分割的：许多发展形式损害了它们所立足的环境资源，环境恶化可以破坏经济发展。贫穷是全球环境问题的主要原因和后果”。

报告还郑重地宣告了 WCED 的总观点：“从一个地球到一个世界。”世界面临着共同的问题，各国必须迎接共同的挑战，承担共同的任务，采取共同的行动。“对未来的希望决于现在就开始管理环境资源，以保证持续的人类进步和人类生存的决定性的政治行动。”

报告向全人类严肃地宣布：“一个立足于最新和最好科学证据的紧急警告：现在是采取保证使今世和后代得以持续生存的决策的时候了。我们没有提出一些行动的详细蓝图，而是指出一条道路，根据这条道路，世界人民可以扩大他们合作的领域。”这条道路就是人们现在常常提及的可持续发展的道路。

正是在上述背景下，联合国环境与发展大会在巴西里约热内卢召开。共有 183 个国家（区）的代表团和 70 个国际组织的代表出席了会议，102 位国家元首或政府首脑到会讲话，会议通过了《环境与发展宣言》（地球宪章）和《21 世纪议程》两个纲领性文件。这次大会标志着人类对环境问题的认识上升到了一个全新的高度，找到了解决环境问题的可行道路，被认为是人类迈入 21 世纪意义最为深远的一次世界性会议。

第二节　中药材商品与环境

一、商品对环境的影响

1. 商品对环境的影响　商品对环境的影响是指商品的活动（行为）可能引起生态环境系统的任何改变。商品的活动，一般指商品设计、生产、包装、运输、储存、销售、使用或消费以及废弃处置等活动。不同商品的同一项活动或者同一商品的不同活动，对环境的影响也不相同。在研究某项商品活动对环境的影响时，首先应该注意那些受到重大影响的环境要素的质量参数（也称环境因子）的变化，如采挖野生甘草而导致的荒漠化。

2. 商品对环境影响的特征　商品（活动）对环境的影响是多种多样的。虽然各种影响的性质不同，但具有某些共同的特征。一项拟议或正在进行的商品活动对环境产生的影响是十分复杂的。人们在进行环境影响分析时，一般是通过影响识别，将该项活动所产生的复杂影响分解成很多单一的环境影响；然后分别地和互相联系地进行研究，在这基础上再进行综合。单一影响限于单一的环境因子变化，这种变化是由商品活动的特定活动所引起的。单一环境影响可以是明显的或显著的，也可以是潜在的、可能发生的。有时潜在的影响往往比明显的影响严重。单一环境影响，有些是可逆的，有些是不可逆的。一般可逆影响是可以恢复的，不可逆影响是不可恢复的。各种影响之间是相互联系、可以转化的。

二、中药材商品生产过程中的环境污染及防治

中药材商品与环境的关系是复杂的。主要体现在两方面，一方面环境污染影响中药

材安全性，另一方面中药材商品生产也对环境造成影响，导致环境污染。

（一）环境污染与中药材商品安全

自然环境是各种生物因子和非生物因子相互联系、相互作用的有机统一体，这种生物及其赖以生存繁衍的各种自然因素、条件的总和，称为“生态环境”（ecological environment）或生态系统。生态环境中各种生物因子之间、生物因子和非生物因子之间相互联系，相互制约，使生态环境中的物质循环和能量交换处于一个相对稳定的平衡状态，这种平衡状态称为“生态平衡”。如果环境中物质循环和能量交换负载超过了生态系统所能承受的极限，就可能导致生态系统的弱化或失去平衡，甚至会导致生态系统的衰竭。

人是生态系统中最积极、最活跃的因素，人类活动也是对生态环境有重要影响的因素，特别是近半个世纪以来，随着人口的增长和科学技术的发展，人类对生态环境的影响日趋剧烈，工业“三废”的排放、森林植被的破坏、农药化肥的使用、资源的过量索取等给生态环境带来了前所未有的破坏，生态环境问题都已成为制约经济和社会发展的重大问题。

大气污染、水体污染、固体废弃物污染和噪音污染是污染的四大类型。

作为中药材主要来源的药用动物和药用植物是生态环境的组成部分，是空气、水、土壤等众多生态因子相互作用的产物。人类活动所造成的大气污染、土壤污染和水体污染等环境污染对中药材商品的产量和质量的影响，已成为中药材生产不可忽视的问题，如由于土壤的污染造成地龙等中药材数量的减少，水污染造成中国林蛙数量的减少等。不仅如此，一些有害物质如重金属和农药等还会通过生物个体的生物积累（biological accumulation）、生物群体的生物富集（biological enrichment）和食物链的生物放大（biological concentration）作用，在药用资源体内蓄积，使中药材商品有害物含量增加。例如，当海水中汞的浓度为0.0001mg/L时，浮游生物体内含汞量可达0.01～0.002mg/L，小鱼如海马等体内可达0.2～0.5mg/kg，比海水含汞量高2000～5000倍，且鱼龄越大，体内汞含量越高。药用植物如芥、韭菜也有富集重金属和农药的现象。

随着时间的推移和环境破坏的加剧，大气、水、土壤等环境污染对中药材质量的影响将逐渐显现，且有愈演愈烈之势。为了保证药材商品质量，维护人类健康，《中国药典》（2010年版）对黄芪、甘草等中药材中有机磷、有机氯和拟除虫菊酯或氨基甲酸酯进行了限量检查，规定了地龙、黄芪等29种中药材中的重金属的含量限度。虽然有害物质的限量检查对保证药材质量具有重要意义，但其根本解决途径在于环境保护和污染环境的防治。

（二）中药材商品生产对环境的影响

在生产生活过程中，既要注意环境对中药材质量的影响，同时也要注意中药商品在生产、加工、贮藏养护、使用过程中对生态环境带来的不利影响。如药材种植过程中高残留农药、化肥、除草剂的过量或不合理使用，动物养殖过程中排泄物和废弃物的随意排放，朱砂、雄黄等含重金属中药材加工后的废水及其他中药材加工废弃物的不合理处理，中药生产工业企业废水、废气、废渣等“三废”的排放，塑料等中药商品包装材料的不合理使用等，对生态环境造成的污染已成为不可忽视的问题。

（三）中药材商品环境污染的防治

环境污染的防治是一项复杂的系统工程，涉及各个生态环境因子，特别是人类活动。在环境污染防治中贯彻“重在预防，防治结合，综合防治”的原则。

1. 环境污染的预防 预防污染是环境污染防治的重点，国家GAP认证条例中规定了中药材生产地要进行环境监测，包括大气、土壤、水等，并建立环境质量档案，远离外来污染源，保证中药材生产环境的可控性和可追溯性，为中药材的质量提供保障。

（1）加强宣传 加强环境保护意义和保护法规的宣传，提高人们对环境保护的认识，是预防环境污染和保护环境的基础。历史上一些著名的环境污染事件均是由于人们对环境污染预防意识不足造成的，如1952年12月5～8日，发生在英国伦敦的烟雾事件，即是由于冬季燃煤引起的煤烟性烟雾，4天时间导致4000多人死亡，以后又有8000多人陆续死亡。这次事件发生后，大气污染对人类和动植物的危害逐渐引起人们的重视。

（2）加强环境绿化工作 植物不仅能吸收二氧化碳，释放氧气，而且能吸收二氧化硫等毒性气体，吸附尘埃，吸收土壤中的重金属、农药等。研究显示：1公顷柳杉林每个月可以吸收60kg的二氧化硫，1公顷山毛榉林一年可阻滞和吸附68吨的粉尘。因此，绿色植物不仅能净化空气，同时也能净化土壤和水体，是保护生态环境的绿色屏障，良好的绿化环境是保证中药材质量的基础。

（3）远离污染源 环境污染源主要包括：生活污染源、工业污染源、农业污染源、交通污染源等。这些污染源不同程度、不同范围、以不同形式影响着生态环境，对生态环境构成污染威胁。中药材生产区水源上游和上风口应无污染源，远离工矿厂区和城镇，一般要求周围500米以内没有企事业单位和居民区，3千米之内没有污染源。并建立环境监测体系，一般要求大气环境质量应符合GB3095中的二级标准规定，灌溉水质量应符合GB5084中的二级标准规定，土壤环境质量应符合GB15618中的二级标准规定。

（4）选用抗病良种 选择适合当地生产的高产、抗病虫害强、抗逆性强的优良中药材品种，减少农药、化肥的施用量，是实现中药材优质高产，降低环境污染的重要途径和有效方法。

（5）合理使用农药、化肥 农药化肥是农业生产不可缺少的生产资料。目前，滥用农药、化肥和动植物生长激素已成为农业生产不容忽视的问题，对环境的污染，特别是对土壤、水体的污染逐渐显现。随着人们环境保护意识和健康观念的改变，合理使用农药、化肥已成为农业生产可持续发展的重要内容，生物农药、有机肥料的理念已逐渐被广大农民接受。少施农药、化肥，使用低毒、低残留、对环境影响小的农药、化肥，发展环境友好型生态农业是合理使用农药化肥等农业生产资料的发展方向。

(6) 加强废弃物管理 中药生产的废弃物虽然大多数属于动植物，可以降解，但管理不善也会对环境造成污染，如开放性焚烧、随意丢弃等，会造成大气、水体污染或对其他动植物的生长发育带来危害。因此在中药生产的过程中应加强废弃物的管理，以免造成环境污染，同时要开展废弃物资源化研究，变废为宝。

2. 环境污染的治理

污染物对环境的影响层次多样，错综复杂，如化学污染可对大气、水体和土壤构成全方位污染，受污染的环境，轻则生态系统发生变化，生物物种失调，引起二次生物污染，重则引起环境灾难。由于环境污染的复杂性，环境污染的治理目前还没有固定的方法和模式，但总的说来应遵循以下原则。

(1) 消除、切断或控制污染源 根据污染源的性质，采取适当的措施，消除、切断或控制污染源，避免污染的继续发生，减轻环境污染治理压力。

(2) 综合治理 根据污染源的性质，影响范围，影响程度，兼顾生态系统复杂多样的特点，采取综合治理的方法，如化学对抗、生物吸收、生物分解、物理吸附、物理稀释等方法，单独或联合应用，对大气、水体和土壤进行净化，逐渐恢复生态平衡。

进行环境污染治理时，要注意治理方法或所使用的物质包括生物、化学物质，防止等对环境造成再次污染。如20世纪80年代初，福建省宁德地区为了“保滩护堤，保淤造地”，引种和推广英国大米草与美国护花米草。结果由于生长环境的改变，大米草以每年267~333公顷的速度增长，如今已吞噬滩涂7300公顷以上。大米草所到之处，航道阻塞，海水含氧量降低，水质下降，导致虾病、鱼病增多，贝类、蟹类等大量死亡，海带、紫菜等生长受到影响，产量逐年下降，给当地滩涂养殖业和群众的生产、生活带来很大的影响。如今，曾作为治理环境的物种已成为危害环境的治理对象，给人们带来了深刻的教训。

(3) 实施轮耕或休耕 中药材种植或多或少会对土壤、水体等环境造成污染或危害，如长期栽种三七的广西田阳和云南文山等地，目前已很难找到适合三七栽种的土地。因此，在药材栽培种植时要有计划、有步骤地实施土地轮耕或轮休，保证药材对环境的污染程度降到最低，同时保障药材的产量和质量。

但要从根本上治理环境污染，其关键措施是要加大环境保护力度，提高全民环保意识。

三、绿色中药材

绿色中药材是指在中药材道地产区，选择无污染的生产环境，按国家《中药材生产质量管理规范》的要求所生产的无污染、安全、优质中药材。

随着资源的破坏和中药材需求量的增加，中药材的人工生产成为解决中药材资源的关键途径，为了解决生产中的关键问题，加强对人工生产中药材质量的控制，我国自1998年开始提出中药材规范化种植（Good Agricltural Practice，GAP）概念，2002年3月18日经原国家药品监督管理局审议通过，正式颁布《中药材生产质量管理规范（试行)》，实施中药材规范化生产的认证管理。

绿色中药的生产涉及种子和繁殖材料、栽培、灌溉、收获、初级加工、包装、储藏和运输、设备、人员和设施、书面记录、教育以及质量保证等11个方面，国家《中药材GAP认证检查评定标准（试行）》分104项进行认证检查。

绿色中药的概念源于绿色食品（green food），绿色食品特指遵循可持续发展原则，按照特定生产方式生产，经专门机构认证，许可使用绿色食品标志的无污染的安全、优质、营养类食品。世界各国对绿色食品均制定了详细的检验标准，虽然控制指标水平各不相同，但控制内容基本一致，重点包括以下几个方面。

（1）*重金属* 主要针对重金属总量和代表性重金属如铅、甲基汞、砷、镉进行限量。

（2）*农药残留* 主要是指强毒高残留类有机氯、有机磷农药，如六六六、DDT等。美国对水产品中的DDT的最高限量是5.0ppm，欧盟要求DDT和六六六分别小于1.0ppm和0.3ppm。

（3）*兽药残留* 是影响动物及其产品安全卫生最常见和最重要的因素。主要包括三大类兽药：①违禁药物和未被批准使用的药物，如氯霉素等；②怀疑有“三致”作用的药物和人畜共用的抗菌药物，如磺胺类、硝基呋喃类等；③其他允许使用的但未遵守停药期规定的兽药。

（4）*病原微生物及其代谢产物* 病原微生物主要包括一些具有公共卫生意义的微生物（如霍乱弧菌、副溶血性弧菌、沙门杆菌等）、寄生虫（如活螨等）或人畜共患疾病的病原体。微生物的代谢产物，主要包括黄曲霉素等。

其他特殊食品还应该检查特殊指标，如水产品还应检查组胺、腹泻性贝类毒素、麻痹性贝类毒素等。

我国绿色食品由国家环境保护总局设立的有机食品认可委员会进行认证，实行分级管理，分AA级和A级两个级别，绿色中药材目前还未进行分级管理，但其认证和管理方法与绿色食品相似，都必须实施严格的认证和管理。同时，绿色中药材除应符合绿色食品的一般安全性要求之外，还应符合有关中药材质量的要求。

四、有机中药材

（一）有机中药材的基本概念

1. 有机农业 有机农业是遵照一定的有机农业生产标准，在生产中不采用基因工程获得的生物及其产物，不使用化学合成的农药、化肥、生长调节剂、饲料添加剂等物质，遵循自然规律和生态学原理，协调种植业和养殖业平衡，采用一系列可持续发展的农业技术以维持持续稳定的农业生产体系的一种农业生产方式。

2. 有机食品 有机食品是目前国际上对无污染天然食品比较统一的提法。有机食品通常来自于有机农业生产体系，根据国际有机农业生产要求和相应的标准生产加工的，通过独立的有机食品认证机构认证的一切农副产品，包括粮食、蔬菜、水果、奶制品、畜禽产品、蜂蜜、水产品等。随着人们环境意识的逐步提高，有机食品所涵盖的范围逐渐扩大，它还包括纺织品、皮革、化妆品、家具等。

有机食品需要符合以下标准：①原料来自于有机农业生产体系或野生天然产品；②产品在整个生产加工过程中必须严格遵守有机食品的加工、包装、贮藏、运输要求；③生产者在有机食品的生产、流通过程中有完善的追踪体系和完整的生产、销售档案；④必须通过独立的有机食品认证机构的认证。

3. 有机中药材　有机中药材是根据有机农业原则和有机产品生产方式及标准生产、加工出来的，并通过合法的有机产品认证机构认证的产品。

（二）中药材有机体系构建

1. 产地环境质量评价　根据国家标准对中药材生产基地进行大气、土壤、水资源环境评价，确定有机中药材产地要求。主要有：①空气符合国家大气环境质量二级标准；②土壤符合国家土壤质量二级标准；③灌溉水符合国家农田灌溉水质量标准，灌溉水至少每年检测一次。

2. 文件体系的编制与发布

（1）体系文件的编制　①中药材生产技术体系构建：有机农业生产技术体系是禁止使用化学农药、化学肥料、化学生长素、化学除草剂及转基因工程而加工中不添加化学物的生产体系，而且具有转换期限制。有机中药材也不例外。因地制宜建立一套完整的行之有效的栽培管理和加工技术的生产体系是必需的。②质量管理手册，一是中药材有机生产质量管理手册，需阐明有机生产管理方针和目标，是质量管理体系建立和实施过程中所要应用的和必须要遵循的纲领性文件，包括有机生产质量方针和质量目标，内部自行检查计划和方法，原始记录保存和管理，客户反馈信息和处理，认证机构的检查结果、及时改进意见处理等等。二是制定内部规程，包括有机产品的生产加工、管理标准和依据，规程一旦被确定，在生产、加工和管理过程都应当严格按规程来执行。三是建立跟踪系统与产品召回。有机产品生产、加工、经营者应建立完善的可追溯体系、保持生产全过程的可追溯以及可以跟踪的生产批号系统。③程序文件的建设：有机体系的程序文件包括：文件控制程序、记录控制程序、培训控制程序、采购控制程序、内部检查控制程序、不合格品控制程序、改进控制程序、申诉/投诉处理控制程序。④记录文件。有机产品生产、加工、经营者应建立并保持记录。记录应清晰准确，为有机生产、加工活动提供有效证据。记录至少保存 5 年。有机记录文件应至少包括：文件运行记录，种植农事记录（有投入品记录、植物收获记录），加工记录（原料购买、加工、贮存、运输记录），培训记录，内部检查记录等。

（2）体系文件的发布　文件发布前应得到批准，以确保文件是适宜的。体系文件编号完成后，由上级领导及专家检查，上报最高管理者批准发布，并应确保文件使用的各场所都应得到机关文件的运用/修订版本。

（3）体系的运行　体系编制发布后，组织人根据制定的体系严格按规程进行运行，并填写体系运行记录及保护、保存体系运行记录。根据实际运行情况坚持改进，不断提升和完善中药材的管理体系。

（4）内审及提出认证申请　内审目的是验证管理体系是否符合标准要求，是否得到有效地保持、实施和改进。应建立内审制度及制定年度内审计划，做好检查前的准备。内审由成立的专业检查组按照有机标准进行检查，并对违反本部分的内容提出修改意见，并形成记录。内部检查结束，提出认证申请，配合认证机构进行广泛全面的检查和认证。

（三）有机产品（中药材）认证流程

1. 申请者向认证机构提出正式申请，填写申请表和交纳申请费　申请者填写有机中药材认证申请书，领取检查合同、有机中药材认证调查表、有机中药材认证的基本要求、有机认证书面资料清单、申请者承诺书等文件。申请者按《有机食品认证技术准则》要求建立质量管理体系、生产过程控制体系、追踪体系。

2. 认证机构核定费用预算并制定初步的检查计划　认证机构根据申请者提供的项目情况，估算检查时间，一般需要2次检查：生产过程一次、加工一次，并据此估算认证费用和制定初步检查计划。

3. 签订认证检查合同　申请者与认证机构签订认证检查合同。

4. 初审。

5. 实地检查评估　检查员依据《有机食品认证技术准则》，对申请者的质量管理体系、生产过程控制体系、追踪体系以及产地、生产、加工、仓储、运输、贸易等进行实地检查评估，必要时需对土壤、产品取样检测。

6. 撰写检查报告。

7. 综合审查评估意见　认证机构根据申请者提供的调查表、相关材料和检查员的检查报告进行综合审查评估，编制颁证评估表，提出评估意见提交颁证委员会审议。

8. 颁证委员会决议　颁证委员会定期召开颁证委员会工作会议，对申请者的基本情况调查表、检查员的检查报告和认证机构的评估意见等材料进行全面审查，作出是否颁发有机证书的决定。

9. 颁发证书　根据颁证委员会决议，向符合条件的申请者颁发证书。

10. 有机中药材标志的使用　根据有机食品证书和《有机食品标志管理章程》，办理有机标志的使用手续。

第十章 植物类药材商品

植物类药材主要是指药材商品的原植物属于植物界，也包括来源于真菌界的部分药材商品。

第一节 植物类药材商品概述

一、植物类药材商品品种及分类

我国现有中药资源品种 12807 种，其中药用植物 11146 种，药用植物涉及 383 科，2309 属，11146 种。包括藻类、菌类、地衣类、苔藓类、蕨类及种子类植物等各个植物类型。藻、菌、地衣类低等植物计 91 科，188 属，459 种。苔藓、蕨、种子类高等植物共计 292 科，2121 属，10687 种。即约 95% 的药用植物资源属于高等植物。其中，种子植物独占 90% 多，为药用植物资源的主体。

在常用中药材商品中，植物类药约占 80%。药材商品通常根据其入药部位分为根及根茎类、茎木类、皮类、叶类、花类、果实种子类、全草类、藻菌地衣类、树脂及其他类。

二、植物类药材商品的化学成分简介

植物类药材商品的使用价值是由其物质基础决定的，化学成分是最重要的物质基础之一。现将植物类药材商品中常见的化学成分简介如下。

（一）生物碱

生物碱（alkaloids）是指来源于生物界（主要是植物界）的一类含氮有机化合物。大多数生物碱分子结构中具有复杂的环状结构，且氮原子多位于环内；多具有碱性；大多数具有显著的生理活性。以来源于双子叶植物的药材为多，已知有 50 多科的 120 多属的植物中存在生物碱。如毛茛科（黄连属黄连，乌头属川乌、草乌、附子）、防己科（防己、北豆根）、罂粟科（罂粟、延胡索）、豆科（苦参属苦参）、小檗科（三棵针）、马钱科（马钱子）、茄科（曼陀罗属洋金花）等。单子叶植物也有少数种属存在生物碱，如石蒜科、百合科（贝母属川贝母、浙贝母）、兰科等。少数裸子植物如麻黄科、红豆杉科、三尖杉科和松柏科也存在生物碱。麦角甾醇生物碱存在于菌类植物中。有些

科几乎全科植物药均含生物碱，如茄科的颠茄属、曼陀罗属、莨菪属、东莨菪属等属植物都含有莨菪碱。原植物属于不同科的药材也可以含同一种生物碱，如原植物属于毛茛科、小檗科、防己科与芸香科的一些药材中都含小檗碱。同种药材中所含生物碱有数种至数十种不等，如罂粟含20余种生物碱，长春花含70余种生物碱等。有些生物碱具有很强的毒性如乌头碱、士的宁等，也有些生物碱本身没有毒性，但在人体内的代谢产物却能产生很大的毒性，如吡咯里西定生物碱、千里光碱、野百合碱，其在体内的代谢产物吡咯具有很强的肝毒性作用，药材商品在使用时应特别注意。

（二）糖和苷类

1. 糖类 又称碳水化合物，广泛分布于生物体内。它不仅是植物体内的贮藏养料，而且是生物合成其他有机化合物的前体。按照组成糖类成分的糖基个数，可将糖分为单糖、低聚糖和多糖三类。

2. 苷类 苷又称"甙"、"配糖体"或"糖杂体"，是由糖或糖的衍生物与非糖化合物以苷键方式结合而成的一类化合物。苷类涉及范围较广，苷元的结构类型差别很大，按苷元的化学结构可分为以下主要类型。

（1）氰苷 主要指具有 α -羟基腈的苷。常见来源于蔷薇科的药材中，如苦杏仁、桃仁等，分布于毛茛科、忍冬科、豆科、亚麻科、大戟科、景天科等植物类药材中。

（2）酚苷与醇苷 是苷元分子中的酚羟基与糖的端基碳原子缩合而成的苷。具有酚苷成分的药材主要分布在杜鹃花科、木犀科和柳属、杨属、芍药属、松属等科属。此类成分多具有一定的生理活性，如杨树皮和柳树皮中的水杨苷和白杨苷有解热镇痛作用；牡丹皮和徐长卿中的丹皮酚有镇痛、镇静作用；天麻中的天麻苷有镇静作用。

苯酚苷、萘酚苷、蒽苷、香豆素苷、黄酮苷、木脂素苷等也属于酚苷。①蒽苷：蒽苷的各种衍生物中，以蒽醌苷类最为普遍，天然存在的蒽醌类多为羟基蒽醌，已知约有40余种，以苷或苷元的形式存在于药材中。如蓼科的大黄、何首乌、虎杖，豆科的番泻叶、决明子，百合科的芦荟以及原植物属于鼠李科和茜草科药材。各类蒽醌及其苷类具有多方面生理活性。蒽醌苷元具致泻作用，但内服后在未到大肠前，大部分蒽醌被氧化破坏，所以致泻作用很差；而蒽醌苷内服后，由于糖基的保护作用，可使苷元不被氧化而达到大肠，经酶水解释放出蒽醌苷元而产生致泻作用。大多数羟基蒽醌衍生物具抗菌、抗病毒、抗肿瘤、免疫调节和抗真菌等作用，大黄酚有止血作用，大黄素、大黄酸有利尿作用，大黄素还有镇咳作用。②香豆素苷：香豆素苷又称香豆素，为顺式邻羟基桂皮醛的内酯，具特异香气。香豆素广泛分布于豆科、芸香科、伞形科、木犀科、茄科、菊科等的植物药材中。③黄酮苷：由黄酮类化合物与糖结合的苷称作黄酮苷。黄酮类化合物主要分布于裸子植物、双子叶植物药材中，如银杏科的银杏、水龙骨科的石韦、小檗科的淫羊藿、豆科的甘草和葛根、芸香科的枳实、唇形科的黄芩、菊科的红花和款冬花、鸢尾科的射干等。黄酮类化合物具有多方面的生物活性。银杏双黄酮、槲皮素、葛根素、芸香苷等能扩张冠状血管，用于防治冠心病。橙皮苷等有维生素P样作用，能降低血管脆性，可用作防治高血压、脑血管破裂及动脉硬化的辅助治疗剂。木犀草素、山柰酚、山楂黄酮等有降低血脂及胆固醇的作用。水飞蓟素、黄芩素等有很强的保肝作用，用于治疗急慢性肝炎、肝硬化及多种中毒性肝损伤等症。此外，儿茶酚、牡荆素、紫檀素等具有一定的抗癌活性等。④木脂素：木脂素又称“木脂体”，不少具有生物活性，如小檗科的鬼臼等多种药材中所含的鬼臼毒素及其衍生物具抗肿瘤活性，为降低鬼臼毒素的毒性，目前已进行了结构改造并半合成，制成鬼臼毒素类抗癌新药供临床使用。五味子素能降低谷丙转氨酶（GPT）而用于治疗肝炎，厚朴酚具肌肉松弛作用，牛蒡子苷对风热感冒有效等。

醇苷为脂肪醇或芳香醇的衍生物与糖结合而成的苷。在藻类、毛柳科、景天科、豆科植物药中有分布。如毛茛科中的毛茛苷是原白头翁素的 p－d－葡萄糖苷，苷元有抗菌作用，毛柳皮中的毛柳苷有解热镇痛作用。

（3）**皂苷** 皂苷又称皂素，是广泛存在于植物药中的一类特殊苷类。根据皂苷水解后生成的皂苷元结构，可分为三萜皂苷与甾体皂苷两大类。三萜皂苷广泛分布于蔷薇科、豆科、远志科、五加科、伞形科、桔梗科、菊科、石竹科、茜草科、葫芦科等植物药材中。

在中药材中已发现100余种甾体皂苷元。它们在双子叶植物药中分布较少，如玄参科的洋地黄、豆科的胡芦巴等；主要分布于单子叶植物药中，如百合科的麦冬、天冬、七叶一枝花、菝葜、铃兰、万年青、知母，薯蓣科薯蓣属及龙舌兰科龙舌兰属等药材中。

（4）**强心苷** 强心苷是一类对心脏有显著生理活性的甾体苷类，可用于治疗充血性心力衰竭。目前我国临床应用的强心苷有地高辛、洋地黄毒苷、西地兰、毒毛旋花苷K等。强心苷主要分布于被子植物药中，如毛茛科的福寿草、夹竹桃科的黄花夹竹桃和罗布麻根、萝藦科的香加皮、玄参科的洋地黄和毛花洋地黄、百合科的铃兰和万年青，此外，在桑科、十字花科的植物药中也有分布。根据甾体母核的结构，强心苷可分为强心甾型和海葱甾型（或蟾酥甾型）两种类型。

（5）**环烯醚萜苷类** 这是一类由单萜化合物环烯醚萜类及裂环烯醚萜类与糖结合而成的苷类。环烯醚萜苷类主要分布于鹿蹄草科、龙胆科、玄参科等植物药中。这类成分具多种生物活性，如梓醇具降血糖、利尿和缓泻等作用，栀子苷能促进胆汁分泌而用于治疗黄疸型肝炎，龙胆苦苷具利胆、抗炎、促进胃液分泌及抗真菌等活性，可用于治疗黄疸等。

（三）挥发油

挥发油又称“精油”，是一类重要的活性成分，临床上除直接应用主含挥发油的药材外，还可使用精制的挥发油，如桉叶油、薄荷油。挥发油具有发散解表、芳香开窍、理气止痛、祛风除湿、活血化瘀、祛寒温里、清热毒、解暑祛秽、杀虫抗菌等作用。此外，挥发油还广泛应用于香料、食品与化妆品等的生产。含挥发油的药材其原植物主要属于松科、柏科、木兰科、樟科、芸香科、桃金娘科、伞形科、唇形科、败酱科、菊科、姜科、三白草科、毛茛科、蔷薇科、瑞香科、杜鹃花科、木犀科、禾本科、莎草科、天南星科等。

除上述成分外，植物类药材中还含有萜类、鞣质、蛋白质、多肽类、氨基酸、酶、脂类、有机酸、树脂、植物色素、无机成分等化学成分，也具有一定的生物活性。

第二节　根及根茎类药材商品

一、根及根茎类药材商品概述

根及根茎类中药是以植物的根或地下茎为药用部位的药材，商品上习称“根及根茎类药材”。根和根茎属于植物体的不同器官，根据药用部位的组成，实际上是由根类药材、根茎类药材、根及根茎类药材和根茎及根类药材四类药材组成。其中根类药材是以根或以根为主带有少部分根茎药材；根茎类中药取自被子植物和蕨类植物地下茎或以根茎为主带有少部分根的药材。其商品品种及质量特性要求如下。

1. 商品规格等级　根类药材常依据生长年限、采收时间、产地、加工方法等划分不同的规格，再依据长度、直径或规定重量中的个数等划分等级。有的药材性状差异不大的，则为“统货”。

2. 质量要求

（1）感官特征　依据形状、大小、颜色、表面特征、质地、横切（折断）面、气、味等进行观察，是规格等级分类的主要依据。注意根据性状特征、杂质的多少以及其他药用部位所占比重的大小区分商品规格与等级。

（2）鉴别试验　主要是按照《中国药典》（2010 年版）鉴别项下要求进行。

（3）理化指标　主要有水分、灰分、浸出物、有效成分、特征性化学成分、大类化学成分的定性定量分析、有毒成分的限量等。

（4）卫生学指标　微生物、黄曲霉毒素、农药残留量、二氧化硫、有害元素、防腐剂残留及其他有毒有害物质。

3. 包装、贮藏养护　根及根茎类中药通常用袋装、箱装或篓装。由于药材中含有大量的淀粉和糖类，易吸潮、发霉或虫蛀，贮藏中要特别注意控制温度和湿度。含有挥发性成分的药材，应防止高热，不宜久储。

二、根及根茎类药材商品

绵马贯众
Mianmaguanzhong
Dryopteridis Crassirhizomatis Rhizoma

【来源】鳞毛蕨科植物粗茎鳞毛蕨 *Dryopteris crassirhizoma* Nakai 的干燥根茎和叶柄残基。秋季采挖，削去叶柄、须根，除去泥沙，晒干。

【产地】主产于黑龙江、吉林、辽宁等地。

【商品规格等级】绵马贯众统货。

【产销简述】本品为纯野生品种，年销量约为1500吨左右。在非典期间，贯众的显著疗效受到重视，价格高涨，导致采挖过度，目前市场平稳。

【质量特性】

1. 感官特征　呈长倒卵形，略弯曲，上端钝圆或截形，下端较尖，有的纵剖为两半，长7～20cm，直径4～8cm。表面黄棕色至黑褐色，密被排列整齐的叶柄残基及鳞片，并有弯曲的须根。叶柄残基呈扁圆形，长3～5cm，直径0.5～1.0cm；表面有纵棱线，质硬而脆，断面略平坦，棕色，有黄白色维管束5～13个，环状；每个叶柄残基的外侧常有3条须根，鳞片条状披针形，全缘，常脱落。质坚硬，断面略平坦，深绿色至棕色，有黄白色维管束5～13个，环列，其外散有较多的叶迹维管束。气特异，味初淡而微涩，后渐苦、辛。

2. 鉴别试验　以绵马贯众对照药材为对照，进行薄层色谱试验。喷以0.3%坚牢蓝BB盐的稀乙醇溶液，在40℃放置1小时。药材和饮片供试品色谱中，在与对照药材色谱相应的位置上，显相同颜色的斑点。

3. 理化指标

（1）水分　不得过12.0%。

（2）总灰分　不得过7.0%。

（3）酸不溶性灰分　不得过3.0%。

（4）浸出物　醇溶性浸出物（热浸法），药材不得少于25.0%，绵马贯众炭不得少于16.0%。

【功能主治】苦，微寒；有小毒。归肝、胃经。清热解毒，止血，杀虫。用于时疫感冒，风热头痛，温毒发斑，疮疡肿毒，崩漏下血，虫积腹痛。

【用法用量】5～10g。

细　辛

Xixin

Asari Radix et Rhizoma

【来源】马兜铃科植物北细辛 *Asarum heterotropoides* Fr. Schmidt var. *mandshuricum* (Maxim.) Kitag.、汉城细辛 *Asarum sieboldii* Miq. var. *seoulense* Nakai 或华细辛 *Asarum sieboldii* Miq. 的干燥根和根茎。前两种习称“辽细辛”。夏季果熟期或初秋采挖，除净地上部分和泥沙，阴干。

【产地】北细辛主产于辽宁本溪、凤城，吉林延边、通化，黑龙江尚志、五峰等地；汉城细辛主产于辽宁、吉林；华细辛主产于陕西华阴，四川东部，湖南西部等地。商品药材主要为北细辛，汉城细辛产量小。一般以东北所产辽细辛为道地药材。

【产销简述】细辛为常用中药材，属国家三级保护野生中药材，市场需求目前在

1000 吨左右，需求量逐年增高，国际市场对细辛的需求也在同步增长。由于野生细辛的产量逐年下降，资源匮乏，20 世纪 90 年代末期，将细辛引为家种，但种植面积少且技术难度大，仍然无法满足市场需求，供销缺口逐步加大，供需矛盾日益尖锐，细辛价格也在逐年上涨，需加快栽培细辛的发展。

【商品规格等级】 分为“北细辛”和“华细辛”两种规格。北细辛分为野生统货和栽培统货两个等级。

1. 北细辛

（1）野生统货　呈顺长卷曲状。根茎多节，须根细，须毛多，土黄色或灰褐色。有浓香气，味辛辣。无泥土、杂质、霉变。

（2）家种统货　呈顺长卷曲状。根茎多节，须根较粗长均匀，须毛少，土黄色或灰褐色。有浓香气，味辛辣。无泥土、杂质、霉变。

2. 华细辛　统货。呈顺长卷曲状。根节细密，须根粗大。气味均较北细辛弱。无泥土、杂质、霉变。

【质量特性】

1. 感官特征

（1）北细辛　常卷缩成团。根茎横生呈不规则圆柱形，具短的分枝，长 1～10cm，直径 2～4mm；表面灰棕色，粗糙，有环形的节，节间长 2～3mm，分枝顶端有碗状的茎痕。根细长，密生节上，长 10～20cm，直径约 1mm；表面灰黄色，平滑或有微细的纵皱纹；质脆，易折断，断面平坦，黄白色或白色。气辛香，味辛辣、麻舌。栽培品的根茎多分枝，长 5～15cm，直径 2～6mm。根长 15～40cm，直径 1～2mm。

（2）汉城细辛　根茎直径 1～5mm，节间长 0.1～1cm。

（3）华细辛　根茎长 5～20cm，直径 1～2mm，节间长 0.2～1cm。气味较弱。

2. 鉴别试验　以细辛对照药材和细辛脂素对照品为对照，进行薄层色谱法试验。喷以 1% 香草醛硫酸溶液，热风吹至斑点显色清晰。供试品色谱中，在与对照药材色谱和对照品色谱相应的位置上，显相同颜色的斑点。

3. 理化指标

（1）水分　不得过 10.0%。

（2）总灰分　不得过 12.0%。

（3）酸不溶性灰分　不得过 5.0%。

（4）浸出物　醇溶性浸出物不得少于 9.0%。

（5）挥发油　本品含挥发油不得少于 2.0%（ml/g）。

（6）细辛脂素　用高效液相色谱法测定，本品按干燥品计算，含细辛脂素（$C_{20}H_{18}O_6$）不得少于 0.050%。

（7）马兜铃酸Ⅰ限量　不得过 0.001%。

【功能主治】 性温，味辛。祛风散寒，祛风止痛，通窍，温肺化饮；用于风寒感冒，头痛，牙痛，鼻塞流涕，鼻鼽，鼻渊，风湿痹痛，痰饮喘咳。

【用法用量】 1～3g。散剂每次服 0.5～1g。外用适量。不宜与藜芦同用。

大 黄
Dahuang
Rhei Radix et Rhizoma

【来源】 蓼科植物掌叶大黄 *Rheum Palmatum* L. 、唐古特大黄 *Rheum tanguticum* Maxim. ex Batf 或药用大黄 *Rheum officinale* Baill 的干燥根及根茎。秋末地上部分枯黄或次春植株发芽前，采挖生长三年以上植株的地下部分，除去泥土及细根，刮去外皮（忌用铁器），加工成卵圆形、圆柱形，或切成块、瓣、厚片，绳穿成串干燥或直接干燥。

前两种植物来源的药材商品又称“西大黄”或“北大黄”，后一种植物来源的药材商品又称“南大黄”或“马蹄大黄”。

【产地】 西大黄主要来源植物为掌叶大黄。主产甘肃礼县、武威、宕昌、张掖等，青海同仁、同德、贵德，四川阿坝与甘孜州等地。来源于唐古特大黄者主产青海与甘肃祁连山北麓，西藏东北部及四川西北部。

南大黄栽培品主产于四川北部、东部及南部盆地边缘，贵州北部、西部及云南西北部，湖北西部，陕西西南部等地。野生品产于四川西部、德格及云南等地，习称“雅黄”。

商品中以掌叶大黄产量大，以栽培为主；唐古特大黄次之，野生或栽培；药用大黄产量较少，栽培或野生。

【产销简述】 大黄为我国传统常用中药材，应用历史悠久，栽培或野生，目前国内年需求量约 5000 ~ 6000 吨。远销日本、中东、东南亚和欧美一些国家，年出口量在 600 ~ 1000 吨。

【商品规格等级】 根据大黄的来源、产地及加工方法，将大黄药材商品分为如下商品规格等级。

1. 西大黄 分为五个规格九个等级。

（1）蛋吉 均为根茎，无粗皮，呈卵圆形。

（2）蛋片吉

一等品：无粗皮，为纵切的瓣。表面黄棕色，体重质坚。断面淡红棕色或黄棕色，具放射状纹理及明显环纹，红肉白筋。髓部有星点环列或散在颗粒，气清香，味苦微涩。每千克 8 个以内，糠心不超过 15%。无杂质，虫蛀、霉变。

二等品：每千克 12 个以内，余同一等品。

三等品：每千克 18 个以内，余同一等品。

（3）苏吉

一等品：去净粗皮，横切成段。呈不规则圆柱形。每千克 20 个以内。

二等品：每千克 30 个以内。

三等品：每千克40个以内。

(4) 水根　统货。系主根尾部及支根的加工品，呈长条状。表面棕色或黄褐色，间有未去净的栓皮。体重质坚，断面淡红色或黄褐色，具放射状纹理。气清香，味苦微涩。长短不限，间有闷茬，小头直径不小于1.3cm。

(5) 原大黄　统货。无粗皮，为纵切或横切的瓣、段，切片大小不分。中部直径2cm以上。糠心不超过15%。

2. 南大黄　分为两个规格五个等级。

(1) 南大黄

一等品：为横切的断，无粗皮，体结实，长7cm以上，直径5cm以上。

二等品：体质轻松，间有水根，最小头直径不低于1.2cm。

(2) 雅黄（野生品）

一等品：切成不规则块状，似马蹄形。去净粗皮。表面黄色或黄褐色，体重质坚。断面黄色或棕褐色。每个150~250g。无枯糠、焦煳、水根、杂质、虫蛀、霉变。

二等品：体质轻泡，质松。断面黄褐色。每个100~200g。

三等品：体质轻泡，大小不分，间有直径3.5cm以上的根。

【质量特性】

1. 感官特征　呈类圆柱形、圆锥形、卵圆形或不规则块片状，长3~17cm，直径3~10cm。除尽外皮者表面黄棕色至红棕色，有的可见类白色网状纹理及"星点"（异型维管束）散在，残留的外皮棕褐色，多具绳孔及粗皱纹。质坚实，断面淡红棕色或黄棕色，显颗粒性，有的中心稍松软。根茎髓部宽广，有"星点"环列或散在；根形成层环明显，木质部发达，具放射状纹理，无"星点"。气清香，味苦而微涩，嚼之粘牙，有砂粒感。

2. 鉴别试验

(1) 微量升华　取大黄粉末少量，进行微量升华，可见菱状针晶或羽状结晶。结晶加碱液溶解并显红色。

(2) 薄层色谱　以大黄对照药材、大黄酸对照品为对照，进行薄层色谱法试验。置紫外光灯（365nm）下检视，供试品色谱中，在与对照药材色谱相应的位置上，显相同的5个橙黄色的荧光主斑点；在与对照品色谱相应的位置上，显相同的橙黄色荧光斑点，置氨蒸气熏后，日光下检视，斑点变为红色。

3. 理化指标

(1) 土大黄苷　取药材甲醇提取液点于滤纸上，以45%的乙醇展开，取出，晾干，放置10分钟，置紫外光灯（365nm）下检视，不得显持久的亮紫色荧光。

(2) 干燥失重　减失重量不得过15.0%。

(3) 总灰分　不得过10.0%。

(4) 浸出物　水溶性浸出物（热浸法）不得少于25.0%。

(5) 游离蒽醌　用高效液相色谱法测定，药材按干燥品计算，含芦荟大黄素（$C_{15}H_{10}O_5$）、大黄酸（$C_{15}H_8O_6$）、大黄素（$C_{15}H_{10}O_5$）、大黄酚（$C_{15}H_{10}O_4$）和大黄素

甲醚（$C_{16}H_{12}O_5$）的总量不得少于1.50%。

【功能主治】性寒，味苦。泻下攻积，清热泻火，凉血解毒，逐瘀通经，利湿退黄。用于实热积滞便秘，血热吐衄，目赤咽肿，痈肿疔疮，肠痈腹痛，瘀血经闭，产后瘀阻，跌打损伤，湿热痢疾，黄疸尿赤，淋证，水肿；外治烧烫伤。

【用法用量】3～15g；用于泻下不宜久煎。外用适量，研末敷于患处。孕妇及月经期、哺乳期慎用。

何首乌
Heshouwu
Polygoni Multiflori Radix

【来源】蓼科植物何首乌 *Polygonum multiflorum* Thunb. 的干燥块根。秋、冬两季叶枯萎时采挖，削去两端，洗净，个大的切成块，干燥。

【产地】主产于河南、湖北、广西、广东等省。广东德庆何首乌为道地药材。

【产销简述】何首乌为常用滋补类中药，药食两用，应用范围广，用量较大，除饮片配方和生产中成药外，还用于滋补保健和日用品，国内与国际市场对何首乌的需求量呈逐年增长之势，热销不衰。目前野生何首乌储量较大，栽培技术也较成熟，基本能满足年销量2500吨的需求。

【商品规格等级】何首乌统货。

【质量特性】

1. 感官特征 呈团块状或不规则纺锤形，长6～15cm，直径4～12cm。表面红棕色或红褐色，皱缩不平，有浅沟，并有横长皮孔样突起和细根痕。体重，质坚实，不易折断，断面浅黄棕色或浅红棕色，显粉性，皮部有4～11个类圆形异型维管束环列，形成云锦状花纹，中央木部较大，有的呈木心。气微，味微苦而甘涩。

2. 鉴别试验

（1）*微量升华* 粉末微量升华后得黄色柱状或针簇状结晶，遇碱液显红色。

（2）*薄层色谱* 以何首乌对照药材为对照，进行薄层色谱法试验。置紫外光灯（365nm）下检视，供试品色谱中，在与对照药材色谱相应的位置上，显相同颜色的荧光斑点。

3. 理化指标

（1）*水分* 不得过10.0%。

（2）*总灰分* 不得过5.0%。

（3）*二苯乙烯苷* 用高效液相色谱法测定，本品按干燥品计算，含2,3,5,4′-四羟基二苯乙烯-2-*O*-β-D-葡萄糖苷（$C_{20}H_{22}O_9$），不得少于1.0%。

（4）*结合蒽醌* 用高效液相色谱法测定，本品按干燥品计算，含结合蒽醌以大黄素（$C_{15}H_{10}O_5$）和大黄素甲醚（$C_{16}H_{12}O_5$）的总量计不得少于0.10%。

【功能主治】性微温，味苦、甘、涩。解毒，消痈，截疟，润肠通便。用于疮痈，瘰疬，风疹瘙痒，久疟体虚，肠燥便秘。

【用法用量】3～6g。

牛 膝

Niuxi

Achyranthis Bidentatae Radix

【来源】苋科植物牛膝 *Achyranthes bidentata* Bl. 的干燥根。冬季茎叶枯萎时采挖，除去须根及泥沙，捆成小把，晒至干皱后，将顶端切齐，晒干。

【产地】主产于河南沁阳、武陟，山东、江苏、浙江等地亦有栽培。河南产者为道地药材，是四大怀药之一；2006年河南怀牛膝获国家地理标志产品保护。

【产销简述】牛膝为常用大宗药材之一，需求日益增多，出口量亦增多，目前药材全部来源于栽培，供需基本平衡。

【商品规格等级】根据外形与大小分为三个等级。

一等（头肥）：呈长条圆柱形。内外黄白色或浅棕色。味淡微甜。中部直径0.6cm以上，长50cm以上。根条均匀。无冻条、油条、破条、杂质、虫蛀、霉变。

二等（二肥）：呈长条圆柱形。内外黄白色或浅棕色。味淡微甜。中部直径0.4cm以上，长35cm以上。根条均匀。无冻条、油条、破条、杂质、虫蛀、霉变。

三等（平条）：呈长条圆柱形。内外黄白色或浅棕色。味淡微甜。中部直径0.4cm以下，但不小于0.2cm，长短不分，间有冻条、油条、破条。无杂质、虫蛀、霉变。

【质量特性】

1. 感官特征 呈细长圆柱形，有时稍弯曲，上端较粗，下端较细，长15～70（90）cm，直径0.4～1cm。表面灰黄色或淡棕色，有细纵皱纹、横长皮孔样突起及稀疏的细根痕。质硬脆，易折断，受潮变柔韧，断面平坦，淡黄棕色，微呈角质样而油润，可见黄白色小点（异常维管束）断续排列成2～4轮同心环，中心维管束木部较大，黄白色。气微，味微甜而稍苦涩。

2. 鉴别试验 以牛膝对照药材、β－蜕皮甾酮与人参皂苷R_0对照品为对照，进行薄层色谱。喷以5%香草醛硫酸溶液，在105℃加热至斑点显色清晰。供试品色谱中，在与对照药材色谱和对照品色谱相应的位置上，显相同颜色的斑点。

3. 理化指标

（1）水分 不得过15.0%。

（2）总灰分 不得过9.0%。

（3）浸出物 醇溶性浸出物（热浸法）不得少于6.5%，饮片牛膝不得少于

5.0%，酒牛膝不得少于4.0%。

（4）β-蜕皮甾酮　用高效液相色谱法测定，本品按干燥品计算，含β-蜕皮甾酮（$C_{27}H_{44}O_7$）不得少于0.030%。

【功能主治】性平，味苦、甘、酸。逐瘀通经，补肝肾，强筋骨，利尿通淋，引血下行。用于经闭，痛经，腰膝酸痛，筋骨无力，淋证，水肿，头痛，眩晕，牙痛，口疮，吐血，衄血。

【用法用量】5～12g。孕妇慎用。

川牛膝
Chuanniuxi
Cyathulae Radix

【来源】苋科植物川牛膝 *Cyathula officinalis* Kuan 的干燥根。秋、冬二季采挖，除去芦头、须根及泥沙，烘或晒至半干，堆放回润，再烘干或晒干。

【产地】主产于四川、云南、贵州等地。

【产销简述】市场以栽培药材为主，年需量约1000～1300吨，供需基本平衡。

【商品规格等级】分为三个等级。

一等：呈曲直不一的长圆柱形、单支。表面灰黄色或灰褐色。质柔。断面棕色或黄白色，有筋脉点。味甘微苦。上中部直径1.8cm以上。无芦头、须毛、杂质、虫蛀、霉变。

二等：呈曲直不一的长圆柱形，单支。表面灰黄色或灰褐色。质柔。断面棕色或黄白色，有筋脉点。味甘微苦。上中部直径1cm以上。无芦头、须毛、杂质、虫蛀、霉变。

三等：呈曲直不一的长圆柱形、单支。表面灰黄色或灰褐色。质柔。断面棕色或黄白色，有筋脉点。味甘微苦。上中部直径1cm以下，但不小于0.4cm，长短不限。无芦头、毛须、杂质、虫蛀、霉变。

【质量特性】

1. 感官特征　呈细长圆柱形，有时稍弯曲，上端较粗，下端较细，长15～70（90）cm，直径0.4～1cm。表面灰黄色或淡棕色，有细纵皱纹、横长皮孔样突起及稀疏的细根痕。质硬脆，易折断，受潮变柔韧，断面平坦，淡黄棕色，微呈角质样而油润，可见黄白色小点（异常维管束）断续排列成2～4轮同心环，中心维管束木部较大，黄白色。气微，味微甜而稍苦涩。

2. 鉴别试验　以川牛膝对照药材与杯苋甾酮对照品为对照，进行薄层色谱法试验。喷以10%硫酸乙醇溶液，在105℃加热至斑点显色清晰。供试品色谱中，在与对照药材色谱和对照品色谱相应位置上，显相同颜色的荧光斑点。

3. 理化指标

（1）水分　不得过16.0%。

（2）总灰分　取本品切制成直径在3mm以下的颗粒，依法检查，不得过8.0%。

（3）浸出物　水溶性浸出物（冷浸法），药材不得少于65.0%，饮片不得少于60.0%。

（4）杯苋甾酮　用高效液相色谱法测定，本品按干燥品计算，含杯苋甾酮（$C_{29}H_{44}O_8$）不得少于0.030%。

【功能主治】性平，味甘、微苦。逐瘀通经，通利关节，利尿通淋。用于经闭癥瘕，胞衣不下，关节痹痛，跌扑损伤，风湿痹痛，足痿筋挛，尿血血淋。

【用法用量】5～10g。孕妇慎用。

太子参
Taizishen
Pseudostellariae Radix

【来源】石竹科植物孩儿参 *Pseudostellaria heterophylla*（Miq.）Pax ex Pax et Hoffm. 的干燥块根。夏季茎叶大部分枯萎时采挖，洗净，除去须根，置沸水中略烫后晒干或直接晒干。

【产地】主产于江苏、山东、安徽、贵州、福建等省。

【产销简述】由于太子参的应用不断被开发，近年来价格上涨较快，栽培面积增大，目前供求渐趋正常，基本平衡，年销量约在1000吨左右。

【商品规格等级】太子参统货。

【质量特性】

1. 感官特征　呈细长纺锤形或细长条形，稍弯曲，长3～10cm，直径0.2～0.6cm。表面黄白色，较光滑，微有纵皱纹，凹陷处有须根痕。顶端有茎痕。质硬而脆，断面平坦，淡黄白色，角质样；或类白色，有粉性。气微，味微甘。

2. 鉴别试验　以太子参对照药材为对照，进行薄层色谱法试验。喷以0.2%茚三酮乙醇溶液，在105℃加热至斑点显色清晰。供试品色谱中，在与对照药材色谱相应的位置上，显相同颜色的斑点。

3. 理化指标

（1）水分　不得过14.0%。

（2）总灰分　不得过4.0%。

（3）浸出物　水溶性浸出物（冷浸法）不得少于25.0%。

（4）太子参环肽B　用高效液相色谱法测定，本品按干燥品计算，含太子参环肽B（$C_{40}H_{58}O_8N_8$）不得少于0.020%。

【功能主治】性平，味甘、微苦。益气健脾，生津润肺。用于脾虚体倦，食欲不振，病后虚弱，气阴不足，自汗口渴，肺燥干咳。

【用法用量】9～30g。

川　乌
Chuanwu
Aconiti　Radix

【来源】毛茛科植物乌头 *Aconitum carmichaeli* Debx. 的干燥母根。6月下旬至8月上旬采挖，取母根，除去子根、须根及泥土，晒干。将原药材捡去杂质，洗净灰屑，晒干，为“川乌”或称“生川乌”。

【产地】主产于四川江油、彭明、平武，陕西汉中市、周至、兴平为主要栽培产区，湖北、云南等地亦有种植。

【产销简述】为栽培品，传统川药。全国药用川乌使用部位不一、用药习惯不同的现实存在已久，川乌与附子的产销量密切相关。全国每年约需川乌300～400吨，生产基地稳定，货源较为充足。

【商品规格等级】曾分四川三等、陕西五等，现均为川乌统货。

【质量特性】

1. 性状特征　呈不规则的圆锥形，稍弯曲，顶端常有残茎，中部多向一侧膨大，长2～7.5cm，直径1.2～2.5cm。表面棕褐色或灰棕色，皱缩，有小瘤状侧根及子根脱离后的痕迹。质坚实，断面类白色或浅灰黄色，形成层环纹多角形。气微，味辛辣、麻舌。

2. 鉴别试验法试验　以乌头碱、次乌头碱及新乌头碱对照品为对照，进行薄层色谱法试验，喷以稀碘化铋钾试液。供试品色谱中，在与对照品色谱相应位置上，显相同颜色的斑点。

3. 理化指标

（1）水分　不得过12.0%。

（2）总灰分　不得过9.0%。

（3）酸不溶性灰分　不得过2.0%。

（4）双酯型生物碱　用高效液相色谱法测定，川乌按干燥品计算，含乌头碱（$C_{34}H_{47}NO_{11}$）、次乌头碱（$C_{33}H_{45}NO_{10}$）和新乌头碱（$C_{33}H_{45}NO_{11}$）的总量应为0.050%～0.17%。

【功能主治】味辛、苦，性热；有大毒。祛风除湿，温经止痛。用于风寒湿痹，关节疼痛，心腹冷痛，寒疝作痛及麻醉止痛。

【用法用量】一般炮制后用。生品内服宜慎；孕妇禁用；不宜与半夏、瓜蒌、瓜蒌子、瓜蒌皮、天花粉、川贝母、浙贝母、平贝母、伊贝母、湖北贝母、白蔹、白及同用。

草 乌

Caowu

Aconiti Kusnezoffii Radix

【来源】 毛茛科植物北乌头 *Aconitum kusnezoffii* Reichb. 的干燥块根。秋季茎叶枯萎时采挖，除去须根和泥沙，干燥，为“草乌”或“生草乌”。

全国有同属 20 多种植物的块根在产地作草乌用，主要有①乌头 *Aconitum carmichaeli* Debx. 主产于中南、西南各地。②黄草乌 *Aconitum vilmorinianum* Kom，产于云南、贵州等地。③多根乌头 *Aconitum karakolicum* Rapaics，产于新疆。④爪叶乌头 *Aconitum hemsleyanum* Pritz，四川、湖北部分地区药用。⑤松潘乌头 *Aconitum sungpanense* Hand. - Mazz. 产于甘肃、陕西等地。⑥太白乌头 *Aconitum taipeicum* Hand. - Mazz. 产于陕西等地。以上均非正品。

【产地】 产于辽宁、黑龙江、吉林、河北等地，均为野生品。

【产销简述】 主要为野生种类，全国每年约需草乌 350 ~500 吨，货源分布面广，各地习用种类有异，应注意鉴别。

【商品规格等级】 草乌统货。

【质量特性】

1. 感官特征 呈不规则长圆锥形，略弯曲，长 2 ~7cm，直径 0.6 ~1.8cm。顶端常有残茎和少数不定根残基，有的为枯萎的芽。表面灰褐色或黑棕褐色，皱缩，有纵皱纹、点状须根痕及数个瘤状侧根。质硬，断面灰白色或暗灰色，有裂隙，形成层环多角形或类圆形，髓部较大或中空。气微，味辛辣、麻舌。

杂质（残茎）不得过 5%。

2. 鉴别试验 以乌头碱、次乌头碱和新乌头碱对照品为对照，进行薄层色谱法试验，喷以稀碘化铋钾试液显色。供试品色谱中，在与对照品色谱相应的位置上，显相同颜色斑点。

3. 理化指标

（1）水分 不得过 12.0%。

（2）总灰分 不得过 6.0%。

（3）双酯型生物碱 用高效液相色谱法测定，本品按干燥品计算，含乌头碱（$C_{33}H_{45}NO_{11}$）、次乌头碱（$C_{33}H_{45}NO_{10}$）和新乌头碱（$C_{33}H_{45}NO_{11}$）的总量应为 0.10% ~0.50%。

【功能主治】 味辛、苦，性热；有大毒。祛风除湿，温经止痛。用于风寒湿痹，关节疼痛，心腹冷痛，寒疝作痛及麻醉止痛。

【用法用量】一般炮制后使用，制草乌用量1.5～3g。生品内服宜慎，孕妇、哺乳期妇女、心脏病患者、儿童禁用。不宜与半夏、瓜蒌、瓜蒌子、瓜蒌皮、天花粉、川贝母、浙贝母、平贝母、伊贝母、湖北贝母、白蔹、白及同用，亦不宜与麻黄配伍，因麻黄碱加重乌头碱对心脏的毒性作用。

附　子
Fuzi
Aconiti Lateralis Radix Praeparata

【来源】毛茛科植物乌头 *Aconitum carmichaeli* Debx. 的干燥子根的加工品。6月下旬（夏至）至7月初（小暑）挖出乌头块根，除去母根、须根及泥沙，习称“泥附子”。

选个大、均匀的泥附子，洗净，浸入食用胆巴水溶液中过夜，再加食盐，继续浸泡，每日取出晒晾，并逐渐延长晾晒时间，直至表面出现大量食盐结晶（盐霜）、体质变硬，干燥，习称“盐附子”。

取泥附子，按大小分别洗净，浸入食用胆巴水溶液中数日，连同浸液煮至透心，捞出，水漂，纵切成约5mm厚片，再用水浸漂，用黄糖及菜油制成的调色剂染成浓茶色，取出，蒸至出现油面、光泽后，烘至半干，再晒干或继续烘干，习称“黑顺片”。

选大小均匀的泥附子，洗净，浸入食用胆巴水溶液中数日，连同浸液煮至透心，捞出，剥去外皮，纵切成厚约3mm的片，用水漂洗，取出，蒸透，晒干，习称“白附片”；纵切成厚约3mm的片后，用甘草、生姜、去油牙皂加水熬成的染汁染成黄色，烘干，习称“黄附片”。

选小个泥附子，去外皮，纵切两瓣，放入食用胆巴溶液中浸泡数日，煮透心，取出后清水漂洗至不麻舌时，用黄糖及菜油制成的调色剂染成茶色，蒸熟，晾半干后再晒干，习称“挂片”。

【产地】主产于四川江油、安县、平武、凉山州等地，陕西城固、南郑、勉县等地，云南丽江、巍山，湖北竹山、竹溪亦有栽培。四川为道地产区，习称“川附子”，江油附子获国家地理标志产品保护。四川省江油市太平镇的附子种植基地和四川省凉山州布拖县西溪河区火烈乡、补洛乡、乐安乡的附子种植基地通过中药材GAP检查。

【产销简述】附子至今已有1000余年的栽培历史，商品附子全部源于栽培，为传统川药，四川江油产为道地药材。附子历史上产销和市价出现过大幅波动，目前产销较为平衡，经营中注意控制库存数量，商品可以满足市场需求，国内年销附片类约250～300吨，盐附子约1000吨。少量供应出口。

【商品规格等级】

1. 盐附子　分为三个等级。

一等：呈圆锥形，上部肥满，有芽痕，下部有支根痕。表面黄褐色或黑褐色，附有结晶盐粒。体质沉重。断面黄褐色。味咸而麻、刺舌。每公斤16个以内。无空心、腐烂。

二等：每公斤24个以内。

三等：每公斤80个以内。间有小药扒耳，但直径不小于2.5cm。

2. 附片 分五种规格七个等级。

（1）白附片 无外皮，厚约0.3cm。全体黄白色，半透明。

一等：为一等附子去净外皮的纵切薄片。片面白色，呈半透明体。片张大、均匀。味淡。无盐软片、霉变。

二等：为二等附子去净外皮，片张较小，均匀。其余同一等。

三等：为三等附子去净外皮，片张小，均匀。其余同一等。

（2）熟附片 统货。为一等附子去皮去尾，横切成厚0.3～0.5cm的圆形厚片。片面冰糖色，油面光泽。呈半透明体。无盐软片、霉变。

（3）挂附片 统货。为二三等附子各50%去皮纵切两瓣，片面冰糖色或褐色，油面光泽。呈半透明状。味淡或微带麻辣。每500g 80瓣左右。无白心、盐软片、霉变。

（4）黄附片 统货。为一二等附子各50%去皮去尾。横切成0.3～0.5cm厚片。片面黄色，厚薄均匀。味淡。无白心、尾片、盐软片、霉变。

（5）黑顺片 统货。为二三等附子不去外皮，顺切成0.2～0.3cm薄片。片边黑褐色，片面暗黄色，油润而光滑。片面大小不一，厚薄均匀。味淡。无盐软片、霉变。

【质量特性】

1. 感官特征

（1）盐附子 呈圆锥形，长4～7cm，直径3～5cm。表面灰黑色，有盐霜。顶端宽大，中央有凹陷的芽痕，周围有瘤状突起的支根或支根痕。质重而坚硬，难折断，受潮则变软。横切面灰褐色，有充满盐霜的小空隙及多角形环纹（形成层），环纹内侧导管束排列不整齐。气微，味咸而麻，刺舌。

（2）黑顺片 为不规则的纵切片，上宽下窄，长1.7～5cm，宽0.9～3cm，厚2～5mm，外皮黑褐色，切面暗黄色，油润具光泽，半透明，并有纵向脉纹（导管束）。质硬而脆，断面角质样。气微，味淡。

（3）白附片 无外皮，黄白色，半透明，厚约3mm。

2. 鉴别试验 以苯甲酰新乌头原碱、苯甲酰乌头原碱和苯甲酰次乌头原碱对照品为对照，进行薄层色谱法试验。供试品色谱中，盐附子在对照品色谱相应位置上显相同颜色的斑点；黑顺片或白附片在与对照品色谱相应位置上显相同颜色的斑点。

3. 理化指标

（1）水分 不得过15.0%。

（2）双酯型生物碱 用高效液相色谱法测定，本品含双酯型生物碱以新乌头碱（$C_{33}H_{45}NO_{11}$）、次乌头碱（$C_{33}H_{45}NO_{10}$）和乌头碱（$C_{34}H_{47}NO_{11}$）的总量计，不得过0.020%。

（3）苯甲酰新乌头原碱、苯甲酰乌头原碱、苯甲酰次乌头原碱　用高效液相色谱法测定，按干燥品计算，药材和饮片含苯甲酰新乌头原碱（$C_{31}H_{43}NO_{10}$）、苯甲酰乌头原碱（$C_{32}H_{45}NO_{10}$）、苯甲酰次乌头原碱（$C_{31}H_{43}NO_{9}$）的总量，均不得少于0.010%。

【功能主治】性大热，味辛、甘，有毒。回阳救逆，补火助阳，逐风寒湿邪。用于亡阳虚脱，肢冷脉微，阳痿，宫冷，心腹冷痛，虚寒吐泻，阴寒水肿，阳虚外感，寒湿痹痛。

【用法用量】3~15g，先煎，久煎。孕妇慎用；不宜与半夏、瓜蒌、瓜蒌子、瓜蒌皮、天花粉、川贝母、浙贝母、平贝母、伊贝母、湖北贝母、白蔹、白及同用。

白芍
Baishao
Paeoniae Radix Alba

【来源】毛茛科植物芍药 *Paeonia lactiflora* Pall. 的干燥根。夏、秋二季采挖种植栽培3~4年后植株的根。浙江则于栽培6~7年后采收。各地采收时间不同，浙江6月下旬，四川7月中旬，安徽8月下旬，山东9月上旬。采收后洗净，除去头尾和须根，按大小分等，置沸水中煮至透心，有香气时捞出，浸入冷水中，用竹片（勿用铁器）刮去外皮晒干。或先刮去外皮后再煮，晒干。

本品变种毛果芍药 *Paeonia lactiflora* Pall. var. *trichocarpa*（Bunge）Stern.、毛叶草芍药 *Paeonia obovata* Maxim. var. *willmottiae*（Stapf）Stern. 宝鸡曾用，质量较次，均非正品。

【产地】主产浙江、四川、安徽（皖北）等地。产于浙江者，习称“杭白芍”，为道地药材。杭白芍是著名的“浙八味”之一，尤以东阳、余姚等地产者最佳，又称为“东芍”。产于四川者，习称“川白芍”或“中江芍”。产于安徽者，历史集散地为亳县，故称“亳白芍”。

【产销简述】白芍药用历史悠久，为著名“浙八味”之一。历史上的产销量均出现过大的起伏。白芍商品全部源于栽培，基本可满足市场需求。但主产区价格长期低迷，致使药农种植积极性受挫，积压药材量大，因生产周期较长，生产调整不易。随着白芍广泛用于临床、保健食品、饮料、中成药原料和出口，市场需求量持续增长，自2006年开始，每年产不足销，库存补空不及，产销链已现脱节端倪，未来几年市场内行情看好，国内外年需求量约4000~10000吨。

【商品规格等级】分白芍、杭白芍和亳白芍三种规格十六个等级。

1. 白芍

一等：呈圆柱形，直或稍弯，去净栓皮，两端整齐。表面类白色或淡红色。质坚实，体重。断面类白色或白色。味微苦酸。长8cm以上，中部直径1.7cm以上。无芦头、花麻点、破皮、裂口、夹生、杂质、虫蛀、霉变。

二等：长6cm以上，中部直径1.3cm以上。间有花麻点。其余同一等。

三等：长4cm以上，中部直径0.8cm以上。间有花麻点。其余同一等。

四等：表面类白色或淡红棕色。断面类白色或白色。长短粗细不分，间有夹生、破条、花麻点、头尾、碎节或未去净皮。

2. 杭白芍

一等：呈圆柱形，条直，两端切平。表面棕红色或微黄色。质坚体重，断面黄色。味微苦酸。长8cm以上，中部直径2.2cm以上。无枯芍、芦头、栓皮、空心、杂质、虫蛀、霉变。

二等：中部直径1.8cm以上。其余同一等。

三等：中部直径1.5cm以上。其余同一等。

四等：长7cm以上，中部直径1.2cm以上。其余同一等。

五等：长7cm以上，中部直径0.9cm以上。其余同一等。

六等：长短不分，中部直径0.8cm以上。其余同一等。

七等：长短不分，中部直径0.5cm以上。间有夹生、伤疤。其余同一等。

3. 亳白芍

一等：长4.5cm以上，中部直径1.5cm以上。

二等：长4.5cm以上，中部直径1.2cm以上。

三等：长4.5cm以上，中部直径0.75cm以上。

四等：长4.5cm以上，中部直径0.45cm以上。

五等：长4.5cm以上，中部直径0.3cm以上。

六等：长短粗细不分，破碎节段不超过20%。

4. 出口白芍 条直，长5~13cm，粗细均匀，两端切平，内外色泽洁白、光亮。体重，无空心、断裂痕，按直径分等。

安徽产品还有白芍片、花芍片、花芍个、花帽、狗头等规格。四川产品分等情况和亳白芍相近。此外，陕西部分地区尚使用白芍的野生种，习称“宝鸡白芍”。

【质量特性】

1. 感官特征 呈圆柱形，平直或稍弯曲，两端平截，长5~18cm，直径1~2.5cm。表面类白色或浅红棕色，光洁，隐约可见横长皮孔及纵皱纹，有细根痕或偶有残留棕褐色外皮。质坚实，不易折断，断面平坦，角质样，类白色或微红色，形成层环明显，射线放射状。气微，味微苦而酸。

2. 鉴别试验 以芍药苷对照品为对照，进行薄层色谱法试验，喷以5%香草醛硫酸溶液，加热至斑点显色清晰。供试品色谱中，在与对照品色谱相应的位置上，显相同的蓝紫色斑点。

3. 理化指标

（1）水分 不得过14.0%。

（2）总灰分 不得过4.0%。

(3) 浸出物　水溶性浸出物（热浸法）不得少于22.0%。

(4) 芍药苷　用高效液相色谱法测定，本品按干燥品计算，芍药苷（$C_{23}H_{28}O_{11}$）不得少于1.6%。

4. 卫生指标　重金属及有害元素：商品药材中铅不得超过百万分之五；镉不得超过千万分之三；砷不得超过百万分之二；汞不得超过千万分之二；铜不得超过百万分之二十。

【功能主治】性微寒，味苦、酸。养血调经，敛阴止汗，柔肝止痛，平抑肝阳。用于血虚萎黄，月经不调，自汗，盗汗，胁痛，腹痛，四肢痉挛，头痛眩晕。

【用法用量】6～15g。不宜与藜芦同用。

赤　芍
Chishao
Paeoniae Radix Rubra

【来源】毛茛科植物芍药 *Paeonia lactiflora* Pall. 或川赤芍 *Paeonia veitchii* Lynch 的干燥根。春、秋二季采挖，以秋季产者皮部宽、浆汁足者优，除去根茎、须根及泥沙，理直，晾晒至半干，扎成小捆，反复晾晒至干。

有些地方尚用草芍药和毛叶草芍药的根，质量较差。四川等地习用美丽芍药 *Paeonia mairei* Levl.、草芍药 *Paeonia obovata* Maxim.、毛叶草芍药 *Paeonia obovata* Maxim. var. *willmottiae*、紫牡丹 *Paeonia pelavayi* Franch. 等植物的根，属伪劣品；陕、甘所产常混有窄叶芍药 *Paeonia anomala* L.、新疆所产常混有块根芍药 *Paeonia hybrida* Pall. 等掺伪品。

【产地】芍药主产于内蒙古多伦、兴安盟、扎赉特旗、呼伦贝尔市，四川省甘孜县、金川县、小金县、理县等地，青海省海南州、海东地区、海西州，甘肃省甘南州、陇南市、岷县、永登县等地，均为栽培。

川赤芍主产于四川西部高原和青藏高原东部，如阿坝、色达、木里、理县等地，甘肃、陕西、青海等地亦有野生。

【产销简述】赤芍为传统北药，栽培或野生，是常用大宗药材。由于自然资源持续减少、开发途径广泛，致使近年来市场需求量激增，由2001年的1000～1200吨增至2009年的6500～7000吨；出口量由2002年的约100吨上升至2008～2009年的约700吨；兽药生产约需500吨，未来几年内产不足需已成定势。

【商品规格等级】分为两个等级。

一等：呈圆柱形，稍弯曲，外表有纵沟或皱纹，皮较粗糙。表面暗棕色或棕褐色，体轻而质脆。断面粉白色或粉红色，中间有放射状纹理，粉性足。气特异，味微苦酸。长16cm以上，柄端粗细均匀。中部直径1.2cm以上。无疙瘩头、空心、须根、杂质、霉变。

二等：长15cm以下。中部直径0.5cm以上。其余同一等。

【质量特性】

1. 感官特征 呈圆柱形，稍弯曲，长5～40cm，直径0.5～3cm。表面棕褐色，粗糙，有须根痕及横向皮孔样突起及纵沟和纵皱纹，有的外皮易脱落。质硬而脆，易折断，断面平坦，粉白色或微红色，皮部窄，木部放射状纹理明显，有的具裂隙。气微香，味微苦、酸涩。

以条粗长、断面粉白色、粉性大者为佳。内蒙古多伦所产质量最优，称“多伦赤芍”。

2. 鉴别试验 以芍药苷对照品为对照，进行薄层色谱法试验，喷以5%香草醛硫酸溶液，加热至斑点显色清晰。供试品色谱中，在与对照品色谱相应的位置上，显相同的蓝紫色斑点。

3. 理化指标 芍药苷用高效液相色谱法测定，按干燥品计算，芍药苷（$C_{23}H_{28}O_{11}$）的含量不得少于1.8%。

【功能主治】性微寒，味苦。清热凉血，散瘀止痛。用于热入营血，温毒发斑，吐血衄血，目赤肿痛，肝郁胁痛，闭经痛经，跌扑损伤，痈肿疮疡。

【用法用量】6～12g。不宜与藜芦同用。

黄　连
Huanglian
Coptidis Rhizoma

【来源】毛茛科黄连 *Coptis chinensis* Franch.、三角叶黄连 *Coptis deltoidea* C. Y. Cheng 或云连 *Coptis teeta* Wall. 的干燥根茎。以上三种分别称“味连”、“雅连”、“云连”。栽种黄连一般在移栽5年后的秋季采挖。除去须根和泥沙，干燥，撞去残留须根。

【产地】味连主产于四川峨眉、洪雅，重庆石柱、彭州市等地，湖北利川市、来凤县、恩施市、房县等地，陕西、甘肃亦产，均为栽培品。出口味连主要来自四川和湖北，产量在全国占绝对优势，尤以四川产者为道地药材。重庆市石柱土家族自治县黄水镇的黄连种植基地通过中药材GAP认证。

雅连主产于四川峨眉、洪雅、雷山、乐山等地，为栽培品。

云连主产于云南德钦、维西、腾冲、碧江等地，原系野生，现有栽培。

另有峨眉黄连 *Coptis omeiensis*（Chen）C. Y. Cheng 野生于四川、云南等地以“凤尾连”入药，但已处濒危状态，应即保护。短萼黄连 *Coptis chinensis* Franch. var. *brevisepala* W. T. Wang et Hsiao 野生于广西、广东、安徽、福建等地，以“土黄连”药用。陕西太白山区分布的长果升麻 *Souliea vaginata*（Maxim.）Franch. 以“太白黄连”、“土黄连”

在当地入药。产于日本的日本黄连 *Coptis japonica* Makino 则以“因州黄连”充用。市场上还可见到箭叶淫羊藿 *Epimedium sagittaum*（Sieb. et Zucc.）Maxim. 的根茎、野鸡尾 *Onychium japonicum*（Thunb.）Kze. 的根茎等充用黄连，均为伪品。

【产销简述】 黄连为传统川药，味连有600多年的栽培历史，商品产销占绝对优势；雅连产量不大，销往全国并出口；云连产量较低，全国各地有售。黄连生产周期较长，产区又是缺粮区，20世纪70年代之前年产100～150吨，货源紧俏。20世纪80～90年代初为种植大发展时期，造成产远大于销，库存严重，市价下滑，种植急剧下滑。2001年以后的几年，市价坚挺，刺激了产地大面积种植，使产量持续上升，影响销售市场价格。全国年需求量约600～1200吨。

【商品规格等级】 根据来源分味连、雅连和云连三种规格。

1. 味连

一等：多聚集成簇，分枝多弯曲，形如鸡爪或单支，肥壮坚实，间有过桥，长不超过2cm。表面黄褐色，簇面无毛须。断面金黄色或黄色。味极苦。无短于1.5cm的碎节、残茎、焦枯、杂质、霉变。

二等：条较一等瘦小，有过桥。间有碎节、残茎、焦枯、杂质、霉变。其余同一等。

2. 雅连

一等：单枝，呈圆柱形，略弯曲，条肥壮，过桥长，长不超过2.5cm。质坚硬。表面黄褐色，断面金黄色。味极苦。无碎节、毛须、焦枯、杂质、霉变。

二等：条较一等瘦小，过桥较多，间有碎节、毛须、焦枯。其余同一等。

3. 云连

一等：单枝，呈圆柱形，略弯曲，顶端微有褐绿色鳞片、叶残留。条粗壮，质坚实，直径0.3cm以上。表面黄棕色，断面金黄色。味极苦。无毛须、过桥、杂质、霉变。

二等：条较瘦小，间有过桥。表面深黄色。极苦。其余同一等。

【质量特性】

1. 感官特征

（1）味连　多簇状分枝，常弯曲互抱，形如鸡爪，单枝长3～6cm，直径3～8mm。表面黄褐色或灰黄色，粗糙，有不规则结节状隆起及须根或须根残基，有的节间较长，表面平滑如茎杆，习称“过桥”。上部残留褐色鳞叶，顶端常有残余的茎或叶柄残基。质坚硬，折断面不整齐，皮部橙红色或暗棕色，木部鲜黄色或橙黄色，有放射状纹理，髓部红棕色，有时空心。气微，味极苦。

（2）雅连　多为单枝，微弯曲，略呈圆柱形，长4～8cm，直径0.5～1cm。“过桥”较长，顶端有少许残茎。

（3）云连　多为单枝，弯曲呈钩状，较细小，长2～5cm，直径2～4mm。表面棕黄色，有“过桥”，折断面较平坦，黄棕色。

2. 理化试验　以黄连对照药材、盐酸小檗碱对照品为对照，进行薄层色谱法试验，置紫外光灯（365nm）下检视。供试品色谱中，在与对照药材色谱相应的位置上，显4

个以上相同颜色的荧光斑点；在与对照品色谱相应的位置上，显相同颜色的荧光斑点。

3. 理化指标

（1）水分　不得过14.0%。

（2）总灰分　不得过5.0%。

（3）浸出物　醇溶性浸出物（热浸法）不得少于15.0%。

（4）小檗碱、表小檗碱、黄连碱和巴马汀　用高效液相色谱法测定，本品按干燥品计算，以盐酸小檗碱计，含小檗碱不得少于5.5%，表小檗碱（$C_{20}H_{17}NO_4$）不得少于0.80%，黄连碱（$C_{19}H_{13}NO_4$）不得少于1.6%，巴马汀（$C_{21}H_{21}NO_4$）不得少于1.5%。

【功能主治】性寒，味苦。清热燥湿，泻火解毒。用于湿热痞满，呕吐吞酸，泄痢，黄疸，高热神昏，心火亢盛，心烦不寐，心悸不宁，血热吐衄，目赤，牙痛，消渴，痈肿疔疮；外治湿疹，湿疮，耳道流脓。

【用法用量】2～5g。外用适量。

防　己
Fangji
Stephaniae Tetrandrae Radix

【来源】防己科植物粉防己 *Stephania tetrandra* S. Moore 的干燥根。秋季采挖，洗净，除去粗皮，晒至半干，切段，个大者再纵切为二，干燥。

广防己 *Aristolochia fangchi* Y. C. Wu ex Chow et Hwang、木防己 *Cocculus trilobus* (Thunb.) DC.、异叶马兜铃（汉中防己）*Aristolochia haempferi* Willd. F. *heterophylla* (hemsl.) S. M. Hwang、毛防己 *Sinomennium acutum* (Thunb.) Rehd. et Wils. var. *cinerascens* (Diels) Rehd. et Wils. 等十几种来源种类在各地习惯以防己入药，均非正品。

【产销简述】防己为传统浙药，主要为野生品，旧时多集散于汉口，故称汉防己。粉防己为小三类品种，年用量约500～600吨，供销市场较为稳定，但价格波动明显。

【产地】野生于浙江衢县、兰溪、武义等地，安徽安庆、徽州等地，湖北、江西亦产。

【商品规格等级】防己统货。

【质量特性】

1. 感官特征　呈不规则圆柱形、半圆柱形或块状，多弯曲，长5～10cm，直径1～5cm。表面淡灰黄色，在弯曲处常有深陷横沟而成结节状的瘤块样。体重，质坚实，断面平坦，灰白色，富粉性，有排列较疏松的放射状纹理。气微，味苦。

2. 鉴别试验　以粉防己碱对照品、防己诺林碱对照品为对照，进行薄层色谱试验，喷以稀碘化铋钾试液。供试品色谱中，在与对照品色谱相应的位置上，显相同颜色的斑点。

3. 理化指标

（1）水分　不得过12.0%。

（2）总灰分　不得过4.0%。

（3）浸出物　醇溶性浸出物（热浸法）不得少于5.0%。

（4）粉防己碱和防己诺林碱　用高效液相色谱法测定，按干燥品计算，含粉防己碱（$C_{38}H_{42}N_2O_6$）和防己诺林碱（$C_{37}H_{40}N_2O_6$）的总量不得少于1.6%。

【功能主治】性寒，味苦。祛风止痛，利水消肿。用于风湿痹痛，水肿脚气，小便不利，湿疹疮毒。

【用法用量】5～10g。

北豆根（附：山豆根）
Beidougen
Menispermi Rhizoma

【来源】防己科植物蝙蝠葛 *Menispermum dauricum* DC. 的干燥根茎。春、秋二季采挖，除去须根和泥沙，干燥。

湖南、湖北、甘肃、新疆等地可见绵毛马兜铃 *Aristolochia mollissima* Hance、苦豆子 *Sophora alopecuroides* L. 等植物的根及根茎作北豆根入药，均为伪品。

【产地】主产于黑龙江、辽宁、吉林、河北等地。

【产销简述】市场主要依靠供销野生品，正常年产量基本维持在700～900吨。近一两年，多数产区减产，药农种植积极性不高，药材保持在相对高价位运行，行情看好。

【商品规格等级】北豆根统货。

【质量特性】

1. 感官特征　呈细长圆柱形，弯曲，有分枝，长可达50cm，直径0.3～0.8cm。表面黄棕色至暗棕色，多有弯曲的细根，并可见突起的根痕和纵皱纹，外皮易剥落。质韧，不易折断，断面不整齐，纤维细，木部淡黄色，呈放射状排列，中心有髓。气微，味苦。杂质不得过5%。

2. 鉴别试验　以北豆根对照药材为对照，进行薄层色谱法试验，喷以碘化铋钾试液。供试品色谱中，在与对照药材色谱相应位置上，显相同颜色的斑点。

3. 理化指标

（1）水分　不得过12.0%。

（2）总灰分　不得过7.0%。

（3）酸不溶性灰分　不得过2.0%。

【功能主治】性寒，味苦；有小毒。清热解毒，祛风止痛。用于咽喉肿痛，热毒泻痢，风湿痹痛。

【用法用量】 3～9g。

【附】 山豆根 Sophorae Tonkinensis Radix et Rhizoma

为豆科植物越南槐 *Sophora tonkinensis* Gagnep. 的干燥根和根茎。秋季采挖，除去杂质，洗净，干燥。主产于广西、广东、江西、贵州等地。商品通常为统货。本品根茎呈不规则的结节状，顶端常残存茎基，其下着生根数条。根呈长圆柱形，常有分枝，长短不等，直径0.7～1.5cm。表面棕色至棕褐色，有不规则的纵皱纹及横长皮孔样突起。质坚硬，难折断，断面皮部浅棕色，木部淡黄色。有豆腥气，味极苦。味苦，性寒，有毒。清热解毒，消肿利咽。用于火毒蕴结，乳蛾喉痹，咽喉肿痛，齿龈肿痛，口舌生疮。

延胡索
Yanhusuo
Corydalis Rhizoma

【来源】 罂粟科植物延胡索 *Corydalis yanhusuo* W. T. Wang 的干燥块茎。夏初茎叶枯萎时采挖，除去须根，洗净，置沸水中煮至恰无白心时，取出，晒干。

各地以齿瓣延胡索 *Corydalis turschaninovii* Bess.、全叶延胡索 *Corydalis repens* Mandl. et Muchald.、伏生延胡索 *Corydalis decumbens*（Thunb.）Pers. 等同属植物的干燥块茎及薯蓣属 *Dioscorea* sp. 多种植物的零余子加工品充延胡索用，均为伪品。

【产地】 主产于浙江东阳市、磐安县、永康市、缙云县等地，陕西汉中城固、南郑、洋县、勉县等地，江苏南通、海门、张家港、泰兴等地，安徽宣城等地亦有大面积栽培。陕西城固建立了GAP示范基地。江西省抚州市临川区河埠乡熊尧村古崇水库两旁的延胡索种植基地通过中药材GAP认证。

【产销简述】 延胡索为传统"浙八味"之一。商品均出自栽培，全国年产约5600吨，纯购约4500吨，纯销约4300吨，供应出口约45～55吨。近5年来，价格持续攀升，现已出现供应缺口苗头。

【商品规格等级】 分为延胡索一等和延胡索二等。

1. 延胡索

一等：呈不规则扁球形。表面黄棕色或灰黄色，多皱褶。质硬而脆。断面黄褐色，有蜡样光泽，味苦微辛。每50g 45粒以内。无杂质、虫蛀、霉变。

二等：每50g 45粒以上。余同一等品。

2. 出口延胡索 甲级每100g 65～85粒，乙级每100g 145～190粒。

【质量特性】

1. 感官特征 呈不规则扁球形，直径0.5～1.5cm。表面黄色或黄褐色，有不规则网状皱纹，顶端有略凹陷的茎痕，底部常有疙瘩状突起。质硬而脆，碎断面黄色，角质样，有蜡样光泽。气微，味苦。

2. 鉴别试验　以延胡索对照药材、延胡索乙素对照品为对照，进行薄层色谱法试验。供试品色谱中，在与对照药材和对照品色谱相应的位置上，显相同颜色的荧光斑点。

3. 理化指标

（1）水分　不得过15.0%。

（2）总灰分　不得过4.0%。

（3）浸出物　醇溶性浸出物（热浸法）不得少于13.0%。

（4）延胡索乙素　用高效液相色谱法测定，按干燥品计算，含延胡索乙素（$C_{21}H_{25}NO_4$）不得少于0.050%。

【功能主治】性温，味辛、苦。活血，行气，止痛。用于胸胁、脘腹疼痛，胸痹心痛，经闭痛经，产后瘀阻，跌扑肿痛。

【用法用量】3～10g；研末吞服，一次1.5～3g。

板蓝根（附：南板蓝根）
Banlangen
Isatidis Radix

【来源】十字花科植物菘蓝 *Isatis indigotica* Fort. 的干燥根。秋季采挖，除去泥沙，切去茎叶，顺直，扎成捆，反复晾晒至干燥。

【产地】历史主产区为安徽、江苏、河南、河北等地，陕西、山西、甘肃等地亦有栽培。目前主产区已移至黑龙江大庆市大庆区，甘肃省民乐县、陇西县、舟曲县，河南省原阳县等地。安徽省阜阳市太和县、河北省玉田县玉田镇和黑龙江省大庆市大同区八井子乡板蓝根种植基地通过中药材GAP检查。

【产销简述】板蓝根为传统北药、大宗中药材，现为栽培品。2005年前全国年均产销量约为5万吨，少量出口，产销基本平衡，少有库存。2008年以来，产量增至约7.5万吨，有1万～1.5万吨的积压。本品用量较大，市场产销相对平稳，但每遇类似非典、季节性流感等大的瘟病疫情流行则必然销量骤然增加、价格急剧暴涨，库存积压亦得到良好消化。值得注意的是，由于板蓝根的基原植物生物适应性强、分布区广、生产周期短等，产地受市场行情等因素的影响而变化，且转移较快，如亳州、宿县一带为传统产区，近两年受市价较低影响，生产面积严重萎缩，产量大大下降，而甘肃陇西一带由于信息不灵、物质生活水平相对较低，近年仍保持大面积生产而成为新兴主产区。

【商品规格等级】分为一等和二等。

一等：根圆柱形，头部略大，中间凹陷，边有柄痕，偶有分枝。质实而脆。表面灰黄色或淡棕色。有纵皱纹。断面外部黄白色，中心黄色。气微，味微甜后苦涩。长17cm以上，芦下2cm处直径1cm以上。无苗茎、须根、杂质、虫蛀、霉变。

二等：芦下2cm处直径0.5cm以上，余同一等。

【质量特性】

1. 感官特征 呈圆柱形，稍扭曲，长10～20cm，直径0.5～1.2cm。表面浅灰黄色或浅棕黄色，有纵皱纹及支根痕，横长皮孔样突起。根头部略膨大，可见轮状排列的暗绿色或暗棕色叶柄残基和密集的疣状突起。质略软而实，易折断，断面皮部黄白色，木部黄色。气微，味微甜而后苦涩。

2. 鉴别试验

（1）以精氨酸对照品为对照，进行薄层色谱法试验，喷以茚三酮试液，在105℃加热至斑点显色清晰。供试品色谱中，在与对照品色谱相应的位置上，显相同颜色的斑点。

（2）以板蓝根对照药材和（R,S）-告依春对照品为对照，进行薄层色谱法试验，置紫外光灯（254nm）下检视。供试品色谱中，在与对照药材色谱和对照品色谱相应的位置上，显相同颜色的斑点。

3. 理化指标

（1）水分　不得过15.0%。

（2）总灰分　不得过9.0%。

（3）酸不溶性灰分　不得过2.0%。

（4）浸出物　醇溶性浸出物（热浸法）不得少于25.0%。

（5）告伊春　用高效液相色谱法测定，按干燥品计算，含（R,S）-告伊春（$C_5H_7NO_5$）不得少于0.020%。

【功能主治】味苦，性寒。清热解毒，凉血利咽。用于瘟疫时毒，发热咽痛，温毒发斑，痄腮，烂喉丹痧，大头瘟疫，丹毒，痈肿。

【用法用量】9～15g。

【附】**南板蓝根** Baphicacanthis Cusiae Rhizoma et Radix

为爵床科植物马蓝 *Baphicacanthus cusia*（Nees）Bremek. 的干燥根茎及根。因产南方，在华南、西南地区药用，称为南板蓝根。夏秋两季采挖，除去泥沙及茎叶，洗净，晒干。主产福建仙游；四川什邡、江油；重庆江津；湖南、广东等地。分一等、二等及统货，仅在华南、西南地区使用。根茎呈类圆形，多弯曲，有分支，长10～30cm，直径0.1～1cm。表面灰棕色，具细纵纹；节膨大，节上长有细根或茎残基；外皮易剥落，呈蓝灰色。质硬而脆，易折断，断面不平坦，皮部蓝灰色，木部灰蓝色至淡黄褐色，中央有髓。根粗细不一，弯曲有分支，细根细长而柔软。气微。味淡。

葛　根（附：粉葛）

Gegen

Puerariae Lobatae Radix

【来源】豆科植物野葛 *Pueraria lobata*（*Willd.*）Ohwi 的干燥根。多于秋、冬二季采挖，趁鲜切成厚片或小块（葛方），干燥。

【产地】 我国大部分地区均有产，多自产自销。以湖南、河南、广东、浙江等为主，除本地使用外，还大量供应外地。

【产销简述】 葛根为常用中药，用药历史悠久，分布范围较广，产量较大，属于可以满足用药的品种之一，市场上粉葛与葛根同时在用，因此，资源较为充裕。

【商品规格等级】 商品葛根分为葛方、葛片等规格，均为统货。

1. 葛方　统货。鲜时纵横切成1cm的骰形方块。切面粉白色或淡黄色，有粉性，质坚实。气微味甘平。无杂质、虫蛀、霉变。

2. 葛片　统货。类圆柱形，鲜时横切成0.6～0.8cm厚片。表皮多黄白色。切面粉白色或黄白色，具粉性，有较少纤维和环状纹理。质坚实。间有碎破、小片。无杂质、虫蛀、霉变。

【质量特性】

1. 感官特征　呈圆柱形，常纵切、斜切或横切成厚片或小块，长4～40cm，直径4～15cm，厚0.5～1cm。表面黄白色或淡棕色，未去外皮的灰棕色，有横长皮孔，皱缩不平，栓皮呈鳞片状剥落。纵切面黄白色，粗糙，纤维性强，纹理不明显；横切面可见由纤维和导管形成的同心性环层。体轻，质硬。气微，味微甜。

2. 鉴别试验　以葛根对照药材和葛根素对照品为对照，进行薄层色谱法试验。供试品色谱中，在与对照药材色谱和对照品色谱相应的位置上，显相同颜色的荧光条痕。

3. 理化指标

（1）水分　不得过14.0%。

（2）总灰分　不得过7.0%。

（3）浸出物　热浸法测定，醇溶性浸出物不得少于24.0%。

（4）葛根素　照高效液相色谱法测定，本品按干燥品计算，含葛根素（$C_{21}H_{20}O_9$）不得少于2.4%。

【功能主治】 性凉，味甘、辛。解肌退热，生津止渴，透疹，升阳止泻，通经活络，解酒毒。用于外感发热头痛，项背强痛，口渴，消渴，麻疹不透，热痢，泄泻，眩晕头痛，中风偏瘫，胸痹心痛，酒毒伤中。

【用法用量】 10～15g。

【附】粉葛 Puerariae Thomsonii Radix

为豆科植物甘葛藤 *Pueraria thomsonii* Benth. 的干燥根。主产于广西、广东，四川、云南等地亦产。通常秋、冬季节采挖，多除去外皮，稍干，切段或再纵切两瓣，干燥。呈圆柱形、类纺锤形或半圆柱形，长12～15cm，直径4～8cm；有的为纵切、横切或斜切的厚片，大小不一。表面黄白色或淡棕色，未去外皮的为灰棕色。横切面纤维性较野葛根弱，可见由纤维和导管形成的浅棕色同心环纹，纵切面可见由纤维形成的数条纵纹。体重，质硬，富粉性。气微，微甜。以块大、质坚实者为佳。商品药材分两等。一等：鲜时去皮切去两端后，纵剖两瓣。全体粉白色。断面显环纹，粉性足，纤维很少。气微、味甘。剖瓣长13～17cm，中部宽5cm以上。无杂质、虫蛀、霉变。二等：鲜时刮去外皮，不剖瓣。表皮黄白色。断面白色，有环纹、纤维多，有粉性。气微、味甘。中部直径1.5cm以上，间有断根、碎破、小块。无茎蒂、杂质、虫蛀、霉变。总灰分不得过5.0%，醇溶性浸出物不得少于10.0%。含葛根素（$C_{21}H_{20}O_9$）不得少于0.30%。

甘 草
Gancao
Glycyrrhizae Radix et Rhizoma

【来源】豆科植物甘草 *Glycyrrhiza uralensis Fisch.*、胀果甘草 *Glycyrrhiza inflata* Bat. 或光果甘草 *Glycyrrhiza glabra* L. 的干燥根及根茎。春、秋二季采挖，除去须根，晒干。

【产地】西北、东北和华北地区均产。主产于内蒙西部、新疆、宁夏、陕西、甘肃、青海等省（区）产的商品甘草为“西甘草”，习称“西草”，尤以内蒙伊盟、巴盟产者为道地药材。产于内蒙东部、东北、河北、山西等地所产甘草（包括新疆部分产品），一般不斩头尾，为“东甘草”，习称“东草”。

【产销简述】甘草为最常用的大宗药材之一，已有2000多年的用药历史，素有“十方九草”之说。目前甘草野生资源已急剧减少，但各地栽培发展较快，特别是与固沙等相结合，因此基本能满足市场需求，栽培与野生资源均有。甘草除了临床配方极常用之外，也是传统的大宗出口商品，年需求量约为2万吨左右。

【商品规格等级】

1. 西甘草 分为四个规格八个等级。

（1）条草 西甘草斩头去尾，单枝直条，长20～50cm。

一等：呈圆柱形，单枝直条，长25～50cm，口径1.8cm以上，尾径1.2cm以上。表面红棕色、棕黄色或灰棕色；口面整齐，断面黄白色，粉性足。味甜。无鼠尾草、须根、虫蛀及霉变。杂质含量小于0.5%；眼圈草小于3%，眼圈长小于圈总长1/3；黑心草小于3%，黑心直径小于0.32cm；黑疤草小于5%，疤面积小于总面积的1/3；脱皮草小于10%，脱面积小于总面积的1/3；放风口每根小于3个；伸刀每根小于3刀；等间互混允许量小于5%。

二等：口径1.2～1.8cm，尾径0.9cm以上，黑心直径小于0.30cm。余同一等。

三等：口径0.2～1.2cm，尾径0.5cm以上，黑心直径小于0.16cm，无放风口。余同一等。

四等：口径0.5～0.9cm，尾径0.3cm以上，黑心直径小于0.10cm，无放风口、伸刀。余同一等。

统货：口径0.5cm以上、1.8cm以下，黑心直径小于0.23cm；放风口每根小于3个，伸刀每根小于3刀，无等间互混允许量要求。余同一等。

（2）草节　条草加工中剩余的甘草短节，长20cm以下。统货。呈圆柱形，单枝直条，长20cm以下，口径0.5cm以上。表面红棕色、棕黄色或灰棕色；口面整齐，断面黄白色，粉性足。味甜。无须根、虫蛀及霉变。杂质含量小于1.0%。

（3）毛草　西甘草顶端直径小于0.5cm的小甘草。统货。呈圆柱形，单条，不分长短，口径0.5cm以下。表面红棕色、棕黄色或灰棕色；口面整齐，断面黄白色，粉性足。味甜。无须根、虫蛀及霉变。杂质含量小于1.5%。

（4）疙瘩头　加工甘草时砍下的根头。统货。呈疙瘩头状，不规则形。不分长短、大小。表面红棕色、棕黄色或灰棕色；断面黄白色。味甜。无须根、虫蛀及霉变。杂质含量小于1.0%。

2. 东甘草　分为两个规格五个等级。

（1）条草

一等：呈圆柱形，上粗下细，不斩头尾，单枝条顺直。表面紫红色或灰褐色。断面黄白色，有粉性。味甜。长60cm以上占50%以上，长30～60cm占50%以下。芦下3cm处直径1.5cm以上。间有5%以下的无头草（根），杂质小于0.5%。无须根、枝杈、虫蛀、霉变。

二等：长50cm以上占50%以上，长20～50cm占50%以下。芦下3cm处直径1.0～1.5cm。间有10%以下的无头草（根）。余同一等。

三等：长40cm以上占50%以上，长13～40cm占50%以下。芦下3cm处直径0.5～1.0cm。间有20%以下的无头草（根）。余同一等。

统货：长度13～60cm。芦下3cm处直径0.5～1.5cm。间有10%以下的无头草（根）。余同一等。

（2）毛草　统货：呈圆柱单条。表面紫红色或灰褐色。断面黄白色，有粉性。味甜。长度不分，芦下3cm处直径0.5cm以下。杂质小于1.3%。无须根、枝杈、虫蛀、霉变。

3. 出口品　根据商家的要求，常保持一部分历史规格，一般按产区不同主要有下列几种。

（1）梁外草　主产于内蒙古伊盟黄河以南的杭锦旗。体质坚实，沉重（有骨气），皮紧细，枣红色，口面光洁，大头中心凹陷，习称“胡椒眼”。粉性足，断面淡黄色。体根条两端粗细不匀，且显枝痕。

（2）王爷地草　主产于内蒙古巴盟的阿拉善左旗。体质较梁外草柔韧，外皮内色均较梁外草深，根条两端粗细均匀，枝痕较少，口面光洁度稍差。余同梁外草。

以上2种习惯认为质量最佳。

（3）西镇草、上河川草、边草、西北草　西镇草主产于内蒙古伊盟中心地区北鄂托克旗及宁夏回族自治区的陶东、平罗。上河川草主产于伊盟达拉特旗。边草主产于陕西靖边、定边地带。西北草主产于甘肃民勤、庆阳、张掖、玉门等地。共同特征：皮色红褐、棕红或黑褐色不等。内色老黄，体质松，粉性小，口面显裂纹。

（4）下河川草　主产于内蒙古包头附近的土默特旗、托克托和林格尔等地。皮灰褐色，根条两端粗细不匀，皮松，易剥落，粉性很差。

（5）东北草　主产于内蒙古东部赤峰市、通辽市和呼盟。药材皮紫红或暗红色，疏松，易破损。体质轻泡，粉性小。但味很甜，是标准的东草。

（6）新疆草　外皮棕褐色，大部挂白霜（习称“碱皮”），体质松紧不一，内色黄，粉性差。味甜。

【质量特性】

1. 感官特征

（1）甘草　根呈圆柱形，长 25 ~100cm，直径 0.6 ~3.5cm。外皮松紧不一，红棕色、暗棕色或灰褐色，有明显的纵皱纹、沟纹及稀疏的细根痕，皮孔横长。质坚实而重，断面略显纤维性，黄白色，有粉性，形成层环明显，射线放射状，至皮部偏弯，常有裂隙，显“菊花心”。根茎表面有芽痕，横切面中央有髓。气微，味甜而特殊。

（2）胀果甘草　根及根茎木质粗壮，有的有分枝，外皮粗糙，多灰棕色或灰褐色。质坚硬，木质纤维多，粉性小。根茎不定芽多而粗大。

（3）光果甘草　根及根茎质地较坚实，有的分枝，外皮不粗糙，多灰棕色，皮孔细而不明显。

2. 鉴别试验　以甘草对照药材及甘草酸铵对照品为对照，进行薄层色谱试验，供试品在与对照药材相应的色谱位置上，显相同颜色的荧光斑点；在与对照品相应的色谱位置上，显相同的橙黄色荧光斑点。

3. 理化指标

（1）水分　不得过 12.0%。

（2）灰分　总灰分不得过 7.0%，酸不溶性灰分不得过 2.0%。

（3）甘草酸、甘草苷　用高效液相色谱法测定，甘草酸（$C_{42}H_{62}O_{16}$）含量不得少于 2.0%；甘草苷（$C_{21}H_{22}O_9$）含量不得少于 1.0%。

4. 卫生指标

（1）有机氯农药残留量　照农药残留量测定法，六六六（总 BHC）不得过千万分之二，滴滴涕（总 DDT）不得过千万分之二，五氯硝基苯（PCNB）不得过千万分之一。

（2）重金属及有害元素限量　照铅、镉、砷、汞、铜测定法，铅不得过百万分之五，镉不得过千万分之三，砷不得过百万分之二，汞不得过千万分之二，铜不得过百万分之二十。

【功能主治】性平，味甘。补脾益气，清热解毒，祛痰止咳，缓急止痛，调和诸药。主要用于脾胃虚弱、倦怠乏力、心悸气短、咳嗽痰多、脘腹及四肢挛急疼痛、痈肿疮毒，缓解药物的毒性、烈性等。

【用法与用量】2 ~10g。不宜与海藻、京大戟、红大戟、甘遂、芫花同用。

黄 芪（附：红芪）
Huangqi
Astragali Radix

【来源】 豆科植物膜荚黄芪 *Astragalus membranaceus*（Fish.）Bge. 或蒙古黄芪 *Astragalus membranaceus*（Fish.）Bge. var. *mongholicus*（Bge.）Hsiao 的干燥根。根据药材的颜色不同，前者习称“黑皮芪”，后者习称“白皮芪”。

【产地】 蒙古黄芪主产于山西浑源、繁峙、应县，内蒙古武川、武东、固阳等地，河北沽源、张北等地。栽培或野生，以栽培者品质为佳，产于山西绵山者为道地药材，习称“西黄芪”或“绵芪”；产于内蒙古的习称“蒙芪”。膜荚黄芪主产于黑龙江牡丹江、齐齐哈尔，吉林延边、浑江、通化，辽宁铁岭、阜新、北票，内蒙古、山西等地，习称“北芪”、“关芪”，现北方许多省区有栽培，目前已在山西浑源、内蒙乌兰察布市等地建立了 GAP 基地。

【产销简述】 黄芪为最常用的大宗中药材之一，已有 2000 余年的药用历史，素有“补气固表之圣药”之称。黄芪野生资源已近枯竭，各地栽培黄芪发展较快，山西浑源栽培黄芪已有 400 余年的历史。目前，黄芪商品主流以家种为主，少量来自野生，属于可以满足市场需求的品种。黄芪广泛用于临床配方、补益美容和中成药投料，又是传统大宗出口商品，远销世界各国。年需求量约 2 万吨左右。

【商品规格等级】 黄芪按长短粗细分为特等、一等、二等和三等四个等级。

特等：呈圆柱形的单条，斩疙瘩头或喇叭头，顶端间有空心，表面灰白色或淡褐色。质硬而韧。断面外层白色，中间淡黄色或黄色，有粉性。味甘，有生豆气。长 70cm 以上，上部直径 2cm 以上，末端直径不小于 0.6cm。无须根、老皮、虫蛀、霉变。

一等：长 50cm 以上，上中部直径 1.5cm 以上，末端直径不小于 0.5cm。余同特等。

二等：长 40cm 以上，上中部直径 1cm 以上，末端直径不小于 0.4cm，间有老皮。余同特等。

三等：不分长短，上中部直径 0.7cm 以上，末端直径不小于 0.3cm，间有破短节子。余同特等。

【质量特性】

1. 感官特征 呈圆柱形，有的有分枝，上端较粗，长 30～90cm，直径 1～3.5cm。表面淡棕黄色或淡棕褐色，有不整齐的纵皱纹或纵沟。质硬而韧，不易折断，断面纤维性强，并显粉性，皮部黄白色，木部淡黄色，有放射状纹理和裂隙，老根中心偶呈枯朽状，黑褐色或呈空洞。气微，味微甜，嚼之微有豆腥味。

2. 鉴别试验

（1）以黄芪皂苷甲为对照品，以三氯甲烷－甲醇－水（13:7:2）的下层溶液展开，喷以

10%硫酸乙醇溶液，105℃加热至斑点显色清晰。供试品色谱中，在与对照品相对应的位置上，日光下显相同的棕褐色斑点；紫外光灯（365nm）下显相同的橙黄色荧光斑点。

（2）以黄芪为对照药材，以三氯甲烷－甲醇（10∶1）展开，置氨蒸气中熏后置紫外光灯（365nm）下。供试品色谱中，在与对照药材相对应的位置上，显相同颜色的荧光斑点。

3. 理化指标

（1）水分　不得过10.0%。

（2）总灰分　不得过5.0%。

（3）浸出物　用冷浸法测定，水溶性浸出物含量不得少于17.0%。

（4）黄芪甲苷　高效液相色谱法测定，黄芪甲苷（$C_{41}H_{68}O_{14}$）含量不得少于0.040%。

（5）毛蕊异黄酮葡萄糖苷　高效液相色谱法测定，毛蕊异黄酮葡萄糖苷（$C_{22}H_{22}O_{10}$）不得少于0.020%。

4. 卫生指标

（1）重金属及有害元素限量　铅不得过百万分之五，镉不得过千万分之三，砷不得过百万分之二，汞不得过千万分之二，铜不得过百万分之二十。

（2）有机氯农药残留量　六六六（总BHC）不得过千万分之二，滴滴涕（总DDT）不得过千万分之二，五氯硝基苯（PCNB）不得过千万分之一。

【功能主治】性微温，味甘。补气升阳，固表止汗，利水消肿，生津养血，行滞通痹，托毒排脓，敛疮生肌。用于气虚乏力，食少便溏，中气下陷，久泻脱肛，便血崩漏，表虚自汗，气虚水肿，内热消渴，血虚萎黄，半身不遂，痹痛麻木，痈疽难溃，久溃不敛。

【用法用量】9～30g。肾虚患者慎用。

【附】红芪 Hedysari Radix

为豆科植物多序岩黄芪 *Hedysarum polybotrys* Hand. －Mazz. 的干燥根。主产于甘肃南部地区。商品通常分为三个等级。一等：呈圆柱形、单条，斩去疙瘩头或喇叭头，表面红褐色。断面外层白色，中间黄白色。质坚，粉足、味甜。上中部直径1.3cm以上，长33cm以上。无须根、虫蛀、霉变。二等：上中部直径1cm以上，长23cm以上。余同一等。三等：上中部直径0.7cm以上。长短不分，间有破短节子。余同一等。市场上称“红皮芪”，与黄芪基本等同药用，有时价更高。

人　参
Renshen
Ginseng Radix et Rhizoma

【来源】五加科植物人参 *Panax ginseng* C. A. Mey. 的干燥根和根茎。极少数野生，大多为栽培品。野生品称为“山参”，栽培品称为“园参”。

山参在生长的过程中，主根因某种原因遭到破坏或烂掉，其不定根继续生长，成为无主根者，称为“艼变山参”；用山参的种子，经人工种植于林中后自然长成者，称为“籽种山参”（籽海、野籽）；在种植园参的参园，将参起走，遗留下的人参种子或园参秽，在原参畦中、自然条件下生长多年者，称“池底参”；人工将人参种子播种到池畦中，在人工管理时只做锄草、施肥，不做倒茬，任其自然生长，约在20年左右挖出加工，称为“趴货参”；在采挖山参时，将发现的小型参移至妥善的地方种植，待长成时再采挖，或将较小的园参移至山林中任其自然生长，待接近成熟时采挖，称为“移山参”。

栽培品播种在山林野生状态下自然生长的人参称“林下参”，亦称“籽海”。人参栽培品根据其根的形态分为“大马牙”、“二马牙”、“长脖”、“圆膀圆芦”等品种。

1. 山参 随时可采，一般以果实成熟后（9月份）采收最佳。采收时应注意拨开泥土挖取，避免支根或须根受损伤，挖出后将山参用青苔和树皮裹好后带回，称为“鲜山参”或“野参水子”。现在鲜山参一般均晒干或冷冻干燥，称“生晒山参”或“活性山参”。

2. 园参 栽培5~6年后，于秋天白露至秋分季节采挖，除去地上部分及泥土，称为“鲜人参”或“园参水子”。栽培8~12年的叫边条参。林下参通常在播种20年以上采挖。鲜人参的加工品主要有以下几类。

（1）生晒参类 取洗净的鲜参，除去支根，晒干，称“生晒参”。鲜参不除去支根晒干，称“全须生晒参”。产品还有白干参（又称“泡光参”，系选无分枝鲜参，刮去外皮干燥者）、皮尾参（系生长年份不足、根条短小、厚皮者）、白参须等。林下参通常加工成生晒参。

（2）红参类 将刷洗干净的鲜参，除去不定根（艼）和支根，蒸3小时左右，取出晒干或烘干。鲜参的支根及须根蒸后干燥，为红参须（红直须、红弯须、红混须）。产品还有边条红参（具有身长、芦长、腿长特点的边条鲜参加工而成）、大力参（又称“烫参”，取集安产人参经下须、烫制、干燥而成）等。

（3）白参（糖参）类 将刷洗干净的鲜参，置沸水中浸烫3~7分钟，用特制的竹针沿参体平行与垂直方向刺小孔，再浸入浓糖液中2~3次，每次10~12小时，取出晒干或烘干。产品还有白参、白糖参、糖参须。

（4）活性人参 将刷洗干净的鲜参，采用真空冷冻方法干燥，称为“活性人参”。

根据临床需要将各种人参均去芦头，蒸软、烘软或润透，切斜片、横片或段，或用时捣碎，研成粉末使用。

【产地】野生人参主产于东北三省的长白山和大、小兴安岭地区，分布在北纬39°~48°，东经117.5°~134°。栽培人参主产于吉林抚松、集安、靖宇、安图、敦化。在20世纪辽宁桓仁、宽甸、新宾、清原和黑龙江五常、尚志、宁安、东宁等地也曾主产园参，现在多为林下人参。以吉林产者为道地药材，称“长白山人参”。吉林市长白县、靖宇县、集安市、临江市等地已建立GAP基地。

【产销简述】本品为名贵天然补益中药，我国是发现和利用人参最早的国家，药用历史悠久。人参的野生资源早已枯竭，目前商品全部来源于栽培，道地产地吉林抚松、敦化已有4000余年的栽培历史，属于能够满足市场需求的品种。人参广泛用于临床、保健品、化妆品的开发及中成药原料，又是传统大宗出口商品，人参叶、花、茎、果实等也是重要的开发资源。近几年国内人参的个人消费量增加，药食两用，人参正逐渐走向商场、超市、食品店，走入普通消费者的家庭。国内外年需求量在6000~7000吨。

【商品规格等级】以地理标志产品长白山人参为例。商品主要分野山参、移山参和园参三类，以山参质量为佳。具体商品规格和等级有以下几种。

1. 野山参

(1) 规格

鲜野山参：特级为每支重60g以上，一级为每支重45~60g，二级为每支重35~45g，三级为每支重25~35g，四级为每支重18~25g，五级为每支重12~18g，六级为每支重5~12g，七级为每支重5g以下。

生晒野山参：特级为每支重15g以上，一级为每支重12~15g，二级为每支重9~12g，三级为每支重7~9g，四级为每支重5~7g，五级为每支重3~5g，六级为每支重1.3~3g，七级为每支重1.3g以下。

(2) 等级

鲜野山参：分特等品、一等品和二等品。

生晒野山参：分特等品、一等品和二等品。

2. 移山参

(1) 规格

鲜移山参：一级为每支重100g以上，二级为每支重80~100g，三级为每支重60~80g，四级为每支重40~60g，五级为每支重20~40g，六级为每支重10~20g，七级为每支重10g以下。

生晒移山参：一级为每支重25g以上，二级为每支重20~25g，三级为每支重15~20g，四级为每支重10~15g，五级为每支重5~10g，六级为每支重2.5~5g，七级为每支重2.5g以下。

(2) 等级

鲜移山参：分一等品、二等品和三等品。

生晒移山参：分一等品、二等品和三等品。

3. 鲜园参

(1) 规格　分鲜边条人参、鲜普通人参。

(2) 等级

鲜边条人参：特等为每500g小于3支，单支重167g以上，体长18cm以上；一等为每500g小于4支，单支重125g以上，体长17cm以上；二等为每500g小于6支，单支重83g以上，体长17cm以上；三等为每500g小于9支，单支重55g以上，体长16cm以上；四等为每500g小于11支，单支重45g以上，体长14cm以上；五等为每500g小于14支，单支重35g以上，体长12cm以上；六等为每500g小于20支，单支重25g以上，体长11cm以上；七等为每500g小于40支，单支重12.5g以上，体长10cm以上；八等为每500g在41～100支，单支重量5g以上，体长9cm以上。芋帽不得超过20%，超过1倍者降两等；缺须、少芦、断支、病疤严重，浆不足者均为八等。此外还有混等。

鲜普通人参：特等为每500g小于5支，单支重100～150g；一等为每500g小于8支，单支重62.5g以上；二等为每500g小于12支，单支重41.5g以上；三等为每500g小于15支，单支重31.5g以上；四等为每500g小于20支，单支重25g以上；五等为每500g小于40支，单支重12.5g以上；六等为每500g小于100支，单支重5g以上。特等及一、二等芋帽不得超过20%；超过1倍者降两等；少芦、断支、病疤严重、浆不足者均为六等。此外还有混等。

4. 红参类

（1）规格

边条红参：8支为每500g小于8支，单支重62.5g以上，主根长9cm以上；10支为每500g小于10支，单支重50.0g以上，主根长9cm以上；12支为每500g小于12支，单支重41.7g以上，主根长9cm以上；16支为每500g小于16支，单支重31.2g以上，主根长8cm以上；25支为每500g小于25支，单支重20.0g以上，主根长8cm以上；35支为每500g小于35支，单支重14.2g以上，主根长7cm以上；45支为每500g小于45支，单支重11.1g以上，主根长6cm以上；55支为每500g小于55支，单支重9.1g以上，主根长5.5cm以上；80支为每500g小于80支，单支重6.2g以上，主根长5cm以上；小货为每500g为80支以上，单支重6.2g以下，主根长5cm以上；此外还有原料红参。

普通红参：8支为每500g小于8支，单支重62.5g以上，主根长7cm以上；12支为每500g小于12支，单支重41.7g以上，主根长7cm以上；15支为每500g小于15支，单支重33.3g以上，主根长7cm以上；20支为每500g小于20支，单支重25.0g以上，主根长7cm以上；32支为每500g小于32支，单支重15.6g以上，主根长7cm以上；48支为每500g小于48支，单支重10.4g以上，主根长7cm以上；64支为每500g小于64支，单支重7.8g以上，主根长5.5cm以上；80支为每500g小于80支，单支重6.2g以上，主根长7cm以上；小货为每500g 80支以上，单支重6.2g以下，主根长7cm以上；此外还有原料红参。

横压红参：10条为每600g小于14支，单支重37g以上，体长9cm以上；15条为每600g小于19支，单支重27～37g，体长9cm以上；20条为每600g小于28支，单支重19～27g，体长7cm以上；30条为每600g小于38支，单支重14～19g，体长7cm以上；40条为每600g小于48支，单支重11～14g，体长7cm以上；50条为每600g小于58支，单支重10～11g，体长7cm以上；60条为每600g小于68支，单支重8～10g，体长7cm以上；70条为每600g小于78支，单支重7～8g，体长7cm以上；80条为每600g小于88支，单支重6～7g，体长7cm以上；小支为每600g 89～108支，单支重6g

以下，体长7cm以上；大尾为每600g 240～260支，单支重2.3g以上，体长3.5～7cm；中尾为每600g 260～280支，单支重2～2.3g，体长2.0～3.5cm；切一为每600g 47支以下，单支重11g以上，体长3.5～7cm；切二为每600g 48～66支，单支重7～10g，体长3.5～7cm。

全须红参：①边条参：8支为每500g小于8支，单支重62.5g以上，体长9cm以上；10支为每500g小于10支，单支重50.0g以上，体长9cm以上；12支为每500g小于12支，单支重41.7g以上，体长9cm以上；16支为每500g小于16支，单支重31.2g以上，体长8cm以上；25支为每500g小于25支，单支重20.0g以上，体长8cm以上；35支为每500g小于35支，单支重14.2g以上，体长7cm以上；45支为每500g小于45支，单支重11.1g以上，体长6cm以上；55支为每500g小于55支，单支重9.1g以上，体长5.5cm以上；80支为每500g小于80，单支重6.2g以上，体长5cm以上。均有2～3分支。②普通参：20支为每500g小于20支，单支重25g以上；32支为每500g小于32支，单支重15.6g以上；48支为每500g小于48支，单支重10.4g以上；64支为每500g小于64支，单支重7.8g以上；80支为每500g小于80支，单支重6.2g以上。

其他红参加工品：有红中尾（包括红参丁）、红直须一级、红直须二级、红混须、红弯须、干浆参、红参片（一级、二级、三级）。

（2）等级　边条红参、普通红参、横压红参、全须红参、红参片均分一等品、二等品和三等品。

5. 生晒参类

（1）规格

全须边条生晒参：10支为每500g小于10支，单支重50.0g以上，主体长10cm以上；14支为每500g小于14支，单支重35.8g以上，主体长9cm以上；20支为每500g小于20支，单支重25.0g以上，主体长8cm以上；40支为每500g小于40支，单支重12.5g以上，主体长7cm以上；60支为每500g小于60支，单支重8.3g以上，主体长7cm以上；80支为每500g小于80支，单支重6.2g以上，主体长7cm以上；此外还有原料参。

生晒边条参：20支为每500g小于20支，单支重25.0g以上，主体长8cm以上；40支为每500g小于40支，单支重12.5g以上，主体长7cm以上；60支为每500g小于60支，单支重8.3g以上，主体长7cm以上；80支为每500g小于80支，单支重6.2g以上，主体长7cm以上；100支为每500g小于100支，单支重5.0g以上；120支为每500g小于120支，单支重4.2g以上；此外还有原料参。

全须生晒参：33支为每500g小于33支，单支重15.0g以上；50支为每500g小于50支，单支重10.0g以上；66支为每500g小于66支，单支重7.5g以上；100支为每500g小于100支，单支重5.0g以上；此外还有不分支。

生晒参：60支为每500g小于60支，单支重8.3g以上；80支为每500g小于80支，单支重6.2g以上；100支为每500g小于100支，单支重5.0g以上；130支为每500g小于130支，单支重3.8g以上；此外还有小货。

生晒参片：一级为片厚0.1～0.2cm，直径1.5cm以上；二级为片厚0.1～0.2cm，直径1.2cm以上；三级为片厚0.1～0.2cm，直径1.0cm以上。

白干参：60支为每500g小于60支，单支重8.3g以上；80支为每500g小于80支，单支重6.2g以上；100支为每500g小于100支，单支重5.0g以上；此外还有小货。

白曲参：60支为每500g小于60支，单支重8.3g以上；80支为每500g小于80支，单支重6.2g以上；100支为每500g小于100支，单支重5.0g以上。

其他生晒参加工品：有皮尾参、白混须和白直须。

（2）等级　全须边条生晒参、生晒边条参、全须生晒参、生晒参、生晒参片、白干参、白曲参均分一等品、二等品和三等品；皮尾参和白混须为统货；白直须分一等和二等。

6. 大力参类

（1）规格

大力参（烫通参）：25支为每500g小于25支，单支重20.0g以上；35支为每500g小于35支，单支重14.2g以上；45支为每500g小于45支，单支重11.1g以上；55支为每500g小于55支，单支重9.0g以上。

大力参片（烫通参片）：一级为片厚0.12～0.15cm，直径1.2cm以上；二级为片厚0.12～0.17cm，直径1.2cm以上；三级为片厚0.12～0.20cm，直径1.2cm以上。

（2）等级　大力参（烫通参）、大力参片（烫通参片）均分一等品、二等品和三等品。

7. 活性参类

（1）规格

活性参（冻干参）：一级为单支重40.0g以上，体长10cm以上；二级为单支重35.0g以上，体长10cm以上；三级为单支重30.0g以上，体长8cm以上；四级为单支重25.0g以上，体长8cm以上；五级为单支重20.0g以上，体长7.5cm以上；六级为单支重15.0g以上，体长7.5cm以上。

活性参片（冻干参片）：一级为单片重0.5g以上，直径2.5cm以上；二级为单片重0.3g以上，体长2.0cm以上；三级为单片重0.1g以上，体长1.5cm以上。

（2）等级　活性参（冻干参）、活性参片（冻干参片）均分一等品和二等品。

8. 保鲜参类

（1）规格

生物保鲜人参：生物保鲜边条人参特级为每500g小于3支，单支重167g以上，体长18cm以上；一级为每500g小于4支，单支重125g以上，体长17cm以上；二级为每500g小于6支，单支重83g以上，体长17cm以上；三级为每500g小于9支，单支重55g以上，体长16cm以上；四级为每500g小于11支，单支重45g以上，体长14cm以上。

生物保鲜普通人参：特级为单支重140g以上，主根长7cm以上；一级为单支重121～140g，主根长7cm以上；二级为单支重101～120g，主根长7cm以上；三级为单支重81～100g，主根长7cm以上；四级为单支重61～80g，主根长7cm以上；五级为单支重41～60g，主根长7cm以上。

生物保鲜野山参：特级为单支重60g以上；一级为单支重45～60g；二级为单支重35～45g；三级为单支重25～35g；四级为单支重18～25g；五级为单支重12～18g；六级为单支重5～12g；七级为单支重5g以下。

生物保鲜移山参：一级为单支重100g以上；二级为单支重80～100g；三级为单支重60～80g；四级为单支重40～60g；五级为单支重20～40g；六级为单支重10～20g；七级为单支重10g以下。

药剂保鲜边条人参：特级为单支重167g以上，体长18cm以上；一级为单支重125g以上，体长17cm以上；二级为单支重83.5g以上，体长17cm以上；三级为单支重55g以上，体长16cm以上。

保鲜人参：特级为单支重160g以上，主根长7cm以上；一级为单支重140～160g，主根长7cm以上；二级为单支重120～140g，主根长7cm以上；三级为单支重100～120g，主根长7cm以上；四级为单支重80～100g，主根长7cm以上；五级为单支重60～80g，主根长7cm以上；六级为单支重40～60g，主根长7cm以上。

（2）等级　生物保鲜人参分一等品和二等品。保鲜人参分一等品、二等品和三等品。

9. 蜜制人参类

（1）规格

蜜制人参：分单支（每盒重30g、40g、50g、60g、80g、100g）、双支（每盒重60g、80g、100g、160g、200g）、四支（每盒重400g）。

鲜人参蜜片：分特级（每袋重5g或10g、直径2.0cm以上、片厚1.0～1.2mm）和一级（每袋重5g或10g、直径1.0～2.0cm、片厚1.0～1.5mm）。

（2）等级　蜜制人参、鲜人参蜜片均分一等和二等。

10. 糖参类

（1）规格　分白糖参和轻糖直须两种规格。

（2）等级　白糖参、轻糖直须均分为一等和二等。

11. 其他人参加工品　有人参茎叶、人参花、人参果等。

【质量特性】

1. 感官特征　主根呈纺锤形或圆柱形，长3～15cm，直径1～2cm。表面灰黄色，上部或全体有疏浅断续的粗横纹及明显的纵皱，下部有支根2～3条，并着生多数细长的须根，须根上常有不明显的细小疣状突出。根茎（芦头）长1～4cm，直径0.3～1.5cm，多拘挛而弯曲，具不定根（艼）和稀疏的凹窝状茎痕（芦碗）。质较硬，断面淡黄白色，显粉性，形成层环纹棕黄色，皮部有黄棕色的点状树脂道及放射状裂隙。香气特异，味微苦、甘。

或主根与根茎近等长或较短，呈圆柱形、菱角形或人字形，长1～6cm。表面灰黄色，具纵皱纹，上部或中下部有环纹。支根多为2～3条，须根少而细长，清晰不乱，有较明显的疣状突起。根茎细长，少数粗短，中上部具稀疏或密集而深陷的茎痕。不定根较细，多下垂。

（1）鲜野山参　①特等：有三节芦，圆芦、堆花芦分明，个别有双芦和三芦以上。无疤痕、水锈，芽苞完整。枣核艼，艼大小不得超过主体 40%，不跑浆，须长下伸，无疤痕、水锈。灵体、疙瘩体，黄褐色或淡黄白色，皮紧细腻，有光泽，腿分裆自然，无下粗，不跑浆，无疤痕、水锈。主体上部的环纹细而深，皮紧纹细，不跑纹。须细而长，柔韧不脆，疏而不乱，珍珠点明显，无伤残。②一等：有三节芦或两节芦，芦碗较大，个别有双芦或三芦以上。无疤痕、水锈，芽苞完整。枣核艼或毛毛艼，艼不得超过主体 50%，不跑浆，须长下伸，无疤痕，水锈。顺体、过梁体，黄褐色或淡黄白色，皮紧细腻，有光泽，腿分裆自然，不跑浆，无疤痕、水锈。主体上部的环纹细而深，皮紧纹细，不跑纹。须细而长，柔韧不脆，有珍珠点，主须无伤残。③二等：有一节或两节芦，芦碗较大，芦头排列扭曲，可有残缺、水锈、疤痕。有毛毛艼或艼变，艼大，有疤痕、水锈。顺体、笨体、横体，黄褐色或淡黄色，皮较松，体小、艼变、有疤痕及水锈。主体上部的环纹不全，断纹或纹较少。须有长有短，柔韧不脆，有珍珠点，有残缺。

（2）生晒野山参　①特等：三节芦，圆芦、堆花芦分明，个别有双芦或三芦以上，无疤痕、水锈。枣核艼，艼大小不得超过主体 40%，不抽沟，须长下伸，色正有光泽，无疤痕、水锈。灵体、疙瘩体，色正有光泽，黄褐色或淡黄白色，不抽沟，腿分裆自然，无疤痕、水锈。主体上部的环纹细而深，皮紧细纹，不跑纹。细而长，疏而不乱，柔韧不脆，有珍珠点，无伤残。②一等：三节芦或两节芦，个别有双芦或三芦以上，芦碗较大，无疤痕、水锈。枣核艼或毛毛艼，艼不得主体 50%，不抽沟，须长下伸，色正有光泽，无疤痕、水锈。顺体、过梁体，色正有光泽，黄褐色或淡黄白色，腿分裆自然，不抽沟，无疤痕、水锈。主体上部的环纹细而深，紧皮细纹，不跑纹。须细而长，疏而不乱，柔韧不脆，有珍珠点，主须无伤残。③二等：二节芦、缩脖芦，芦碗较粗，芦头排列扭曲，可有残缺、病疤、水锈。艼大或无艼，可有残缺、病疤、水锈。顺体、笨体、横体，黄褐色或淡黄白色，皮较松，抽沟，体小、艼变，可有疤痕、水锈。主体上部的环纹不全，断纹或环纹较少。须细而长，柔韧不脆，有珍珠点，可有部分残缺及水锈。

（3）鲜移山参　①一等品：芦长，有两节或三节，芦碗较大。枣核艼、毛毛艼、艼不超过主体 40%，无疤痕水锈。灵体、短体，淡黄白色，有光泽，腿分裆自然，不跑浆，无疤痕、水锈。环纹粗细不等。须长，柔韧性好。②二等品：芦长，多为竹节芦或缩脖芦。有枣核艼、毛毛艼，艼不超过主体 50%，无水锈。顺体、过梁体、笨体，不跑浆，淡黄色、有光泽，无疤痕、水锈。环纹粗而浅或断纹、跑纹。须长，不清疏，柔韧性差。③三等品：有两节芦，多为竹节芦，芦碗较短。艼大，或有伤残、水锈。艼变或其余体有病疤、水锈。纹残缺不全，主须不清疏，柔韧性差。

（4）生晒移山参　①一等品：芦长，有两节芦或三节芦，芦碗较大，芽苞完整。枣核艼、毛毛艼，艼不超过主体 40%，无疤痕水锈。灵体、短体，淡黄白色，有光泽，腿分裆自然，不跑浆，无疤痕、水锈。环纹细而不深。须长，柔韧性好。②二等品：有两节芦或三节芦，多为竹节芦，芦碗较大，芽苞完整。有枣核艼、毛毛艼，艼不超过主体50%，无水锈。顺体、过梁体、笨体，不跑浆，淡黄色、有光泽，无疤痕、水锈。环纹粗而浅或断纹、跑纹。③三等品：有两节芦，多为竹节芦、缩脖芦，芦碗较短。艼变或没艼，有伤残、水锈。艼变或其余体有病疤、水锈。纹残缺不全。须不清疏，柔韧性差。

（5）鲜边条人参　鲜货的根呈长圆柱形，芦长，体长，腿长，有2～3个分支，芦须齐全，浆足丰满。无病疤、水锈、杂质、泥土，不腐烂。

（6）鲜普通人参　鲜货的根呈长圆柱形，有分支，须芦齐全，浆足丰富，无病疤、红锈、杂质、泥土。

（7）边条红参　①一等品：芦长，主根长，腿长，呈长圆柱形，2～3个支根，粗细均匀。表面棕红色或淡棕色，有光泽无抽沟、无黄皮。质地坚实，角质样，无生心，无空心。气香，味甘、微苦。无虫蛀、霉变、破损、病疤、杂质。②二等品：支根粗细较匀，表面轻度抽沟、稍有黄皮（不超过表面的1/3）。破损、病疤≤15%。余同一等品。③三等品：支根粗细较匀，表面色泽不明快，有抽沟、黄皮。破损、病疤>15%。余同一等品。

（8）普通人参　①一等品：主根呈圆柱形，无支根。表面棕红色或淡棕色，有光泽，无抽沟、黄皮。质地坚实、角质样，无生心、空心。气香、味淡、微苦。无虫蛀、霉变、破损、病疤、杂质。②二等品：表面略有抽沟，稍有黄皮（不超过主根的1/3）。破损、病疤≤15%。余同一等品。③三等品：表面棕红色、色泽不明快、有抽沟、黄皮。破损、病疤>15%。余同一等品。

（9）全须红参　①一等品：主根呈圆柱形。芦须齐全。表面棕红色或淡棕色，有光泽；无抽沟、黄皮，或有皮有肉。断面角质样、坚实，无生心。气香，味甘、微苦。无虫蛀、霉变、破损、病疤、杂质。②二等品：芦须较齐全。略有抽沟、轻度黄皮或有皮有肉。有轻度破损、病疤。余同一等品。③三等品：芦须残缺。表面色泽较差，有抽沟、黄皮。质地坚实、有生心。有破损、病疤。余同一等品。

（10）红中尾（包括红参丁）　根须呈长条形，棕红色，有光泽，呈半透明，角质状，无虫蛀、霉变、碎参腿、杂质等，按外观是否有黄皮、病疤等可分为一、二等。

（11）红直须一级　长度≥13.3cm。根须呈长条形，粗细均匀，绑把。无夹杂，棕红色或橙红色，有光泽，呈半透明角质状，个别有极轻微水锈，无干浆、毛须、虫蛀、霉变、杂质。

（12）红直须二级　长度8.3～13.3cm。根须呈长条形，粗细略均匀，绑把。无夹杂，棕红色或棕黄色，有光泽，呈半透明角质状，个别有轻微水锈，无干浆、毛须、虫蛀、霉变、杂质。

（13）红混须统货　混货干货，根须呈长条形或弯曲状。棕红色或橙红色，有光泽，半透明状。气香，味甘、微苦，参须长短不分，无碎末、虫蛀、霉变、杂质。

（14）红弯须　混货干货，根须呈条形弯曲状。粗细不均。橙红色或棕黄色，有光泽，呈半透明状。不碎，气香，味苦。无碎末、杂质、虫蛀、霉变。

(15) 干浆参　混货干货，根呈圆柱形，体质轻泡，瘪瘦，或多抽沟。表面棕黄色或黄白色，味苦，无杂质、虫蛀、霉变。

(16) 红参片　①一等品：形状圆形或椭圆形，无生心、碎片，整齐，薄厚均匀。红棕色或淡棕色，色泽光亮。无黄皮。无虫蛀、霉变、杂质。②二等品：较整齐，薄厚略均匀。轻度黄皮。余同一等品。③三等品：不整齐，薄厚不均匀。红棕色或淡棕色，色泽较差，有黄皮。余同一等品。

(17) 全须边条生晒参　①一等品：主根呈圆柱形，有明显支根2～3个，粗细较均匀，芦须齐全。表面白色或黄白色，无水锈、熏硫、抽沟、黄皮。断面白色或淡黄白色，呈粉性，树脂道明显。质地坚实，无生心。气香，味甘、微苦。无虫蛀、霉变、破损、病疤、杂质。②二等品：芦须较齐全。表面白色或较深，无熏硫，轻度水锈、抽沟，轻度黄皮。轻度破损、病疤。余同一等品。③三等品：分支1～4个，芦须残缺，表面黄白色或较深，无熏硫，可有水锈、抽沟、黄皮。有破损、病疤。余同一等品。

(18) 生晒边条参　①一等品：主根呈圆柱形。表面白色或黄白色，无水锈、熏硫、抽沟、黄皮。质地坚实，无生心。气香，味甘、微苦。无虫蛀、霉变、破损、病疤、杂质。②二等品：表面白色或较深，无熏硫，轻度水锈、抽沟，轻度黄皮。轻度破损、病疤。余同一等品。③三等品：表面黄白色或较深，无熏硫，可有水锈、抽沟、黄皮。有破损、病疤。余同一等品。

(19) 全须生晒参　①一等品：主根呈圆柱形。芦须齐全，不绑尾或轻绑尾，绑尾者不准夹小参或参须。表面白色或黄白色，无水锈、熏硫、抽沟、黄皮。断面白色或淡黄白色，呈粉性，树脂道明显。质地坚实，无生心。气香，味甘、微苦。无虫蛀、霉变、破损、病疤、杂质。②二等品：芦须较齐全，表面白色或较深，无熏硫，轻度水锈、抽沟，轻度黄皮。轻度破损、病疤。余同一等品。③三等品：芦须严重残缺，表面黄白色或较深，无熏硫，可有水锈、抽沟、黄皮。有破损、病疤。余同一等品。

(20) 生晒参　①一等品：主根呈圆柱形。表面白色或黄白色，无熏硫、抽沟。质地有粉性。气香，味甘、微苦。无虫蛀、霉变、破损、病疤、杂质。②二等品：表面白色或较深，无熏硫，可有轻度抽沟，轻度破损、病疤。余同一等品。③三等品：表面黄白色或较深，无熏硫，可有抽沟。可有破损、病疤。余同一等品。

(21) 生晒参片　①一等品：圆形或椭圆形。整齐，薄厚均匀，无裂片、碎片。颜色黄白色。无虫蛀、霉变、杂质。②二等品：较整齐，薄厚略均匀，无裂片、碎片。余同一等品。③三等品：不整齐，薄厚不均匀，有轻度碎片。余同一等品。

(22) 白干参　①一等：主根呈圆柱形。表面色白，无熏硫，光滑，无抽沟。质地坚实，有粉性，无空心。气香，味甘、微苦。无病疤、水锈、虫蛀、霉变、杂质。②二等：表面色白，无熏硫，较光滑，有轻度抽沟。轻度病疤、水锈。余同一等品。③三等：表面白色或淡黄白色，无熏硫，较不光滑，可有抽沟。可有病疤、水锈。余同一等品。

(23) 白曲参　①一等：呈绑制的弯曲形，带棉线。表面色白，光滑，无抽沟。质地坚实，有粉性，无空心。气香，味甘、微苦。无病疤、水锈、虫蛀、霉变、杂质。②

二等：表面色白，较光滑，有轻度抽沟。轻度病疤、水锈。余同一等品。③三等：表面白色或淡黄白色，不光滑，有抽沟。有病疤、水锈。余同一等品。

（24）皮尾参　混等，根呈圆柱形，条状，无分枝，去净细须。表面灰棕色，断面黄白色。气香味苦。无杂质、虫蛀、霉变。

（25）白混须　混等，根须呈长条形或弯曲状。表面、断面均为黄白色，气香、味苦。须条长短不分，其中直须占50%以上。无碎末、杂质、虫蛀、霉变。

（26）白直须　①一等：长度13.3cm以上。根须呈条形，有光泽；表面、断面均为黄白色；气香味苦。参条大小均匀。无水锈、破皮。无杂质、虫蛀、霉变。②二等：长度13.3cm以下，8.3cm以上。参条大小不均匀。余同一等。

（27）大力参（烫通参）　①一等品：主根呈圆柱形。表面色白，无抽沟。断面光滑，角质状，棕红色或淡棕色，无生心。气香，味甘、微苦。无虫蛀、霉变、破损、病疤、杂质。②二等品：表面色白，淡黄白色，略有抽沟。轻度破损、病疤。余同一等品。③三等品：表面淡黄白色，可有抽沟。可有破损、病疤。余同一等品。

（28）大力参片（烫通参片）　①一等品：椭圆形或长椭圆形。整齐，薄厚均匀，无裂片、碎片。片边缘白色或黄白色，心部棕红色或淡棕色。无虫蛀、霉变、杂质。②二等品：较整齐，薄厚略均匀，无裂片、碎片。余同一等品。③三等品：不整齐，薄厚不均匀，有轻度碎片。余同一等品。

（29）活性参（冻干参）　①一等品：芦头完整，主根呈长圆柱形。有分支，大的支根无断裂。表面白色或淡黄白色，无抽沟。须条完整。断面白色，粉性，细腻，蜂窝状。质轻，酥脆。气香，味甘、微苦。无虫蛀、霉变、破损、病疤、杂质。②二等品：大的支根有轻度断裂。表面白色或黄白色，可有抽沟。可有破损、病疤。余同一等品。

（30）活性参片（冻干参片）　①一等品：表面白色或淡黄色，无抽沟。断面白色，粉性，细腻，蜂窝状。质轻、酥脆。气香，味甘、微苦。无虫蛀、霉变、破损、病疤、杂质。②二等品：表面白色或黄色，可有抽沟。可有断边。余同一等品。

（31）生物保鲜人参　①一等品：有完整的芦头，鲜人参芦头上不得有残茎。潜伏芽完好。表皮没有损伤。主根呈圆柱形，没有损伤。须根齐全。表面黄白色，无熏硫。无病疤、水锈、杂质。②二等品：须根较齐全，轻度有病疤、水锈。余同一等品。

（32）保鲜人参　①一等品：为保鲜品。有完整的芦头，鲜人参芦头上不得有残茎。主根呈圆柱形。支根齐全。表面黄白色，无熏硫。无病疤、水锈、杂质。②二等品：支根较齐全，轻度有病疤、水锈。余同一等品。③三等品：支根可有损伤，可有病疤、水锈。余同一等品。

（33）蜜制人参　①一等：主体长度在15cm以上。根呈长圆柱形，体软，芦、须齐全。表面红棕色。体充实、支条均匀。表面不返糖、无浮糖、无破损。味甜、微苦，无杂质、虫蛀、霉变。②二等：主体长10～15cm。根呈长圆柱形，体软，芦、须不全。少有干瘪、支条均匀。余同一等。

（34）鲜人参蜜片　①一等：圆片或椭圆片，外观光亮，边缘整齐。黄白色或红棕色片，半透明片。参片薄厚均匀，没有生心。表面没有积蜜，不粘手。味甘、微苦，无杂质、虫蛀、霉变。②二等：圆片或椭圆片，外观光亮，边缘不整齐。参片薄厚不均匀，有生心。余同一等。

（35）白糖参 ①一等：主体长度在8cm以上。根呈长圆柱形，芦齐全。表面白色。体充实、支根均匀，断面白色。表面不返糖、无浮糖、无破损。味甜、微苦，无杂质、虫蛀、霉变。②二等：主体长度在5cm以上。根呈长圆柱形，芦不全。表面黄白色。粗细不匀，断面白色。余同一等。

（36）轻糖直须 ①一等：长度13.3cm以上。干货，根须呈长条形。黄白色半透明。粗条均匀、质充实，不返糖，无皱纹、干浆。味甘、微苦，无杂质、虫蛀、霉变。②二等：长度13.3cm以下。条不均匀、质充实，不返糖，可有皱纹、干浆。余同一等。

（37）人参茎叶 通常扎成小把，成束状或扇状，长12～35cm，掌状复叶有长柄和残存参茎，残存参茎长不得超过10cm。暗绿色，参叶完整或部分破碎。气清香，味甘、微苦。无霉变、虫蛀、杂质。

（38）人参花 通常具有完整伞形花序，残存花梗不得超过5cm，暗绿色，花序完整或部分小花脱落，易碎，气清香，味极苦，无霉变、虫蛀、杂质。

（39）人参果 鲜果肾形、红色，无青粒、瘪粒、霉烂。脱出参籽后，果肉及果汁淡红色，经乙醇保鲜处理。

2. 鉴别试验 以人参对照药材，及人参皂苷Rb_1、人参皂苷Re、人参皂苷Rf、人参皂苷Rg_1对照品为对照，进行薄层色谱法试验。供试品色谱中，在与对照药材和对照品色谱相应的位置上，分别显相同颜色的斑点或荧光斑点。

3. 理化指标 应符合表10－1的规定。

表10－1 理化指标

项目	水分(%)	总灰分(%)	酸不溶性灰分(%)	人参皂苷Rb_1(%)	人参皂苷($Re+Rg_1$)(%)	人参总皂苷(%)	还原糖(%)
生晒野生参	≤12.00	≤4.00	≤0.90	≥0.60	≥0.40	≥0.40	–
生晒移山参	≤12.00	≤4.00	≤0.90	≥0.40	≥0.30	≥0.35	–
鲜园参	–	–	–	≥0.20	≥0.30	≥0.25	–
红参	≤12.00	≤5.00	≤5.00	≥0.20	≥0.25	≥0.25	–
生晒参	≤12.00	≤5.00	≤5.00	≥0.20	≥0.30	≥0.25	–
大力参	≤12.00	≤5.00	≤5.00	≥0.20	≥0.25	≥0.25	
活性参	≤12.00	≤5.00	≤5.00	≥0.20	≥0.25	≥0.25	
保鲜参	–	≤5.00	≤5.00	≥0.20	≥0.25	≥0.25	
糖参	≤12.00	≤5.00	≤5.00	–	–	≥0.50	
蜜制人参蜜片	20.00～35.00	≤5.00	≤5.00	–	–	≥0.80	
人参茎叶	≤12.00	≤5.00	≤5.00	≥0.50	≥0.75	≥6.50	
人参花	≤12.00	≤5.00	≤5.00	≥0.50	≥0.75	≥8.00	
人参果	–	≤5.00	≤5.00	≥0.30	≥0.45	≥4.00	

注：上述指标均以干燥品计算。

4. 卫生指标 应符合表10－2的规定。

表10－2 卫生指标

项目			生晒野山参、生晒移山参	红参、生晒参、大力参、活性参、糖参	保鲜参	蜜制人参、蜜片	鲜人参	人参茎叶、人参花、人参果
微生物（只满足于密封类产品）（个/g）			菌落总数 <10000，霉菌总数 <100，致病性大肠杆菌不得检出				–	–
黄曲霉毒素 B_1（mg/kg）			≤0.005 *					
农药最大残留限量	有机氯农药残留（mg/kg）	六六六（4种异构体总量）	≤0.10	≤0.10	≤0.10	≤0.10	≤0.10	≤0.10
		滴滴涕（4种异构体总量）	≤0.10	≤0.10	≤0.10	≤0.10	≤0.10	≤0.10
		五氯硝基苯	≤0.10	≤0.10	≤0.10	≤0.10	≤0.10	≤0.10
		七氯	≤0.02	≤0.02	≤0.02	≤0.02	≤0.02	≤0.02
		艾氏剂＋狄氏剂	≤0.02	≤0.02	≤0.02	≤0.02	≤0.02	≤0.02
		氯氰菊酯	≤0.02	≤0.02	≤0.02	≤0.02	≤0.02	≤0.02
	有机磷农药残留（mg/kg）	马拉硫磷	≤0.50	≤0.50	≤0.50	≤0.50	≤0.50	≤0.50
		对硫磷	≤0.05	≤0.05	≤0.05	≤0.05	≤0.05	≤0.05
		久效磷	≤0.02	≤0.02	≤0.02	≤0.02	≤0.02	≤0.02
		乐果	≤0.05	≤0.05	≤0.05	≤0.05	≤0.05	≤0.05
		甲胺磷	≤0.05	≤0.05	≤0.05	≤0.05	≤0.05	≤0.05
		克百威	≤0.10	≤0.10	≤0.10	≤0.10	≤0.10	≤0.10
		毒死蜱	≤0.50	≤0.50	≤0.50	≤0.50	≤0.50	≤0.50
二氧化硫（g/kg）		二氧化硫（SO_2）	≤0.05	≤0.05	≤0.05	≤0.05	≤0.05	≤0.05
有害元素（mg/kg）		砷（As）	≤2.00	≤2.00	≤2.00	≤2.00	≤2.00	≤2.00
		铅（Pb）	≤0.50	≤0.50	≤0.50	≤0.50	≤0.50	≤0.50
		镉（Cd）	≤0.50	≤0.50	≤0.50	≤0.50	≤0.50	≤0.50
		汞（Hg）	≤0.10	≤0.10	≤0.10	≤0.10	≤0.10	≤0.10
		铜（Cu）	≤20.0	≤20.0	≤20.0	≤20.0	≤20.0	≤20.0
防腐剂残留（g/kg）		苯甲酸钠	–	–	≤0.50	≤0.50	–	–
		山梨酸钾	–	–	≤0.50	≤0.50	–	–
		尼泊金乙酯	–	–	≤0.10	≤0.10	–	–

注：上述指标均以干燥品计算。＊检验方法的最低检出限。

【功能主治】 性温，味甘、微苦。大补元气，复脉固脱，补脾益肺，生津，安神。主要用于体虚欲脱、肢冷脉微、气不摄血、崩漏下血、脾虚食少、肺虚喘咳、津伤口渴、内热消渴、久病虚羸、惊悸失眠、阳痿宫冷及一切急慢性病引起的虚脱等。

【用法用量】 3～9g，另煎兑服；也可研粉吞服，一次2g，一日2次。不宜与藜芦、五灵脂同用。

西洋参
Xiyangshen
Panacis Quinquefolii Radix

【来源】 五加科植物西洋参 *Panax quinquefolius* L. 的干燥根。美国、加拿大栽培的，在3～5年期间收获，绝大多数栽培者实行4年收根。我国引种初期，于5～7年收根，多数为6年收根，近年则多采用3～4年收根。

西洋参的加工产品比较单一，只有生晒类。加工商品主要有原皮西洋参、粉光西洋参、西洋参须、洋参丸等。鲜品经洗刷、晾晒、烘干、打潮下须后，第二次烘干，即为原皮西洋参。鲜品经洗刷、晾晒、烘干、打潮下须后去皮，第二次烘干，即为粉光西洋参。去芦头，蒸软、烘软或润透，切斜片、横片或段，用时捣碎，研成粉末使用。

【产地】 西洋参原产北美加拿大南部和美国北部。以前依赖进口。1975年以来，我国大力发展西洋参栽培，已在吉林、辽宁、黑龙江、陕西、江西、贵州、云南、安徽、福建、河北、山东等省引种栽培成功。目前已在吉林省靖宇县等地建立GAP基地。

【产销简述】 西洋参的经济价值很高，随着我国人民生活水平和保健意识的不断提高，对西洋参的需求量也在逐年上升，年需求量50吨左右。由于科学研究的不断深入，对西洋参根非药用部分的开发利用也方兴未艾。西洋参的须根、叶、花、果实均含人参皂苷，利用西洋参各个部分加工成药品、食品、高级补品、化妆品已有很多，如西洋参酒、西洋参饮料、洋参香皂、洋参糖、洋参糕点等，西洋参的综合利用前景广阔。

【商品规格等级】 国产西洋参分如下规格等级。

（1）规格

长支：超大支为直径1.5～2.0cm，长度7.5～10.0cm，平均单支重在10g以上；特大支为直径1.3～1.5cm，长度6.5～7.5cm，平均单支重在7g以上；大支为直径1.0～1.3cm，长度5.5～6.5cm，平均单支重在5g以上；中支为直径0.9～1.0cm，长度4.5～5.5cm，平均单支重在3.5g以上；小支为直径0.7～0.9cm，长度3.5～4.5cm，平均单支重在2.5g以上。

短支：特号为直径1.9～2.2cm，长度4.9～5.8cm，平均单支重在10g以上；短1号为直径1.6～2.0cm，长度4.6～5.6cm，平均单支重在7g以上；短2号为直径1.4～1.6cm，长度4.0～5.0cm，平均单支重在5g以上；短3号为直径1.3～1.2cm，长度3.6～4.2cm，平均单支重在3g以上；短4号为直径1.1～1.3cm，长度2.8～3.4cm，平均单支重在2g以上。

泡参：1号为平均单支重在7g以上；2号为平均单支重在5g以上；3号为平均单支

重在3g以上；4号为平均单支重在1.5g以上；5号为平均单支重在1.5g以下。

条参：1号为直径0.7～0.8cm，长度3.7～4.5cm；2号为直径0.5～0.6cm，长度3.4～4.0cm。

参段（剪口）：要求直径0.5cm以上，长度1.0～1.2cm。

参须：要求长度2.0cm以上。

注：超大支和特号规格，可不受上述直径与长度规定，但直径和长度比（长支按1:5，短支按1:3）必须协调。

（2）*等级* 国产西洋参分优等品、一等品和合格品。

【质量特性】

1. 感官特征 呈纺锤形、圆柱形或圆锥形，长3～12cm，直径0.8～2cm。表面浅黄褐色或黄白色，可见横向环纹和线形皮孔状突起，并有细密浅纵皱纹和须根痕。主根中下部有一至数条侧根，多已折断。有的上端有根茎（芦头），环节明显，茎痕（芦碗）圆形或半圆形，具不定根（艼）或已折断。体重，质坚实，不易折断，断面平坦，浅黄白色，略显粉性，皮部可见黄棕色点状树脂道，形成层环纹棕黄色，木部略呈放射状纹理。气微而特异，味微苦、甘。

（1）*优等品* 呈纺锤形、圆柱形或圆锥形，尖圆球形。表面黄白色或浅黄褐色，环纹明显，皮孔线形状突起，有细密浅纵皱纹。主根有的上端有根茎，称“芦头”（已修剪）。断面平坦，黄白色，皮部可见黄棕色点状树脂道，形成层环明显。香气浓郁。无病疤、红支、青支、虫蛀、霉变。

（2）*二等品* 表面有纵皱纹。香气浓。无病疤、红支、青支、虫蛀、霉变。余同优等品。

（3）*三等品* 表面环纹明显或较差，“芦头”（已修剪或未修剪）。纵皱纹有或无。断面黄白色或浅黄棕色，香气尚浓。有或轻微病疤。余同优等品。

2. 鉴别试验

（1）*薄层色谱* 取西洋参对照药材，拟人参皂苷F（F_{11}）、人参皂苷Rb_1、人参皂苷Re、人参皂苷Rg_1对照品为对照，以三氯甲烷-乙酸乙酯-甲醇-水（15:40:22:10）为展开剂，以10%硫酸乙醇溶液喷雾后，在105℃加热至斑点显色清晰，分别置日光和紫外光灯（365nm）下检视。供试品色谱中，在与对照药材和对照品色谱相应的位置上，分别显相同颜色的斑点或荧光斑点。

（2）*检查人参* 以人参对照药材为对照，以三氯甲烷-甲醇-水（13:7:2）10℃以下放置的下层溶液为展开剂，喷以10%硫酸乙醇溶液，在105℃加热至斑点显色清晰，分别置日光和紫外光灯（365nm）下检视。供试品色谱中，不得显与对照药材完全相一致的斑点。

3. 理化指标

（1）*水分* 不得过13%。

（2）*灰分* 总灰分优等品不得过4.0%，一等品不得过4.5%，合格品不得过5.0%；酸不溶性灰分：优等品不得过0.4%，一等品不得过0.5%，合格品不得过

0.7%。

（3）浸出物　70%乙醇浸出物（热浸法）不得少于30.0%。

（4）人参皂苷　高效液相色谱法测定，西洋参含人参皂苷 Re（$C_{48}H_{82}O_{18}$）、人参皂苷 Rb_1（$C_{54}H_{92}O_{23}$）和人参皂苷 Rg_1（$C_{42}H_{72}O_{14}$）的总量不得少于2.0%。

4. 卫生指标　重金属及有害元素按药典相关方法测定，铅不得过百万分之五；镉不得过千万分之三；砷不得过百万分之二；汞不得过千万分之二；铜不得过百万分之二十。

【功能主治】性凉，味甘、微苦。补气养阴，清热生津。主要用于气虚阴亏、内热、咳喘痰血、虚热烦倦、消渴、口燥咽干。

【用法用量】3～6g，另煎兑服。不宜与藜芦同用。

三　七
Sanqi
Notogiseng Radix et Rhizoma

【来源】五加科植物三七 *Panax notoginseng*（Burk.）F. H. Chen 的干燥根及根茎。主根习称“头子”，支根习称“筋条”，根茎习称“剪口”，细根习称“绒根”。7～8 月开花前或摘取花茎后的10～11 月间，采收栽培3～7 年的三七根，习称“春三七”；12 月至翌年1 月（摘除果实后20～30 天）采收，习称“冬三七”。采收前10 天左右，剪去地上茎，选择晴天挖出根部。将根洗净泥土，称“鲜三七”。剪下须根，晒干，习称“三七须”或“绒根”。除去须根后晒2～3 天，待其发软时，剪下支根和茎基（习称“羊肠头”），晒干，分别为商品“筋条”和“剪口”。主根（头子）再晒至半干，用手搓揉，用力宜轻而匀，以防破皮、变黑或变形；再经暴晒、搓揉3～5 次，增加光滑度，直至全干，称为“毛货”。如遇阴雨天，可在40℃～45℃下烘烤干燥至含水量13%以下。将毛货置麻袋中加粗糠或稻谷往返冲撞使表面棕黑色光亮，即为成品。

【产地】主产于云南文山州的文山、砚山、马关、西畴，广西田阳、靖西、田东、德保等地。云南、广西等地的栽培历史悠久，产量大，质量好，习称“文三七”、“田七”，为著名的道地药材。此外，四川、广东、湖南等地亦产。目前已在云南省文山县、砚山县、马关县、弥勒县、宜良县等地建立了GAP 基地。

【产销简述】三七是我国特有的传统名贵中药之一，自古就有“人参补气第一，三七补血第一”的记载，被称为“止血之神药”。商品全部来源于栽培，野生品早已绝迹；道地产区已经有近500 年的栽培历史，商品主产于云南文山和广西田阳等地，供求基本平衡。三七广泛用于临床配方和中成药原料，也是传统出口的大宗商品。目前，国内外年需求量约为1000 吨左右。

【商品规格等级】三七商品规格常用“头”表示，指质量为500g 干燥三七包含的主根个数。分为 10 头（≤10 个）、20 头（11 个～20 个）、30 头（21 个～30 个）、40 头（31 个～40 个）、60 头（41 个～60 个）、80 头（61 个～80 个）、无数头（>80 个）、剪口、筋条、毛根、花、茎叶十二个规格。每个规格又分为优等品和合格品两个等级。

1. 三七主根 呈类圆锥形或圆柱形，长 1～6cm，直径 1～4cm。表面本色为黄褐色至棕褐色或灰褐色、灰黄色，有断续的纵皱纹及支根痕。顶端有茎痕，周围有瘤状突起。体重，质坚实，断面灰绿色、黄绿色，木质部微呈放射状排列（习称“菊花心”）。气微，味苦回甜。①优等品：三七外观饱满、光滑、体形较圆、无病斑、无异味的春三七。②合格品：三七外观不饱满、可有沟槽状、体形较长、无病斑、无异味。无数头合格品要求无病斑、无异味。

春三七：外形饱满，表面皱纹细密而短或不明显。断面呈灰绿色，木质部菊花心明显，无空穴。

冬三七：外形不饱满，表面皱纹较多且深长或呈明显的沟槽状。断面呈黄绿色，木质部菊花心不明显，多有空穴。

2. 筋条 呈圆柱形，长 1～6cm，上端直径约 0.8cm，下端直径约 0.3cm。①优等品：洁净、较粗、均匀，无病斑、无异味。②合格品：洁净、较细，无病斑、无异味。

3. 绒根（毛根） 为须根及中部直径小于 0.4cm 支根的俗称。①优等品：洁净、干燥、较粗、断根少，无异味。②合格品：较细、干燥、可有较多断根，无异味。

4. 剪口 呈不规则皱缩块状或条状，表面有数个明显的茎痕及环纹，断面中心灰白色，边缘灰色。①优等品：体形较大，外观饱满无病斑、无异味的春三七剪口。②合格品：无病斑、无异味。

5. 三七花 呈半球形、球形或伞形，直径 0.5～2.5cm，总花梗长 0.5～4.5cm，圆柱形，常弯曲，具细纵皱纹，展开后，小花柄长 0.1～1.5cm，基部具鳞毛状苞片，花萼黄绿色，顶端 5 齿裂，剖开观察，花瓣 5，黄绿色，花药椭圆形，背着生，内向纵裂，花柱 2 枚，其部合生。质脆易碎。气微，味甘、微苦。①优等品：三年生花，颜色深绿，干燥，花序完整，小花未开放，柄长小于 2cm，无杂质、无霉变、无异味。②合格品：两年生或三年生花、颜色深绿至黄绿，花序较完整，可有少数小花开放，干燥，柄长 2～4.5cm，无杂质、霉变、异味。

6. 三七茎 叶长 25～50cm，茎常皱缩扁平或类方形，纵棱明显，近基部 2～3cm 处黄白色，上部灰绿色，直径 1.5～2.0cm，顶端轮生 3～4 枚掌状复叶，总叶柄长 5～10cm，具纵棱。小叶片 3～7 枚。展开后，小叶片呈圆状倒卵形或椭圆形，长 3～12cm，宽 1.5～4cm，中央叶片较大，两侧 2 片较小，顶端长尖，基部圆形或偏斜，边缘有锯齿，齿端或两齿间有刺状毛，两面沿叶脉有小刺状毛，黄绿色，质脆易碎，味苦回甜。①优等品：颜色绿、干燥，无杂质、无霉变、无异味。②合格品：颜色黄绿、干燥，无杂质、无霉变、无异味。

7. 三七粉 为灰黄色或浅黄色的细粉，细度 350μm 以上。优等品：120 头以上三七或筋条加工的细粉，细度为 150～250μm，灰黄色或浅黄色，味苦而微甘，干燥，无杂质、无霉变。②合格品：120 头以上三七或筋条加工的细粉，细度为 150～350μm，灰黄色或浅黄色，味苦而微甘，干燥，无杂质、无霉变。

8. 三七切片　纵切片呈长类圆形或不规则片状，横切片呈圆形。①优等品：纵切片长约 4.2～5cm，宽 1～2cm，厚 0.1～0.2cm，横切片直径 1～2cm，厚 0.1～0.2cm，切角呈黄绿色或灰绿色。质脆而坚实，味苦而微甘，干燥，无杂质、无霉变。②合格品：同优等品。

【质量特性】

1. 感官特征　主根呈类圆锥形或圆柱形，长 1～6cm，直径 1～4cm。表面灰褐色或灰黄色，有断续的纵皱纹和支根痕。顶端有茎痕，周围有瘤状突起。体重，质坚实，断面灰绿色、黄绿色或灰白色，木部微呈放射状排列。气微，味苦回甜。

筋条呈圆柱形或圆锥形，长 2～6cm，上端直径约 0.8cm，下端直径约 0.3cm。

剪口呈不规则的皱缩块状或条状，表面有数个明显的茎痕及环纹，断面中心灰绿色或白色，边缘深绿色或灰色。

2. 鉴别试验

（1）泡沫试验　取样品粉末 0.5g，加水 5ml，60℃ ±1℃，温浸 30 分钟（或冷浸振摇 1 小时），过滤，取滤液适量，置试管中，塞紧，用力振摇 1 分钟，产生持久性泡沫。

（2）荧光检查　取本品粗粉 2g，加甲醇 15ml，在 50℃～60℃水浴中温浸 30 分钟（或冷浸振摇 1 小时），滤过。取滤液 1ml，蒸干，加醋酐 1ml、硫酸 1～2 滴，显黄色，渐变为红色、紫色、青色、污绿色；另取滤液数滴点于滤纸上，干后置紫外光灯（365nm）下观察，显淡蓝色荧光，滴加硼酸饱和的丙酮溶液与 10% 枸橼酸溶液各 1 滴，干后，置紫外光灯（365nm）下观察，有强烈的黄绿色荧光。

（3）薄层色谱　以人参皂苷 Rb_1、人参皂苷 Re、人参皂苷 Rg_1 及三七皂苷 R_1 对照品为对照，以三氯甲烷－乙酸乙酯－甲醇－水（15∶40∶22∶10）10℃以下放置的下层溶液展开。用 10% 硫酸溶液喷雾后，于 105℃加热至斑点显色清晰。供试品在与对照品相应的色谱位置上，显相同颜色的斑点；置紫外光灯（365nm）下观察，显相同的荧光斑点。

3. 理化指标　地理标志产品文三七的理化指标应符合表 10－3 的规定，作为中药使用的三七应符合《中国药典》（2010 年版）一部三七项下的有关规定。

表 10-3 地理标志产品文三七理化指标

项目			优等品	合格品
皂苷含量（%）	主根（$Rg_1+Rb_1+R_1$）	≥	5.5	5.0
	剪口（$Rg_1+Rb_1+R_1$）	≥	8.0	7.0
	筋条（$Rg_1+Rb_1+R_1$）	≥	5.5	5.0
	毛根（$Rg_1+Rb_1+R_1$）	≥	3.0	2.5
	花（Rb_1+Rb_3）	≥	3.0	2.0
	茎叶（Rb_1+Rb_3）	≥	1.3	1.0
	三七粉（$Rg_1+Rb_1+R_1$）	≥	5.5	5.0
	三七切片（$Rg_1+Rb_1+R_1$）	≥	5.5	5.0
总灰分含量（%）	主根	≤	4.5	6.0
	剪口	≤	6.0	7.5
	筋条	≤	5.0	7.0
	毛根	≤	12.0	14.5
	花	≤	9.0	10.0
	茎叶	≤	7.0	8.0
	三七粉	≤	5.0	7.0
	三七切片	≤	4.5	6.0
酸不溶性灰分（%）		≤	3.0	3.0
水分含量（%）		≤	12.0	13.0

注：Rg_1、Rb_1、Rb_3为人参皂苷，R_1为三七皂苷。

4. 卫生指标 三七卫生指标应符合表 10-4 的规定。

表 10-4 卫生指标

项目			指标
农药残留量	六六六（总 BHC）（mg/kg）	≤	0.1
	滴滴涕（总 DDT）（mg/kg）	≤	0.1
	五氯硝基苯（mg/kg）	≤	0.02
	甲霜灵（mg/kg）	≤	0.05
重金属含量	铅（以 Pb 计）（mg/kg）	≤	5.0
	镉（以 Cd 计）（mg/kg）	≤	0.5
	汞（以 Hg 计）（mg/kg）	≤	0.1
	砷（以 As 计）（mg/kg）	≤	2.0
微生物指标	菌落总数（个/g）	≤	30000
	大肠菌群（个/100g）	≤	30
	霉菌数（个/g）	≤	100

注：微生物指标仅限于三七粉。

【功能主治】 性温，味甘、微苦。散瘀止血，消肿定痛。主要用于咯血、吐血、衄血、便血、崩漏、外伤出血、胸腹刺痛、跌打肿痛等。

【用法用量】 3～9g；研粉吞服，一次1～3g。外用适量。孕妇慎用。

当　归

Danggui

Angelicae Sinensis Radix

【来源】 伞形科植物当归 *Angelica sinensis*（Oliv.）Diels 的干燥根。秋末采挖，除去须根和泥沙，待水分稍蒸发后，捆成小把，上棚，用烟火慢慢熏干。根据药用部位的不同习称“全归”（全根）、“归头”（根头部）、“归身”（主根）、“归尾”（支根）。

【产地】 主产甘肃岷县、宕昌，云南维西、丽江，陕西陇县，四川南坪，贵州等地。其中甘肃岷县产量最大，品质最佳，习称“岷归”或“前山当归”。

【产销简述】 当归为传统大宗中药材之一、中医妇科要药，我国已有2000余年的药用历史，素有妇科用药“十方九归”之说。商品全部来源于家种，甘肃是我国最大的当归产区，年产量占全国的90%以上；属于基本能够满足市场需求的品种，国内外年需求量约1.2万吨。当归广泛用于临床配方、中成药原料及开发保健食品和化妆品，也是传统的大宗出口商品。

【商品规格等级】 根据当归的药用部位、外部形态特征及大小，将当归药材商品分为全归和归头两种规格。其中全归分为五等，一等（每千克40支以内）、二等（每千克70支以内）、三等（每千克110支以内）、四等（每千克110支以外）和五等（小货，全归占30%，腿渣占70%）；归头分为四等，一等（每千克40支以内）、二等（每千克80支以内）、三等（每千克120支以内）和四等（每千克160支以内）。另外，出口当归分为特等（每千克36支以内）、一等（每千克52～56支）、二等（每千克60～64支）和通底归（每千克72～76支）。

（1）全归　一等品为上部主根圆柱形，下部有多条支根，根梢不细于0.2cm。表面棕黄色或黄褐色。断面黄白色或淡黄色，具油性。气芳香，味甘微苦。无烧根、杂质、虫蛀、霉变。二、三、四等品除大小外，要求同一等品。五等品（常行归）为干货，凡不符合以上分等的小货归为五等，余同一等品。

（2）归头　一等品为纯主根，呈长圆形或拳状。表面棕黄色或黄褐色。断面黄白色或淡黄色，具油性。气芳香，味甘微苦。无油个、枯干、杂质、虫蛀、霉变。二、三、四等品除大小外，要求同一等品。

【质量特性】

1. 感官特征　当归主根略呈圆柱形，下部有支根3～5条或更多，长15～25cm。表面黄棕色至棕褐色，具纵皱纹及横长皮孔。根头（归头）直径1.5～4cm，具环纹，上端圆钝，有紫色或黄绿色的茎及叶鞘残基；主根（归身）表面凹凸不平；支根（归尾）直径0.3～1cm，多扭曲，有须根痕。质柔韧，断面黄白色，皮部厚，有裂隙及棕色油点，木部色较淡，形成层环黄棕色。有浓郁的香气，味甜、辛、微苦。

2. 鉴别试验

（1）以当归对照药材为对照，进行薄层色谱法试验。置紫外光灯（365nm）下检视，供试品色谱中，在与对照药材色谱相应的位置上，显相同颜色的荧光斑点。

（2）以阿魏酸和藁本内酯对照品为对照，进行薄层色谱法试验。置紫外光灯（365nm）下检视，供试品色谱中，在与对照品色谱相应的位置上，显相同颜色的荧光斑点。

3. 理化指标

（1）水分　不得过15.0%。

（2）灰分　总灰分不得过7.0%，酸不溶性灰分不得过2.0%。

（3）浸出物　70%乙醇浸出物（热浸法），药材不得少于45.0%；酒当归不得少于50.0%。

（4）挥发油　不得少于0.4%。

（5）阿魏酸　用高效液相色谱法测定，本品按干燥品计算，含阿魏酸不得少于0.050%。

【功能主治】性温，味甘、辛。补血活血，调经止痛，润肠通便。用于血虚萎黄，眩晕心悸，月经不调，经闭痛经，虚寒腹痛，风湿痹痛，跌扑损伤，痈疽疮伤，肠燥便秘。

【用法用量】6～12g。

羌　活
Qianghuo
Notopterygii Rhizoma et Radix

【来源】伞形科植物羌活 *Notopterygium incisum* Ting ex H. T. Chang 或宽叶羌活 *Notopterygium franchetii* H. de Boiss. 的干燥根茎及根。春、秋二季采挖，除去须根及泥沙，晒干。

【产地】主产于四川松潘、茂县、理县，云南丽江等地的习称“川羌”，多为蚕羌。主产于甘肃天祝、岷县、临夏、武威，青海海北、黄南、海南、化隆等地习称“西羌”，多为大头羌和竹节羌。

【产销简述】羌活为野生资源，由于连年无计划的采收，使资源骤减，产量逐年减少，虽然家种实验成功，但大面积的种植技术推广还存在困难，家种羌活短期内难以有货源应市。市场呈现货紧价升的趋势。年需求量约2000吨。由于羌活仅生长于四川、甘肃和青海三省茂汶、阿坝、大金、小金、甘孜、若尔盖和马尔康一带，生长条件独特，生长周期漫长，因此羌活后市仍有继续走高的可能性。

【商品规格等级】根据羌活的产地，将羌活药材商品分为川羌和西羌两种规格。其中川羌分一等品和二等品，西羌分一等品、二等品和三等品。

1. 川羌

一等品（蚕羌）：呈圆柱形。全体环节紧密，似蚕状。表面棕黑色。质轻而松脆。断面有紧密的分层，呈棕、紫、黄白色相间的纹理。气清香纯正，味微苦辛。长 3.5cm 以上，顶端直径 1cm 以上。无须根、杂质、虫蛀、霉变。

二等品（条羌）：呈长条形。表面棕黑色，多纵纹。长短、大小不分，间有破碎。余同一等。

2. 西羌

一等品（蚕羌）：呈圆柱形，全体环节紧密，似蚕状。表面棕黑色。体轻质松脆。断面紧密分层，呈棕紫白色相间的纹理。气微膻，味微苦辛。无须根、杂质、虫蛀、霉变。

二等品（大头羌）：呈瘤状突起、不规则的块状。表面棕黑色。体轻、质松脆。断面具黄白色相间的纹理。气膻浊，味微苦辛。余同一等。

三等品（条羌）：呈长条形。表面暗棕色，多纵纹。香气较淡，味微苦辛。间有破碎。余同一等。

【质量特性】

1. 感官特征

（1）*羌活*　为圆柱状略弯曲的根茎，长 4～13cm，直径 0.6～2.5cm，顶端具茎痕。表面棕褐色至黑褐色，外皮脱落处呈黄色。节间缩短，呈紧密隆起的环状，形似蚕，习称“蚕羌”；节间延长，形如竹节状，习称“竹节羌”。节上有多数点状或瘤状突起的根痕及棕色破碎鳞片。体轻，质脆，易折断，断面不平整，有多数裂隙，皮部黄棕色至暗棕色，油润，有棕色油点，木部黄白色，射线明显，髓部黄色至黄棕色。气香，味微苦而辛。

（2）*宽叶羌活*　为根茎和根。根茎类圆柱形，顶端具茎和叶鞘残基，根类圆锥形，有纵皱纹和皮孔；表面棕褐色，近根茎处有较密的环纹，长 8～15cm，直径 1～3cm，习称“条羌”。有的根茎粗大，不规则结节状，顶部具数个茎基，根较细，习称“大头羌”。质松脆，易折断，断面略平坦，皮部浅棕色，木部黄白色。气味较淡。

2. 鉴别试验　以紫花前胡苷对照品为对照，进行薄层色谱法试验。置紫外光灯（365nm）下检视，供试品色谱中，在与对照品色谱相应的位置上，显相同颜色的荧光斑点。

3. 理化指标

（1）*灰分*　总灰分不得过 8.0%，酸不溶性灰分不得过 3.0%。

（2）*浸出物*　乙醇浸出物（热浸法）不得少于 15.0%。

（3）*挥发油*　不得少于 1.4%。

（4）*羌活醇和异欧前胡素*　用高效液相色谱法测定，本品按干燥品计算，含羌活醇（$C_{21}H_{22}O_5$）和异欧前胡素（$C_{16}H_{14}O_4$）的总量不得少于 0.40%。

【功能主治】性温，味辛、苦。解表散寒，祛风除湿，止痛。用于风寒感冒，头痛项强、风湿痹痛，肩背酸痛。

【用法用量】 3～10g。

地　黄

Dihuang

Rehmanniae Radix

【来源】 玄参科植物地黄 *Rehmannia glutinosa* (Gaertn.) Libosch. 的鲜根或干燥块根。秋季采挖，除去芦头、须根及泥沙。鲜用，或将地黄缓缓烘焙至约八成干。前者习称“鲜地黄”，后者习称“生地黄”。生地黄经蒸煮后习称“熟地黄”。

【产地】 主产河南、山西、河北、陕西、山东等地，栽培。以河南温县、武陟、博爱等地为道地产区，称“怀地黄”，现山西为全国地黄最大产区。

【产销简述】 地黄是我国最重要常用药材之一，广泛应用于中医临床、中成药及营养保健品生产，并远销海外。地黄的道地产区是河南武陟、温县、博爱等地，现以山西、河南、陕西、河北四省为主产区，近年来，山西临汾、侯马和运城地区的药材产量约占全国总产量的60%左右，成为全国地黄最大的主产区。目前，地黄的年产销量在2.5万～3万吨之间，年出口量在0.7万～0.8万吨左右。随着地黄应用范围的扩大，国内外市场对地黄药材的需求将会进一步增加。

【商品规格等级】 可分为鲜地黄和生地黄两类，其中生地黄又分为五等。

生地黄一等：每千克16支以内，每个重量在62.5g以上。呈纺锤形或条形圆根，体重，质柔润，表面灰白色或灰褐色。断面黑褐色或黄褐色，具油性。无芦头、老母、生心、焦枯、杂质、虫蛀、霉变。

生地黄二等：每千克32支以内，每个重量在31.3g以上。形态同一等。

生地黄三等：每千克60支以内，每个重量在16.7g以上。形态同一等。

生地黄四等：每千克100支以内，每个重量在10g以上。形态同一等。

生地黄五等：每千克100支以外，每个重量在10g以下。油性少，支根瘦小。余同一等。

【质量特性】

1. 感官特征

（1）鲜地黄　呈纺锤形或条状，长8～24cm，直径2～9cm。外皮薄，表面浅红黄色，具弯曲的纵皱纹、芽痕、横长皮孔样突起及不规则瘢痕。肉质，易断，断面皮部淡黄白色，可见橘红色油点，木部黄白色，导管呈放射状排列。气微，味微甜、微苦。

（2）生地黄　多呈不规则的团块状或长圆形，中间膨大，两端稍细，有的细小，长条状，稍扁而扭曲，长6～12cm，直径2～6cm。表面棕黑色或棕灰色，极皱缩，具不规则的横曲纹。体重，质较软而韧，不易折断，断面棕黑色或乌黑色，有光泽，具黏性。气微，味微甜。

2. 鉴别试验

（1）以梓醇对照品为对照，进行薄层层析，茴香醛试液为显色剂，供试品色谱中，在与对照品色谱相应的位置上，显相同颜色的斑点。

（2）以毛蕊花糖苷对照品为对照，进行薄层色谱试验，用0.1%的2,2－二苯基－1－苦肼基无水乙醇溶液浸板，晒干。供试品色谱中，在与对照品色谱相应的位置上，显相同颜色的斑点。

3. 理化指标

（1）鲜怀地黄　梓醇（$C_{15}H_{22}O_{10}$）不得少于3.0%。

（2）生怀地黄　水分不得过15.0%，总灰分不得过6.0%、酸不溶性灰分不得过2.0%，水溶性浸出物不得少于68.0%，可溶性多糖不得少于45.0%，含梓醇（$C_{15}H_{22}O_{10}$）不得少于1.3%。

（3）生地黄　水分不得过15.0%，总灰分不得过8.0%、酸不溶性灰分不得过3.0%，水溶性浸出物不得少于65.0%，按干燥品计算，含梓醇（$C_{15}H_{22}O_{10}$）不得少于0.20%，含毛蕊花糖苷（$C_{29}H_{36}O_{15}$）不得少于0.020%。

4. 卫生指标

（1）农药残留量　怀地黄六六六不得过千万分之一、滴滴涕不得过千万分之一、百菌清不得过千万分之一、多菌灵不得过千万分之五、敌百虫不得过千万分之一、溴氯菊酯不得过千万分之五。

（2）重金属含量　怀地黄铅不得过百万分之五、镉不得过千万分之三、汞不得过千万分之一、砷不得过百万分之二。

【功能主治】

1. 鲜地黄　性寒，味甘、苦。清热生津，凉血，止血。用于热病伤阴，舌绛烦渴，温毒发斑，吐血，衄血，咽喉肿痛。

2. 生地黄　性寒，味甘。清热凉血，养阴生津。用于热入营血，温毒发斑，吐血衄血，热病伤阴，舌绛烦渴，津伤便秘，阴虚发热，骨蒸劳热，内热消渴。

【用法用量】鲜地黄12～30g，生地黄10～15g。

党　参
Dangshan
Codonopsis Radix

【来源】桔梗科植物党参 *Codonopsis pilosula*（Franch.）Nannf.、素花党参 *Codonopsis pilosula* Nannf. var. *modesta*（Nannf.）L. T. Shen 或川党参 *Codonopsis tangshen* Oliv. 的根。药材分别称为“潞党”、“西党”和“条党”。秋季采挖，洗净，按长短与粗细分级，晒至半干，揉搓使皮部与木质部紧贴，再反复搓晒3～4次，最后晒干。

【产地】党参主产山西、甘肃、内蒙古、河南、陕西等地，主要为栽培，产量大。

素花党参主产甘肃、四川、陕西，栽培或野生。

川党参主产湖北、重庆、四川、陕西等地，栽培或野生。

商品党参的主要来源为党参的栽培品，习称“潞党参”，产量占80%以上，目前，栽培最多、产量最大的是甘肃的陇西、定西等地；东北地区的野生品称为东党或辽党；山西五台山区的野生品称为“台党”。甘肃的陇南、文县，四川的九寨沟、松潘县为“西党”的道地产区。湖北的恩施、重庆的巫溪为“条党”的著名产地。山西陵川县建有党参GAP种植基地。

【产销简述】党参是药食兼用中药材中最常见的品种，用途广泛，年产销量已突破3万吨。野生党参分布于我国长江以北、秦岭以西，其中陕、甘、川三省交界处是我国野生党参资源最丰富地区，品种多，蕴藏量大。党参栽培在我国具有悠久历史，山西、甘肃、四川均为我国党参的道地产区，此外，陕西、内蒙古、湖北、云南、贵州、东北等地也有一定规模的种植，经过长期的市场角逐，甘肃已成为我国党参药材的最重要主产区，所产党参量大质优，总产量已近2万吨，其中纹党参主供出口，年出口量约为0.4万吨，占全国出口总量的80%以上，白条党主要内销，市场份额占全国的60%以上。

【商品规格等级】分潞党、西党、条党和东党四个规格。其中潞党、西党、条党各分为三个等级，东党分为两个等级。

1. 潞党

一等：圆柱形，芦头较小，表面黄褐色或灰黄色，体实而柔，断面棕黄色或黄白色，糖质多，味甜。芦下直径1cm以上，无油条、杂质、虫蛀、霉变。

二等：芦下直径0.8cm以上，余同一等。

三等：芦下直径0.4cm以上，油条不超过10%，余同一等。

2. 西党

一等：圆锥形，头大尾小，上端多横纹。外皮粗松，表面米黄色或灰褐色。断面黄白色，有放射纹理，有糖质，味甜。芦下直径1.5cm以上，无油条、杂质、虫蛀、霉变。

二等：芦下直径1cm以上，余同一等。

三等：芦下直径0.6cm以上，油条不超过15%，余同一等。

3. 条党

一等：圆锥形，头上茎痕较少而小，条较长，上端有横纹或无，下端有纵皱纹，表面糙米色，断面白色或黄白色，有放射状纹理。有糖质、甜味。芦下直径1.2cm以上，无油条、杂质、虫蛀、霉变。

二等：芦下直径0.8cm以上，余同一等。

三等：芦下直径0.5cm以上，油条不超过10%，无参秧、杂质、虫蛀、霉变。

4. 东党

一等：圆锥形，芦头较大，芦下有横纹，体较轻，质硬，表面土黄色或灰黄色，粗糙，断面黄白色，中心淡黄色，有裂隙，味甜。长20cm以上，芦下直径1cm以上，无毛须、杂质、虫蛀、霉变。

二等：圆锥形，芦头较大，芦下有横纹，体较轻，质硬，表面土黄色或灰黄色，粗糙，断面黄白色，中心淡黄色，有裂隙，味甜。长 20cm 以下，芦下直径 0.5cm 以上，余同一等。

【质量特性】

1. 感官特征

（1）党参呈长圆柱形，稍弯曲，长 10～35cm，直径 0.4～2cm。表面黄棕色至灰棕色，根头部有多数疣状突起的茎痕及芽，每个茎痕的顶端呈凹陷的圆点状；根头下有致密的环状横纹，向下渐稀疏，有的达全长的一半，栽培品环状横纹少或无；全体有纵皱纹和散在的横长皮孔样突起，支根断落处常有黑褐色胶状物。质稍硬或略带韧性，断面稍平坦，有裂隙或放射状纹理，皮部淡黄白色至淡棕色，木部淡黄色。有特殊香气，味微甜。

（2）素花党参（西党参）长 10～35cm，直径 0.5～2.5cm。表面黄白色至灰黄色，根头下致密的环状横纹常达全长的一半以上。断面裂隙较多，皮部灰白色至淡棕色。

（3）川党参长 10～45cm，直径 0.5～2cm。表面灰黄色至黄棕色，有明显不规则的纵沟。质较软而结实，断面裂隙较少，皮部黄白色。

2. 鉴别试验　以党参炔苷对照品为对照，进行薄层色谱试验，分别置日光和紫外光灯（365nm）下检视，供试品色谱中，在与对照品色谱相应的位置，显相同颜色的斑点或荧光斑点。

3. 理化指标

（1）*水分*　不得过 16.0%。

（2）*总灰分*　不得过 5.0%。

（3）*浸出物*　45%乙醇浸出物（热浸法）不得少于 55.0%。

【功能主治】性平，味甘。健脾益肺，养血生津。用于脾胃气虚，食少倦怠，咳嗽虚喘，气血不足，面色萎黄，心悸气短，津伤口渴，内热消渴。临床应用时不宜与藜芦同用。

【用法用量】9～30g。不宜与藜芦同用。

泽　泻

Zexie

Alismatis Rhizoma

【来源】泽泻科植物泽泻 *Alisma orientalis*（Sam.）Jnzep. 的干燥块茎。冬季茎叶开始枯萎时采挖，洗净，干燥，除去茎叶、须根及粗皮。

【产地】主产于福建浦城、建阳及四川都江堰等地，栽培历史较久，产量大，质量好，素有“建泽泻”、“川泽泻”之称，为道地药材。江西、广东、广西等省有产，多系栽培。

【产销简述】泽泻除临床配方外，在中成药中，作为生产附子理中丸、六味地黄丸和肾气丸、滋阴降火丸、济生肾气丸、七味都气丸等几十个品种的重要原料。泽泻年需求量约3500～4000吨。此外，泽泻也是出口的大宗品种。

【商品规格等级】根据产地分为建泽泻和川泽泻两种规格。其中建泽泻分为一等、二等和三等，川泽泻分为一等和二等。

1. 建泽泻

一等：呈椭圆形，撞净外皮及须根。表面黄白色，有细小突出的须根痕。质坚硬。断面浅黄白色，细腻有粉性。味甘、微苦。每千克32个以内。无双花、焦枯、杂质、虫蛀、霉变。

二等：呈椭圆形或卵圆形，撞净外皮及须根。表面灰白色，有细小突起的须根痕。质坚硬。断面黄白色，细腻有粉性。味甘微苦。每千克56个以内。无双花、焦枯、杂质、虫蛀、霉变。

三等：呈类球形，撞净外皮及须根。表面黄白色，有细小突起的须根痕。质坚硬。断面浅黄黄白色或灰白色，细腻有粉性。味甘微苦。每千克56个以外，最小直径不小于2.5cm，间有双花、轻微焦枯，但不超过10%，无杂质、虫蛀、霉变。

2. 川泽泻

一等：呈卵圆形，撞净粗皮及须根，底部有瘤状小疙瘩。表面灰黄色。质坚硬。断面淡黄白色。味甘微苦，每千克50个以内。无焦枯、碎块、杂质、虫蛀、霉变。

二等：呈卵圆形，撞净粗皮及须根，底部有瘤状小疙瘩，表面灰黄色。质坚硬。断面淡黄白色。味甘微苦。每千克50个以外，最小直径不小于2cm。间有少量焦枯、碎块，但不超过10%。无杂质、虫蛀、霉变。

【质量特性】

1. 感官特征 泽泻呈类球形、椭圆形或卵圆形，长2～7cm，直径2～6cm。表面黄白色或淡黄棕色，有不规则的横向环状浅沟纹和多数细小突起的须根痕，底部有的有瘤状芽痕。质坚实，断面黄白色，粉性，有多数细孔。气微，味微苦。

2. 鉴别试验 以23－乙酰泽泻醇B对照品为对照，进行薄层色谱法试验，以环己烷－乙酸乙酯（1∶1）为展开剂，展开，取出，晾干，喷以5%硅钨酸乙醇溶液显色。供试品色谱中，在与对照品色谱相应的位置上，显相同颜色的斑点。

3. 理化指标

（1）*水分* 不得过14.0%。

（2）*总灰分* 不得过5.0%。

（3）*浸出物* 乙醇浸出物（热浸法）不得少于10.0%。

（4）*23－乙酰泽泻醇B* 用高效液相色谱法测定，药材按干燥品计算，含23－乙酰泽泻醇B（$C_{32}H_{50}O_5$）不得少于0.050%。

【功能主治】性寒，味甘。利小便，清湿热。用于小便不利，水肿胀痛，泄泻尿少，热淋涩痛，高脂血症。

【用法用量】6～10g。

川贝母
Chuanbeimu
Fritillariae Cirrhosae Bulbus

【来源】百合科植物川贝母 *Fritillaria cirrhosa* D. Don、暗紫贝母 *Fritillaria unibracteata* Hsiao et K. C. Hsia、甘肃贝母 *Fritillaria przewalskii* Maxim. 、或棱砂贝母 *Fritillaria delavayi* Franch. 、太白贝母 *Fritillaria taipaiensis* P. Y. Li 或瓦布贝母 *Fritillaria unibracteata* Hsiao et K. C. Hsia var. *wabuensis*（S. C. Yue）Z. D. Liu，S. Wang et S. C. Chen 的干燥鳞茎。按药材性状的不同分别习称“松贝”、“青贝”、“炉贝”和栽培品。夏秋两季或积雪融化后采挖，除去须根、粗皮及泥沙，晒干或低温干燥。

【产地】川贝母主产于四川、西藏、云南等省。暗紫贝母主产于四川阿坝藏族自治州、青海等省区。甘肃贝母主产于甘肃、青海、四川等省。棱砂贝母主产于云南、四川、青海、西藏等省。太白贝母主产于湖北、重庆、四川、陕西等省。瓦布贝母主要栽培于四川省阿坝州松潘县和茂县等地。

【产销简述】全国每年生产约600余吨，纯购约400余吨，纯销400吨左右。供应出口30~40吨之间。其中四川每年纯购约80吨，湖北约100吨，甘肃约30~40吨，青海约30吨，陕西约25吨，其他地区约50吨。川贝母市场长期紧缺，供不应求，价格不断上涨，各地正在积极研究野生变家种工作，目前仍处于间断脱销状态。

【商品规格等级】分为松贝、青贝、炉贝和栽培品四个规格八个等级。

1. 松贝

一等：每50g在240粒以上。呈类圆锥形，鳞茎2，大瓣紧抱小瓣，未抱部分呈新月形，顶端闭口，基部底平。表面白色，体结实，质细腻。断面粉白色。味甘、微苦。无黄贝、油贝、破贝、杂贝、虫蛀、霉变。

二等：每50g在240粒以内。呈类圆锥形或近球形，鳞瓣2，大瓣紧抱小瓣，未抱部分呈新月形，顶端闭口或开口，基部平底或近平底。表面白色，体结实，质细腻。断面粉白色。味甘、微苦。间有黄贝、油贝、破贝、杂贝、虫蛀、霉变。

2. 青贝

一等：每50g在190粒以上。呈扁球形或类圆形，两鳞片大小相似。顶端开口或微开口，基部较平或圆形。表面白色，质结实细腻。断面粉白色，味淡、微苦。对开瓣不超过20%。无黄贝、油贝、破贝、杂贝、虫蛀、霉变。

二等：每50g在130粒以上。对开瓣不超过25%。间有花油贝、花黄贝不超过5%。无黄贝、油贝、破贝、杂贝、虫蛀、霉变。余同一等。

三等：每50g在100粒以上。对开瓣不超过30%。间有黄贝、油贝和破贝不超过5%。无杂质、虫蛀、霉变。余同一等。

四等：大小粒不分。间有黄贝、油粒、破贝。无杂质、虫蛀、霉变。余同一等。

3. 炉贝

一等：呈长锥形，贝瓣略似马牙。表面白色，体结实，断面粉白色。味苦。大小粒不分。间有油贝及白色破瓣。无杂质、虫蛀、霉变。

二等：表面黄白色或淡棕黄色，有的具有棕色斑点。大小粒不分。

4. 栽培品 统货。呈类扁球形或短圆柱形，高0.5~2.5cm，直径1~2.5cm。表面类白色或浅棕黄色，稍粗糙，有的具浅黄色斑点。外层鳞叶2瓣，大小相近，顶部多开裂而较平。

【质量特性】

1. 感官特征

（1）松贝 呈类圆锥形或近球形，高0.3~0.8cm，直径0.3~0.9cm。表面类白色。外层鳞叶2瓣，大小悬殊，大瓣紧抱小瓣，未抱部分呈新月形，习称“怀中抱月”；顶部闭合，内有类圆柱形、顶端稍尖的心芽和小鳞叶1~2枚；先端钝圆或稍尖，底部平，微凹入，中心有一灰褐色的鳞茎盘，偶有残存须根。质硬而脆，断面白色，富粉性。气微，味微苦。

（2）青贝 呈类扁球形，高0.4~1.4cm，直径0.4~1.6cm。外层鳞叶2瓣，大小相近，相对抱合，顶部开裂，内有心芽和小鳞叶2~3枚及细圆柱形的残茎。

（3）炉贝 呈长圆锥形，高0.7~2.5cm，直径0.5~2.5cm。表面类白色或浅棕黄色，有的具棕色斑点。外层鳞叶2瓣，大小相近，顶部开裂而略尖，基部稍尖或较钝。

（4）栽培品 呈类扁球形或短圆柱形，高0.5~2cm，直径1~2.5cm。表面类白色或浅棕黄色，稍粗糙，有的具浅黄色斑点。外层鳞叶2瓣，大小相近，顶部多开裂而较平。

2. 鉴别试验 以贝母辛、贝母素乙对照品为对照，进行薄层色谱法试验，依次喷以碘化铋钾试液和硝酸钠乙醇试液。供试品色谱中，在与对照品色谱相应的位置上，显相同颜色的斑点。

3. 理化指标

（1）水分 不得过15.0%。

（2）总灰分 不得过5.0%。

（3）醇溶性浸出物 稀乙醇浸出物（热浸法）不得少于9.0%。

（4）总生物碱 用紫外-可见分光光度法测定，药材按干燥品计算，含总生物碱以西贝母碱（$C_{27}H_{43}NO_3$）计，不得少于0.050%。

【功能主治】性微寒，味甘、苦。清热润肺，化痰止咳，散结消痈。用于肺热燥咳，干咳少痰，阴虚痨嗽，痰中带血，瘰疬，乳痈，肺痈。

【用法用量】3~10g；研粉冲服，一次1~2g。不宜与川乌、制川乌、草乌、制草乌、附子同用。

浙贝母
Zhebeimu
Fritillariae Thunbergii Bulbus

【来源】 百合科植物浙贝母 *Fritillaria thunbergii* Miq. 的干燥鳞茎。初夏植株枯萎后采挖，洗净，按大小分开，大者摘除心芽加工成“大贝”。小者不摘除心芽加工成“珠贝”。分别置于特制的木桶内，撞去表皮，拌以煅过的贝壳粉，使均匀涂布于浙贝母表面，吸去撞出的浆汁，干燥。或取鳞茎，大小不分，洗净，除去心芽，趁鲜切成厚片，洗净，干燥，习称“浙贝片”。

【产地】 主产于浙江鄞县。江苏、安徽、湖南亦产。多系栽培。

【产销简述】 浙贝母为家种药材，用量较大，整个 20 世纪 90 年代价格一直较为低廉，20 世纪 90 年代后期，主产区普遍减种，市场价格上升。2000 年 8 月一度高达每千克 70 元，由于价格较好，农民留苗，商品量难以上升。2003 年 5 月价格高达每千克 240 元以上。2005～2009 年价格处于震荡回落。浙贝母年销量 100 吨左右。

【商品规格等级】 分为大贝、珠贝和浙贝片三种规格。出口商品按每千克的粒数分为一等（120～140 粒）、二等（160～180 粒）、三等（200～230 粒）和四等（250～280 粒）四个等级。

【质量特性】

1. 感官特征

（1）*大贝*　为鳞茎外层单瓣肥厚的鳞叶，略呈新月形，高 1～2cm，直径 2～3.5cm。外表面类白色至淡黄色，内表面白色或淡棕色，被白色粉末。质硬而脆，易折断，断面白色至黄白色，富粉性，气微，味微苦。

（2）*珠贝*　为完整的鳞茎，呈扁圆形，高 1～1.5cm，直径 1～2.5cm。表面类白色，外层鳞叶 2 瓣，肥厚，略似肾形，互相抱合，内有小鳞叶 2～3 枚及干缩的残茎。

（3）*浙贝片*　为鳞茎外层的单瓣鳞叶切成的片，椭圆形或类圆形，直径 1～2cm，边缘表面淡黄色，切面平坦，粉白色。质脆，易折断，断面粉白色，富粉性。

2. 鉴别试验

（1）*化学定性*　取粗粉 1g，加 70% 乙醇 20ml，加热回流 30 分钟，滤过，蒸干，残渣加 1% 盐酸溶液 5ml 溶解，滤过，取滤液加碘化铋钾试液 3 滴，则生成橙黄色沉淀；另取滤液，加 20% 硅钨酸试液数滴，即生成白色絮状沉淀。

（2）*薄层色谱*　以贝母素甲与贝母素乙对照品为对照，进行薄层色谱法试验，喷以稀碘化铋钾试液。供试品色谱中，在与对照品色谱相应的位置上，显相同颜色的斑点。

3. 理化指标

（1）水分　不得过18.0%。

（2）总灰分　不得过6.0%。

（3）醇溶性浸出物　稀乙醇浸出物（热浸法）不得少于8.0%。

（4）贝母素甲、乙　用高效液相色谱法测定，按干燥品计算，含贝母素甲（$C_{27}H_{45}NO_3$）和贝母素乙（$C_{27}H_{43}NO_3$）的总量不得少于0.080%。

【功能主治】性寒，味苦。清热化痰止咳，解毒散结消痈。用于风热咳嗽，痰火咳嗽，肺痈，乳痈，瘰疬，疮毒。脾胃虚寒及有痰湿者不宜用。

【用法用量】5～10g。反乌头，不宜与川乌、制川乌、草乌、制草乌、附子同用。

麦　冬

Maidong

Ophiopogonis Radix

【来源】百合科植物麦冬 *Ophiopogon japonicus*（L. f）Ker－Gawl. 的干燥块根。夏秋采挖，浙江于栽培后第三年小满至夏至采挖。剪取块根，洗净，反复暴晒，堆放，至七八成干，除去须根，干燥。

【产地】主产于浙江及江苏的，称“杭麦冬”或“浙麦冬”，为道地药材浙八味之一；主产于四川绵阳地区的，称“川麦冬”。

【产销简述】行销全国并有出口。

【商品规格等级】商品按产地分为浙麦冬和川麦冬两种规格六个等级。

1. 浙麦冬

一等：每50g 150粒以内。呈纺锤形半透明体，表面黄白色，质柔韧，断面牙白色，有木质心。味微甜，嚼之有黏性。无须根。

二等：每50g 280粒以内。余同一等。

三等：每50g 280粒以上。最小不低于麦粒大。油粒、烂头不超过10%。其余同二等。

2. 川麦冬

一等：每50g190粒以内。呈纺锤形半透明体，表面淡白色，断面牙白色，木质心细软。味微甜。嚼之少黏性。

二等：每50g 300粒以内。余同一等。

三等：每50g 300粒以上，最小不低于麦粒大。间有乌花、油粒不超过10%，其余同二等。

麦冬出口按浙江省的标准分为：一等：色黄亮，颗粒均匀，肥壮，长2.54cm以上；二等：色黄亮，颗粒较小，肥壮，长约2.54cm；三等：色较差，颗粒大小不匀而瘦，长2.54cm以下；四等：色差粒瘦，长短不一，多在2.54cm以下。

【质量特性】

1. 感官特征　呈纺锤形，两端略尖，长1.5～3cm，直径0.3～0.6cm。表面黄白色或淡黄色，有细纵纹。质柔韧，断面黄白色，半透明，中柱细小。气微香，味甘、微苦。

2. 鉴别试验　以麦冬为对照药材，照薄层色谱法试验，置紫外光灯（254nm）下检视。供试品色谱中，在与对照药材色谱相应的位置上，显相同颜色的斑点。

3. 理化指标

（1）*水分*　不得过18.0%。

（2）*总灰分*　不得过5.0%。

（3）*浸出物*　水溶性浸出物（冷浸法）不得少于60.0%。

（4）*麦冬总皂苷*　照紫外－可见分光光度法测定，按干燥品计算，含麦冬总皂苷以鲁斯可皂苷元（$C_{27}H_{42}O_4$）计，不得少于0.12%。

【功能主治】性微寒，味甘、微苦。养阴生津，润肺清心。用于肺燥干咳，阴虚痨嗽，喉痹咽痛，津伤口渴，内热消渴，心烦失眠，肠燥便秘。

【用法用量】6～12g。

山　药
Shanyao
Dioscoreae Rhizoma

【来源】薯蓣科植物薯蓣 *Dioscorea opposita* Thunb. 的干燥根茎。冬季茎叶枯萎后采挖，除去地上部分，切去根头，洗净，除去外皮及须根，干燥，为“毛山药”；也有选择肥大顺直的毛山药，置清水中浸泡至无干心，闷透，用硫黄熏蒸后，切齐两端，用木板搓成圆柱形，晒干，打光，习称“光山药”。

【产地】主产于河南温县、沁阳、武陟、博爱、孟县，大多集中在沁阳县（旧属怀庆府），故名“怀山药”，产量大，质量优，供销全国并大量出口。目前河南温县、武陟已建立了山药的规范化种植基地。

【产销简述】山药为《神农本草经》记载的常用中药，在我国南北各地均有栽培与野生，因栽培历史悠久，商品以栽培为主，供应全国并大量出口。山药是药食两用植物，近年来，由于其用途的拓宽以及在出口方面的强劲走势使年需求量大大增加，生产发展很快，产量大幅增加，销售逐年平稳增长，属能满足供应的品种。怀山药以其特殊药用、食用价值，得到了国内外消费者的青睐，是我国出口的大宗药材，行销60多个国家和地区，为国家创造大量外汇。山药近年全国药用量年销约6000吨左右。供应充裕时，全国产量约在8000～13000吨之间，70%为参薯等其他品种，真正的薯蓣产量不足一半。所以河南产的山药，质量、产量、价格都同其他杂路山药有一定差别。目前我国食品方面对山药的年需求量在1万吨以上，且呈逐年上升趋势。

【商品规格】分光山药和毛山药两种规格七个等级。

1. 毛山药

一等：长15cm以上，中部直径3cm以上。无破裂、黄筋、空心、杂质、虫蛀、霉变。

二等：长10cm以上，中部直径2cm以上。余同一等。

三等：长7cm以上，中部直径1cm以上。间有碎块。余同一等。

2. 光山药

一等：长15cm以上，直径2.3cm以上。无裂痕、空心、炸头、杂质、虫蛀、霉变。

二等：长13cm以上，直径1.7cm以上。余同一等。

三等：长13cm以上，直径1cm以上。余同一等。

四等：不分长短，直径8mm以上。间有碎块。余同一等。

出口山药有6支（直径2.66cm、条长18cm），8支（直径2.13cm、条长18cm），12支（直径1.9cm、条长15cm），14支（直径1.65cm，条长15cm）和16支（直径1.4cm、条长14cm）五种规格。

【质量特性】

1. 感官特征

（1）毛山药　略呈圆柱形，弯曲而稍扁，长15～30cm，直径1.5～6cm。表面黄白色或淡黄色，有纵沟、纵皱纹及须根痕，偶有浅棕色外皮残留。体重，质坚实，不易折断，断面白色，粉性。气微，味淡、微酸，嚼之发黏。

（2）光山药　呈圆柱形，两端平齐，长9～18cm，直径1.5～3cm；表面光滑，白色或黄白色。

2. 鉴别试验　以山药对照药材为对照，进行薄层色谱法试验。置日光下检视。供试品色谱中，在与对照药材色谱相应的位置上，显相同颜色的斑点。

3. 理化指标

（1）水分　不得过16.0%。

（2）总灰分　不得过4.0%。

（3）浸出物　水溶性浸出物（冷浸法）不得少于7.0%。

【功能主治】性平，味甘。补脾养胃，生津益肺，补肾涩精。用于脾虚食少，久泻不止，肺虚喘咳，肾虚遗精，带下，尿频，虚热消渴。

【用法用量】15～30g。

天 麻
Tianma
Gastrodiae Rhizoma

【来源】兰科植物天麻 *Gastrodia elata* Bl. 的干燥块茎。立冬后至次年清明前采挖，立即洗净，蒸透，敞开低温干燥。冬季采收者，习称“冬麻”；春季采收者，习称“春麻”。

【产地】野生品主产于贵州大方、贵阳、威宁、赫章、务川、德江、桐梓，云南，四川，湖北，陕西等地。栽培品主产于陕西商洛、汉中、安康，湖北宜昌、房县，安徽金寨、岳西，湖南靖县，河南商城、西峡等地。栽培或野生。云南昭通地区已能进行有性繁殖。

【产销简述】天麻为《神农本草经》记载的常用中药。20 世纪 70 年代前商品均为野生，产量小，销量大，一直为名贵紧缺药材。贵州产者习称“贵天麻”，为道地药材。四川、云南产者亦佳、销全国各地。目前天麻种植总面积约 3.3 万亩，980 多万窝，年产量约 3500～4000 吨。天麻是我国常用的名贵中药材、出口创汇的主要药材品种之一，年均销售量约 3000 吨左右。据相关资料统计，国内外需求天麻药材量约 1800 吨。目前商品经营分野生和家种天麻两种。

【商品规格等级】有冬麻和春麻之分，分为一等品、二等品、三等品和四等品四个等级。

一等品：扁长椭圆形，去净外皮，表面黄白色，顶端留有芽苞或茎基。断面角质样，牙白色。每 1kg 26 支以内。无空心、枯糠、杂质、虫蛀、霉变。

二等品：每 1kg 46 支以内。余同一等。

三等品：每 1kg 90 支以内。断面角质，牙白色或棕黄色，稍有空心。余同一等。

四等品：每 1kg 90 支以上。凡不符合 1～3 等的，空心及未去外皮者均属于此等。无芦茎、杂质、虫蛀、霉变。

【质量特性】

1. 感官特征

（1）天麻　为椭圆形或长条形，略扁，皱缩而稍弯曲，长 3～15cm，宽 1.5～6cm，厚 0.5～2cm。表面黄白色至淡黄棕色，有纵皱纹及由潜伏芽排列而成的横环纹多轮，有时可见棕褐色菌索。顶端有红棕色至深棕色鹦嘴状的芽或残留茎基；另端有圆脐形瘢痕。质坚硬，不易折断，断面较平坦，黄白色至淡棕色，角质样。气微，味甘。

（2）野生品　为扁椭圆形，大小不等。表面纵皱褶纹（习称“姜皮”）明显。

冬麻：皱纹较细，饱满。一端有残留的红棕色顶芽（习称“鹦哥嘴”或“红小辫”）。表面淡黄棕色或灰黄色。体重，质坚实。

春麻：皱纹粗大，常残留茎基。表面灰褐色，外皮多未除净。体较轻，易折断，断面常中空。

栽培品：为扁椭圆形或长条形，大小较均匀。表面黄白色，半透明。质较细嫩。

2. 鉴别试验 以天麻对照药材及天麻素对照品为对照，进行薄层色谱法试验。置日光下检视，供试品色谱中，在与对照药材及对照品色谱相应的位置上，显相同颜色的斑点。

3. 理化指标

（1）*水分* 不得过15.0%。

（2）*总灰分* 不得过4.5%。

（3）*浸出物* 醇溶性浸出物（热浸法）不得少于10.0%。

（4）*天麻素* 用高效液相色谱法测定，药材按干燥品计算，含天麻素（$C_{13}H_{18}O_7$）不得少于0.20%。

【功能主治】 性平，味甘。息风止痉，平抑肝阳，祛风通络。用于头痛眩晕，肢体麻木，小儿惊风，癫痫抽搐，破伤风。

【用法用量】 3～10g。

第三节 茎木类药材商品

一、茎木类药材商品概述

茎（caulis）类中药主要指木本植物的茎，包括干燥的藤茎、茎枝、茎刺、茎髓、茎的带翅状附属物等及饮片。木（lignum）类中药指木本植物茎形成以内的部分及饮片。木材又分心材和边材，木类药材多采用心材、含树脂的心材等。由于茎、木类药材在性状上有相似之处，习惯将二者并入一起论述。

1. 商品规格等级 茎木类药材的商品规格多为统货，少数划分等级。如钩藤依据色泽和枝梗的含量分等，沉香根据品质和树脂的含量划分等级。

2. 质量要求 主要也是从感官特征、鉴别试验、理化指标和卫生指标几方面要求。感官特征，应主要观察形状、大小、表面纹理、颜色、质地、断面、气味以及水浸、火烧等特点。带叶的茎枝，则再按叶类药材的要求进行观察。观察时要特别注意其表面的纹理和色泽、横切（断）面上射线的颜色及密度、导管孔的大小及分布状态等。

3. 包装、贮藏养护 茎木类药材一般用袋装或箱装。本类药材含淀粉及糖类成分较少，一般不易被虫蛀；但含有挥发油、树脂等成分的药材，若贮藏不当，易变色或散失香气。所以，应注意密封，防止高热。

二、茎木类药材商品

木 通
Mutong
AkebiaeCaulis

【来源】木通科植物木通 *Akebia quinata*（Thunb.）Decne.、三叶木通 *Akebia trifoliate*（Thunb.）Koidz. 或白木通 *Akebia trifoliate*（Thunb.）Koidz. var. *australis*（Diels）Rehd. 的干燥藤茎。秋季采收，截取茎部，除去细枝，阴干。

【产地】木通主产于江苏、浙江、安徽、江西等省；三叶木通主产于浙江省；白木通主产于四川省。

【产销简述】木通为《神农本草经》记载的常用中药，应用历史悠久，商品主要来源于野生。

【商品规格等级】一般为统货。

【质量特性】

1. 感官特征 呈圆柱形，常稍扭曲，长30~70cm，直径0.5~2cm。表面灰棕色至灰褐色，外皮粗糙而有许多不规则的裂纹或纵沟纹，具突起的皮孔。节部膨大或不明显，具侧枝断痕。体轻，质坚实，不易折断，断面不整齐，皮部较厚，黄棕色，可见淡黄色颗粒状小点，木部黄白色，射线呈放射状排列，髓小或有时中空，黄白色或黄棕色。气微，味微苦而涩。

2. 鉴别试验 以木通苯乙醇苷B对照品为对照，进行薄层色谱法试验。置日光下检视，供试品色谱中，在与对照品色谱相应的位置上，显相同颜色的斑点。

3. 理化指标

（1）水分　不得过10.0%。

（2）总灰分　不得过6.5%。

（3）木通苯乙醇苷B　用高效液相色谱法测定，按干燥品计算，含木通苯乙醇苷B（$C_{23}H_{26}O_{11}$）不得少于0.15%。

【功能主治】性寒，味苦。利尿通淋，清心除烦，通经下乳。用于淋证，水肿，心烦尿赤，口舌生疮，经闭乳少，湿热痹痛。

【用法用量】3~6g。

川木通
Chuanmutong
Clematidis Armandii Caulis

【来源】 毛茛科植物小木通 *Clematis armandii* Franch. 或绣球藤 *Clematis montana* Buch. -Ham. 的干燥藤茎。春、秋两季采收，除去粗皮，晒干，或趁鲜切薄片，晒干。

【产地】 主产于四川，湖南、陕西、贵州等省亦产。小木通主产于四川成都，湖南益阳、怀化、吉首，湖北襄樊，贵州遵义、玉屏及陕西等地。绣球藤主产于四川成都，湖北襄樊，贵州遵义、玉屏及陕西，甘肃，河南、安徽、广西、云南等地。以四川、湖南产量大。

【产销简述】 川木通为我国传统常用中药材，应用历史悠久，川木通商品均来源于野生资源。小木通销西南、中南、华南地区。绣球藤销西南、中南、华南地区。以四川、湖南产量大。据全国中药资源普查统计，川木通野生资源蕴藏量2万吨左右，年需要量800吨左右。南方诸省每年生产800～1000吨川木通投放市场是可能的。

【商品规格等级】 商品分大木通和小木通2种，一般均为统货。

【质量特性】

1. 感官特征 茎呈长圆柱形，略扭曲，长50～100cm，直径2～3.5cm。表面黄棕色或黄褐色，有纵向凹沟及棱线；节处多膨大，有叶痕及侧枝痕。残存皮部易撕裂。质坚硬，不易折断。切片厚2～4mm，边缘不整齐，残存皮部黄棕色，木部浅黄棕色或浅黄色，有黄白色放射状纹理及裂隙，其间布满导管孔，髓部较小，类白色或黄棕色，偶有空腔。气微，味淡。

2. 鉴别试验 以川木通对照药材为对照，进行薄层色谱法试验。分别置日光和紫外光灯（365nm）下检视。供试品色谱中，在与对照药材色谱相应的位置上，显相同颜色的斑点或荧光斑点。

3. 理化指标

（1）水分 不得过12.0%。

（2）总灰分 不得过3.0%。

（3）浸出物 醇溶性浸出物（热浸法）不得少于4.0%。

【功能主治】 性寒，味苦。利尿通淋，清心除烦，通经下乳。用于淋证，水肿，心烦尿赤，口舌生疮，经闭乳少，湿热痹痛。

【用法用量】 3～6g。

沉 香
Chengxiang
Aquilariae Lignum Resinatum

【来源】 瑞香科植物白木香 *Aquilaria sinensis*（Lour.）Gilg 或沉香 *A. agallocha Boxb.* 含有树脂的木材，前者称“国产沉香”，后者称“进口沉香”。全年均可采收，割取含树脂的木材，除去不含树脂的部分，阴干，劈成小块。用时捣碎或研成细粉。

【产地】 国产沉香主产于海南海口，广东湛江、徐闻、肇庆等地。进口沉香主产于印度尼西亚、马来西亚、越南、柬埔寨及印度等地。

【产销简述】 沉香为我国传统常用中药材，应用历史悠久。国产沉香主产于海南、广东等地，广西玉林产量较少，主要为栽培品。销往全国各地。国内沉香历来供不足需，约60%依赖进口。尽管我国对白木香人工结脂方面的研究有新进展，但仍未取得新突破。白木香树脂结脂量很低，而且结脂需要时间长，产量难以提高。同时，白木香树种繁育较难，近年栽培面积不但没有增加，反而逐年减少。因此，国产沉香供需矛盾突出。进口沉香野生或栽培于热带地区。现进口较少。

【商品规格等级】 分为国产沉香和进口沉香两种规格八个等级。

1. 国产沉香 按质地及表面树脂部分（俗称油格）所占比例分四等。

一等品：身重结实，油色黑润，油格占整块80%以上。

二等品：油色黑润或棕黑色，油格占整块60%以上。

三等品：油格占整块40%以上。

四等品：质疏松轻浮，油格占整块25%以上。

2. 进口沉香 一般分为四等。

一等品：醇溶性浸出物含量25%～30%之间。

二等品：醇溶性浸出物含量20%～25%之间。

三等品：醇溶性浸出物含量17%～20%之间。

四等品：醇溶性浸出物含量15%～17%之间。

【质量特性】

1. 感官特征

（1）国产沉香 呈不规则块、片状或盔帽状，有的为小碎块。表面凹凸不平，有刀痕，偶有孔洞，可见黑褐色树脂与黄白色木部相间的斑纹，孔洞及凹窝表面多呈朽木状。质较坚实，断面刺状。气芳香，味苦。大多不沉于水。

（2）进口沉香 呈不规则棒状、块片，常长10～15cm，宽2～6cm；两端或表面有刀削痕、沟槽或凹凸不平，淡黄棕色或灰黑色，密布断续的棕黑色细纵纹（含树脂的木射线），有时可见黑棕色树脂斑痕，微具光泽，横切面可见细密棕褐色斑点。质坚硬而重，能沉或半沉水；气较浓，味苦。燃之发浓烟，香气强烈。

2. 鉴别试验

（1）微量升华 取醇溶性浸出物进行微量升华，得黄褐色油状物，香气浓郁；于油状物上加盐酸1滴与香草醛少量，再滴加乙醇1～2滴，渐显樱红色，放置后颜色加深。

（2）薄层色谱 以沉香对照药材为对照，进行薄层色谱法试验。置紫外光灯（365nm）下检视。供试品色谱中，在与对照药材色谱相应的位置上，显相同颜色的荧光斑点。

3. 理化指标 醇溶性浸出物（热浸法），不得少于10.0%。

【功能主治】性微温，味辛、苦。能行气止痛，温中止呕，纳气平喘。用于胸腹胀闷疼痛，胃寒呕吐呃逆，肾虚气逆喘急。

【用法用量】1～5g，后下。

钩 藤
Gouteng
Uncariae Ramulus Cum Uncis

【来源】茜草科植物钩藤 *Uncaria rhynchophylla*（Miq.）Jacks.、大叶钩藤 *Uncaria macrophylla* Wall.、毛钩藤 *Uncaria hirsuta* Havil.、华钩藤 *Uncaria sinensis*（Oliv.）Havil.或无柄果钩藤 *Uncaria sessilifructus* Roxb. 的干燥带钩茎枝。

【产地】钩藤主产于广东广州、韶关，广西桂林、柳州、百色，云南文山、思茅，福建三明，江西南昌、宜春，四川宜宾、广元，陕西汉中、安康，安徽芜湖，浙江杭州、衡州，湖南，贵州，湖北。大叶钩藤主产于广西桂林、柳州、百色，广东广州、韶关，云南文山、思茅。毛钩藤主产于广东广州、韶关，广西桂林、柳州、百色，福建三明及台湾。华钩藤主产于广西桂林、柳州、百色，广东广州、韶关，四川宜宾、广元，湖北，贵州，湖南，甘肃。无柄果钩藤主产于广东广州、韶关，广西桂林、柳州、百色，云南文山、思茅。

【产销简述】钩藤始载《名医别录》，为较常用中药材。商品主要来源于野生资源，目前有一定量的栽培。均销全国各地，并出口。据全国中药资源普查统计，钩藤年需要量约900～1000吨，野生资源蕴藏量约7000吨。正常年份年出口量为20～22吨。钩藤生长周期至少要2～4年，显然靠野生资源已不能长期提供，需发展人工栽培来保障市场需要。

【商品规格等级】钩藤在商品上分为双钩藤、单钩藤、混钩藤和钩藤枝等规格。其中双钩藤、单钩藤、钩藤枝均为统货，混钩藤分一等品、二等品。

1. 双钩藤 净钩，无光梗及单钩梗，无枯枝、虫蛀、霉变。

2. 单钩藤 净钩，无光梗，无枯枝、虫蛀、霉变。

3. 混钩藤 为双钩藤和单钩藤的混合品，无光梗，无枯枝、虫蛀、霉变。

一等品：单钩不超过1/3。

二等品：单钩不超过1/2。

4. 钩藤枝 为钩藤茎枝，无杂质、虫蛀、霉变。

【质量特性】

1. 感官特征 茎枝呈圆柱形或类方柱形，长2～3cm，直径0.2～0.5cm。表面红棕色至紫红色者具细纵纹，光滑无毛；黄绿色至灰褐色者有时可见白色点状皮孔，被黄褐色柔毛。多数枝节上对生两个向下弯曲的钩（不育花序梗），或仅一侧有钩，另一侧为突起的瘢痕；钩略扁或稍圆，先端细尖，基部较阔；钩基部的枝上可见叶柄脱落后的窝点状痕迹和环状的托叶痕。质坚韧，断面黄棕色，皮部纤维性，髓部黄白色或中空。气微，味淡。

2. 鉴别试验 以异钩藤碱对照品为对照，进行薄层色谱法试验。置日光下检视。供试品色谱中，与对照药材色谱相应的位置上，显相同颜色的斑点。

3. 理化指标

（1）*水分* 不得过10.0%。

（2）*总灰分* 不得过3.0%。

（3）*浸出物* 醇溶浸出物（热浸法）不得少于6.0%。

【功能主治】性凉，味甘。息风定惊，清热平肝。用于肝风内动，惊痫抽搐，高热惊厥，感冒夹惊，小儿惊啼，妊娠子痫，头痛眩晕。

【用法用量】3～12g，后下。

第四节 皮类药材商品

一、皮类药材商品概述

皮（cortex）类中药通常是指来源于被子植物（其中主要是双子叶植物）和裸子植物的茎干、枝和根的形成层以外部分的药材。其中大多为茎干的皮，少数为根皮或枝皮。

1. 商品规格等级 皮类药材常按其采收加工方法、药材的长度、宽度、厚度或中部直径等划分商品的规格等级，如厚朴按照长度和重量等划分等级；根皮类药材一般均为统货。

2. 质量要求 从感官特征、鉴别试验、理化指标和卫生指标四个方面要求。感官特征中皮类中药的商品应注意形状（如平坦、卷曲、筒状、单卷状、双卷筒状），外表面（如颜色、纹理、皮孔和附属物），内表面（如油痕、纹理），横折断面（如平坦、颗粒状、纤维状、层状），气味（如香气、甜味）等特征。其中皮孔形态、横折断面、气味等方面是质量评价的主要内容。

3. 包装、贮藏养护 皮类中药一般采用袋、箱密闭包装，置阴凉、通风、干燥处保存，防虫蛀。

二、皮类药材商品

牡丹皮
Mudanpi
Mudan Cortex

【来源】 毛茛科植物牡丹 *Paeonia suffruticosa* Andr. 的干燥根皮。秋季采挖根部，除去细根，剥取根皮，晒干，称“原丹皮”或“连丹皮”。趁鲜用竹刀刮去外皮，抽去木心，晒干，称“刮丹皮”。

【产地】 主产于安徽铜陵、南陵县、西山，湖南邵阳、长沙、衡阳，四川涪陵、西昌、汶川。此外河南、陕西等地亦产。安徽铜陵产者习称“凤丹皮”，四川产者习称“川丹皮”，甘肃、陕西产者习称“西丹皮”。

【产销简述】 丹皮是我国传统常用中药材，为国内外药材市场的重要商品。年需求量2000吨左右。年产量可以稳定在2500~3000吨。牡丹皮出口主要销往东南亚、日本等国，出口量稳定增长。

【商品规格等级】 分为凤丹皮、连丹皮、刮丹皮三种规格共十二个等级。

1. 凤丹皮

一等：呈圆筒状，条均匀微弯，两端剪平，纵形隙口紧闭，皮细肉厚。表面褐色。质硬而脆。断面粉白色，粉质足，有亮银星。香气浓，味微苦涩。长6cm以上，中部围粗2.5cm以上。无木心、青丹、杂质、霉变。

二等：长5cm以上，中部围粗1.8cm以上。

三等：长4cm以上，中部围粗1cm以上。

四等：凡不符合一、二、三等的细条及断枝碎片，均属此等。但最小围粗不低于6mm。

2. 连丹皮

一等：呈圆筒状，条均匀微弯。长6cm以上，中部围粗2.5cm以上。碎节不超过5%。无木心、杂质、霉变。

二等：长5cm以上，中部围粗1.8cm以上。碎节不超过5%。

三等：长4cm以上，中部围粗1cm以上。碎节不超过5%。

四等：凡不符合一、二、三等的细条及断枝碎片，均属此等。但最小围粗不低于6mm。

3. 刮丹皮

一等：呈圆筒状，条均匀，皮刮净，表面粉红色，在节疤、皮孔、根痕处，偶有未去净的粗皮，形成棕褐色的花斑。长6cm以上，中部围粗2.4cm以上。碎节不超过

5%。无木心、杂质、霉变。

二等：长5cm以上，中部围粗1.7cm以上。皮刮净，色粉红，碎节不超过5%。

三等：长4cm以上，中部围粗0.9cm以上。余同二等。

四等：凡不符合一、二、三等的细条及断枝碎片，均属此等。

【质量特性】

1. 感官特征

（1）连丹皮　呈筒状或半筒状，有纵剖开的裂缝，略向内卷曲或张开，通常长5～20cm，直径0.5～1.2cm，厚1～4mm。外表面灰褐色或黄褐色，有多数横长皮孔及细根痕，栓皮脱落处粉红色；内表面淡灰黄色或浅棕色，有明显的细纵纹，常见发亮的结晶。质硬而脆，易折断，断面较平坦，淡粉红色，粉性。气芳香，味微苦而涩，有麻舌感。

（2）刮丹皮　外表面有刮刀削痕，外表面淡灰黄色、粉红色或淡红棕色，有多数横长略凹陷的皮孔痕及细根痕；内表面淡灰黄色或浅棕色，有明显纵细的纹理及白色结晶。

2. 鉴别试验

（1）微量升华　取本品粉末进行微量升华，升华物在显微镜下呈长柱状、针状、羽状结晶，于结晶上滴加三氯化铁醇溶液，则结晶溶解而呈暗紫色。

（2）薄层色谱　以丹皮酚对照品为对照，进行薄层色谱法试验，喷以盐酸酸性5%三氯化铁乙醇溶液，加热至斑点显色清晰。供试品色谱中，在与对照品相应的色谱位置上，显相同的蓝褐色斑点。

3. 理化指标

（1）水分测定　甲苯法测定，不得过13.0%。

（2）灰分测定　总灰分不得过5.0%。

（3）浸出物　乙醇浸出物（热浸法）不得少于15.0%。

（4）丹皮酚　用高效液相色谱法测定，本品按干燥品计算，含丹皮酚不得少于1.20%。

【功能主治】性微寒，味苦、辛。清热凉血，活血化瘀。主要用于温毒发斑、吐血衄血、无汗骨蒸、经闭痛经、痈肿疮毒、跌扑伤痛等。

【用法用量】6～12g。孕妇慎用。

厚　朴

Houpo

Magnoliae Officinalis Cortex

【来源】木兰科植物厚朴 *Magnolia officinalis* Rehd. et Wils. 或凹叶厚朴 *Magnolia officinalis* Rehd. et Wils. var. *biloba* Rehd. et Wils. 的干燥干皮、根皮及枝皮。4～6月剥取，根皮及枝皮直接阴干；干皮置沸水中微煮后，堆置阴湿处“发汗”至内表面变紫褐色

或棕褐色时，蒸软，取出，卷成筒状，干燥。

【产地】川厚朴主产于四川广元、涪陵，湖北恩施、宜昌，湖南等地。以川朴质优，称“紫油厚朴”。温厚朴主产于浙江丽水、福建、江西、广西等地。

【产销简述】厚朴是我国特有的常用中药材，是国内外市场需求量较大的药材之一，栽培或野生。据统计国内年需求量约4000吨，出口量80～100吨。因多年低价，药农弃种，在地面积逐年下降，随着库存消耗和社会需求的增加以及药材质量的良好控制，预计厚朴数年内价格将坚挺。

【商品规格等级】商品分为川朴筒朴、温朴筒朴、靴朴、耳朴、根朴、枝朴六种规格。其中温朴、川朴筒朴分为一等、二等、三等和四等四个等级，靴朴分一等、二等和三等三个等级，根朴分一等和二等两个等级，枝朴、耳朴只有统货。

1. 川筒朴 呈半卷筒状或双卷筒状，长30～35cm，厚2～7mm。外表面灰棕色或灰褐色，粗糙，有时呈鳞片状，较易剥落，有明显椭圆形皮孔和纵皱纹，刮去粗皮者显黄褐色；内表面紫棕色或深紫褐色，较平滑，具细密纵纹，划之显油痕。质坚硬，不易折断，断面外层灰棕色，颗粒性，内层紫褐色或棕色，纤维性，富油性，有时可见多数小亮星。气香，味辛辣、微苦。

一等：筒长40cm，不超过43cm，重500g以上。

二等：筒长40cm，不超过43cm，重200g以上。

三等：筒长40cm，重不少于100g。

四等：凡不符合以上规格者以及碎片、枝朴，不分长短大小，均属此等。

2. 温筒朴 形状与川厚朴相似，不同点是：表面颜色较深，断面纤维性较强，气味较淡。

一等：筒长40cm，重800g以上。

二等：筒长40cm，重500g以上。

三等：筒长40cm，重200g以上。

四等：凡不符合以上规格者以及碎片、枝朴，不分长短大小，均属此等。

3. 靴朴 呈靴形，长13～25cm，厚3～8mm，一端呈卷筒状，另一端宽大似喇叭口状。外表面与筒朴相似但较粗，内表面较油润，断面紫棕色，颗粒状，纤维性不明显。气香较浓，辛辣味比筒朴强。

一等：块长70cm以上，重2000g以上。

二等：块长70cm以上，重2000g以下，余同一等。

三等：块长70cm，重500g以上，余同一等。

4. 耳朴 呈块片状或半卷状，长短不一，多似耳状，余同筒朴。均为统货。

5. 根朴 呈单筒状或不规则碎片；有的弯曲似鸡肠，习称“鸡肠朴”。长18～32cm，厚1～3mm，表面灰棕色，有横纹及纵皱纹。质硬，较易折断，断面纤维性。

一等：呈卷筒状长条。条长70cm，重400g以上。

二等：呈卷筒状或长条状，形弯曲似盘肠。长短不分，重400g以下。

6. 枝朴 呈单筒状，长10～20cm，厚1～2mm。表面灰棕色，具皱纹。质脆，易折断，断面纤维性。

【质量特性】

1. 感官特征

（1）干皮　呈卷筒状或双卷筒状，长 30～35cm，厚 0.2～0.7cm，习称“筒朴”；近根部的干皮一端展开如喇叭口，长 13～25cm，厚 0.3～0.8cm，习称“靴筒朴”。外表面灰棕色或灰褐色，粗糙，有时呈鳞片状，较易剥落，有明显椭圆形皮孔和纵皱纹，刮去粗皮者显黄棕色。内表面紫棕色或深紫褐色，较平滑，具细密纵纹，划之显油痕。质坚硬，不易折断，断面颗粒性，外层灰棕色，内层紫褐色或棕色，有油性，有的可见多数小亮星。气香，味辛辣、微苦。

（2）根皮（根朴）　呈单筒状或不规则块片；有的弯曲似鸡肠，习称“鸡肠朴”。质硬，较易折断，断面纤维性。

（3）枝皮（枝朴）　呈单筒状，长 10～20cm，厚 0.1～0.2cm。质脆，易折断，断面纤维性。

2. 鉴别试验　以厚朴酚与和厚朴酚对照品为对照，进行薄层色谱法试验。喷以 1% 香草醛硫酸溶液，在 100℃加热至斑点显色清晰。供试品色谱中，在与对照品相应的色谱位置上，显相同颜色的斑点。

3. 理化指标

（1）水分　不得过 15.0%。

（2）灰分　总灰分不得过 7.0%；酸不溶性灰分不得过 3.0%。

（3）厚朴酚与和厚朴酚　用高效液相色谱法测定，本品按干燥品计算，含厚朴酚与和厚朴酚的总量不得少于 2.0%。

【功能主治】性温，味苦、辛。燥湿消痰，下气除满。用于湿滞伤中，脘痞吐泻，食积气滞，腹胀便秘，痰饮喘咳。

孕妇慎用，有毒副作用，口服毒性较小。大剂量可引起呼吸抑制而死亡。其所含毒性成分主要是木兰箭毒碱。长期灌服厚朴甲醇提取物，对小鼠肾脏有明显损害，因此被怀疑有肾毒性，导致肾脏损害，故在欧洲被禁用。

【用法用量】3～10g。

肉　桂

Rougui

Cinnamomi Cortex

【来源】樟科植物肉桂 *Cinnamomum cassia* Presl 的干燥树皮。①桂通：剥取栽培5～6年生幼树的干皮和粗枝皮，不经压制，自然卷曲成筒状。②企边桂：剥取 10 年生以上的干皮，将两端削成斜面，突出桂心，夹在木制的凹凸板中间，压成两侧向内卷曲的浅槽状。③板桂：剥取老年树最下部近地面的干皮，夹在木制的桂夹中，晒至九成干，经纵横堆叠，加压，约1个月完成干燥，为扁平板状。④油桂：选择皮厚5mm以上，外皮薄，起白云纹，含油分较丰富（含油多于板桂）者，加工成两边微向内弯，中部微成弧形的片块，在通风干燥处晾干或在弱光下晒干。⑤桂碎：在桂皮加工过程中的碎块。

【产地】国产肉桂主产于广西、广东、云南、福建等地，其中以广西产量最大。进口肉桂主产于越南、柬埔寨等地。

【产销简述】肉桂为药食兼用品，全国年均生产约2万~2.2万吨，供需基本平衡，进口约500吨左右。同时，肉桂也是主产区广西的传统出口商品，每年都有相当数量出口东南亚和欧美各国。

【商品规格等级】国产肉桂有企边桂、板桂、油桂、桂通和桂碎五种规格，进口肉桂分低山肉桂和高山肉桂两种规格。企边桂有甲级、乙级、丙级、丁级，板桂有甲级、乙级、丙级，油桂有甲级、乙级、丙级，桂通和桂碎统货。

1. 企边桂 呈槽状或卷筒状，长30~40cm，宽3~10cm，厚2~8mm。外表面灰棕色，稍粗糙，有不规则的细皱纹及横向突起的皮孔，有时可见灰白色地衣斑；内表面红棕色，略平坦，有细纵纹，划之显油痕。质硬而脆，易折断，断面不平坦，外层棕色而较粗糙，内层红棕色而油润，两层间有1条黄棕色线纹。气香浓烈，味甜、辣。

甲级：皮细有彩云纹，无破裂，每片重175g以上，长约43cm。

乙级：皮略粗，破裂不超过3cm，每片重160g以上。

丙级：皮略粗，破裂不超过4.5cm，每片重150g以上。

丁级：皮粗细不均，多破裂，每片重150g以下。

2. 板桂 呈板片状，长30~40cm，宽5~10cm，厚6~8mm。两边稍向内弯曲，表面灰褐色，栓皮较厚。内表面棕红色或黄棕色，稍显凹凸不平。质坚硬，油性较少。气香较差，味微甜，辛辣。

甲级：外皮有光泽，含油分较足。

乙级：色泽和所含油分比甲级差。

丙级：色泽和所含油分比乙级差。

3. 油桂 呈不规则片块状，大小不一，厚约4~8mm，皮较厚而粗糙，略扭曲，油少。嚼之渣多，味微甜而辣。

甲级：油层黑色或棕褐色，油层厚度占横断面40%以上，无破裂。

乙级：油层略带黄色，油层厚度只占横断面30%以上，外皮有小孔和裂痕。

丙级：油层略带黄色，油层厚度只占横断面20%以上。

4. 桂通 呈双卷状或圆筒形，长35cm，厚1~3mm。外表面灰棕色，有细纵纹及小裂纹，皮孔椭圆形，偶有凸起横纹及灰色花纹；内表面暗棕色。质硬而脆，断面紫红色或棕红色，气香，味微甜而辣。统货要求足干，棕色鲜明，皮薄肉厚，卷筒大小均匀，有油分，气香味甜辣，无霉变。

5. 桂碎 呈大小不规则的片块状或短卷筒状，外表面灰棕色，断面和内表面呈棕色和棕褐色。气香，味微甜而辣。统货要求足干，颜色鲜明黄净。有肉桂香甜辣气味，无结块或碎渣，无霉变，无杂质。

6. 进口肉桂 呈双卷状，中央为略向下凹的槽形，两端皆斜向削去外皮，长40～50cm，宽6～8cm，厚6～7mm。外表面稍粗糙，具皱纹，有灰白色和黄棕色相间的斑块，圆形或半圆形皮孔多见；内表面棕色至棕褐色，光滑有细纵纹，指甲刻划显油痕。有特殊香气，味甜，微辛。

低山肉桂：外表面粗糙，内表面稍粗糙。皮薄体较轻，断面浅黄色，线纹明显。含挥发油量较少，香气淡，甜味淡，辛味浓。

高山肉桂：外表面细致而润滑。皮厚体较重，断面浅黄色线纹不明显。含挥发油量较高，香气浓，甜味浓，辛味淡。

【质量特性】

1. 感官特征 呈槽状或卷筒状，长30～40cm，宽或直径3～10cm，厚0.2～0.8cm。外表面灰棕色，稍粗糙，有不规则的细皱纹和横向突起的皮孔，有的可见灰白色的斑纹；内表面红棕色，略平坦，有细纵纹，划之显油痕。质硬而脆，易折断，断面不平坦，外层棕色而较粗糙，内层红棕色而油润，两层间有1条黄棕色的线纹。气香浓烈，味甜、辣。

2. 鉴别试验 以桂皮醛对照品为对照，以石油醚（60℃～90℃）－乙酸乙酯(17:3)为展开剂，以二硝基苯肼乙醇试液为显色剂，进行薄层色谱法试验，供试品色谱中，在与对照品色谱相应的位置上，显相同颜色的斑点。

3. 理化指标

（1）水分 甲苯法测定，不得过15.0%。

（2）灰分 总灰分不得过5.0%。

（3）桂皮醛 用气相色谱法测定，按干燥品计算，含桂皮醛不得少于1.5%。

【功能主治】性大热，味辛、甘。补火助阳，引火归原，散寒止痛，活血通经。主要用于阳痿、宫冷、腰膝冷痛、肾虚作喘、阳虚眩晕、目赤咽痛、心腹冷痛、虚寒吐泻、寒疝、经闭、痛经等。

【用法用量】1～5g。有出血倾向者及孕妇慎用，不宜与赤石脂同用。

杜 仲

Duzhong

Eucommiae Cortex

【来源】杜仲科植物杜仲 *Eucommia ulmoides* Oliv. 的干燥树皮。每年4～6月剥取，刮去粗皮，堆置“发汗”至内皮呈紫褐色，晒干。

【产地】主产于贵州、四川、湖北、陕西等地。

【产销简述】杜仲是我国特有树种。国内年需求量在3000吨左右，年出口量在

1200～1800 吨左右。

【商品规格等级】 商品分特等、一等、二等和三等四个等级。

特等：呈平板状，两断切齐，去净粗皮。表面灰褐色，内表面黑褐色。整张长 70～80cm，宽 50cm 以上，厚 7mm 以上。碎块不超过 10%。无卷形、杂质、霉变。

一等：整张长 40cm 以上，宽 40cm 以上，厚 5mm 以上。余同特等。

二等：呈板片状或卷曲状。表面呈灰褐色，里面青褐色。整张长 40cm 以上，宽 30cm 以上，厚 3mm 以上。碎块不超过 10%。

三等：凡不符合特等及一、二等标准，厚度最薄不小于 2mm，包括枝皮、根皮、碎块，均属此等，无杂质、霉变。

出口商品每张均须"修口"（修边），其规格为：一等厚杜仲：皮肉厚，刮去粗皮呈黄褐色，无霉点及碎筒，最小块 $15cm^2$ 以上，两端切成斜口，厚 1cm 以上。二等厚杜仲：除厚 0.5cm 外，均按上述要求。三等厚杜仲：除厚 0.3cm 外，均按上述要求。一等薄杜仲：除厚 0.3cm 外，均按上述要求。二等薄杜仲：除厚 0.2cm 外，均按上述要求。

【质量特性】

1. 感官特征 呈板片状或两边稍向内卷，大小不一，厚 3～7mm。外表面淡棕色或灰褐色，有明显的皱纹或纵裂槽纹，有的树皮较薄，未去粗皮，可见明显的皮孔。内表面暗紫色，光滑。质脆，易折断，断面有细密、银白色、富弹性的橡胶丝相连。气微，味稍苦。以皮厚、块大、去净粗皮、断面丝多、内表面暗紫色者为佳。

2. 鉴别试验 取本品粉末 1g，加三氯甲烷 10ml，浸渍 2 小时，滤过。滤液挥干，加乙醇 1ml，产生具弹性的胶膜。

3. 理化指标

（1）*浸出物* 75%乙醇（热浸法）不得少于 11.0%。

（2）*松脂醇二葡萄糖苷* 用高效液相色谱法测定，含松脂醇二葡萄糖苷不得少于 0.10%。

【功能主治】 性温，味甘。补肝肾，强筋骨，安胎。用于肝肾不足，腰膝酸痛，筋骨无力，头晕目眩，妊娠漏血，胎动不安。

【用法用量】 6～10g。

黄　柏（附：关黄柏）

Huangbo

Phellodendri Cortex

【来源】 芸香科植物黄皮树 *Phellodendron chinense* Schneid. 的干燥树皮。剥取树皮后，除去粗皮，晒干，习称"川黄柏"。

【产地】 主产于四川、贵州、陕西、湖北等地。以四川、贵州产量大，质量最佳。

【产销简述】 黄柏为我国传统大宗中药材之一。药厂投料用量较大，销量在2500吨左右，需求量呈逐年递增之势。

【商品规格等级】 商品分一等和二等两个等级。

一等：呈平板状，去净粗皮，表面黄褐色或黄棕色，内表面暗黄色或淡棕色，体轻，质较坚硬。断面鲜黄色。气微，味极苦，长40cm以上，宽15cm以上。

二等：呈板片状或卷筒状，大小不等，厚度不小于2mm，间有枝皮，余同一等。

【质量特性】

1. 感官特征　呈板片状或浅槽状，长宽不一，厚1～6mm。外表面黄褐色或黄棕色，平坦或具纵沟纹，有的可见皮孔痕及残存的灰褐色粗皮；内表面暗黄色或淡棕色，具细密的纵棱纹。体轻，质硬，断面纤维性，呈裂片状分层，深黄色。气微，味极苦，嚼之有黏性。

2. 鉴别试验　以黄柏对照药材、盐酸小檗碱对照品为对照，进行薄层色谱法试验，置紫外光灯（365nm）下观察。供试品色谱上，在与对照药材相应的色谱位置上，显相同颜色的荧光斑点；在与对照品相应的色谱位置上，显相同的1个黄色荧光斑点。

3. 理化指标

（1）水分　不得过12.0%。

（2）总灰分　不得过8.0%。

（3）小檗碱　用高效液相色谱法测定，按干燥品计算，含小檗碱以盐酸小檗碱计不得少于3.0%。

【功能主治】 性寒，味苦。清热燥湿，泻火除蒸，解毒疗疮。主要用于湿热泄痢、黄疸、带下、热淋、脚气、骨蒸劳热、盗汗、遗精、疮疡肿毒、湿疹瘙痒等。

【用法用量】 3～12g。外用适量。

【附】 关黄柏（Phellodendri Amurensis Cortex）

芸香科植物黄檗 *Phellodendron amurense* Rupr. 的干燥树皮，习称“关黄柏”。主产于吉林、辽宁、河北等省。剥取树皮后，除去粗皮，晒干。关黄柏厚2～4mm。外表面黄绿色或淡棕黄色，较平坦，有不规则的纵裂纹，皮孔痕小而少见，偶有灰白色的粗皮残留；内表面黄色或黄棕色。体轻。功效同川黄柏。目前，关黄柏国产货甚微，多为朝鲜进口，以统货销售。

第五节　叶类药材商品

一、叶类药材商品概述

叶（folium）类中药一般采用完整而长成的干燥叶、嫩叶及其炮制品。包括单叶、复叶的小叶，或带有部分嫩枝等，以单叶为主。

1. 商品规格等级　叶类药材按来源分为不同规格的药材，多为统货，少数分等级。

2. 质量要求 从感官特征、鉴别试验、理化指标和卫生指标等方面要求。叶类药材的感官特征一般应注意叶片的形状、大小；叶端、叶缘及叶基；叶上、下表面的颜色及有无毛茸和腺点；叶的质地及叶脉的类型；叶柄的有无及长短；叶翼、叶轴、叶鞘、托叶及茎枝的有无等。其中叶的形状、表面特征、叶脉等是鉴别的重点。叶类药材一般均皱缩或破碎，观察其特征时常需将其浸泡在水中使湿润并展开后才能识别。叶类中药常掺有混杂物，一般需要进行杂质检查。

3. 包装、贮藏养护 叶类中药通常用袋装，置阴凉、干燥处，防止变色、霉变。

二、叶类药材商品

大青叶（附：蓼大青叶）
Daqingye
Isatidis Folium

【来源】十字花科植物菘蓝 *Isatis indigoties* Fort. 的干燥叶。夏、秋两季分2～3次采收，除去杂质，晒干。

【产地】主产于江苏、安徽、河北、四川等地，以河北安国产者为佳。

【商品规格等级】一般为统货。

【质量特性】

1. 感官特征 多皱缩卷曲，有的破碎。完整叶片展平后呈长椭圆形至长圆状倒披针形，长5～20cm，宽2～6cm；上表面暗灰绿色，有的可见色较深稍突起的小点，先端钝，全缘或微波状，基部狭窄下延至叶柄呈翼状；叶柄长4～10cm，淡棕黄色。质脆。气微，味微酸、苦、涩。

2. 鉴别试验 以靛蓝、靛玉红对照品为对照，照薄层色谱法试验，供试品色谱中，在与对照品色谱相应的位置上，分别显相同的蓝色斑点和浅紫红色斑点。

3. 理化指标致

（1）水分 不得过13.0%。

（2）浸出物 乙醇浸出物（热浸法）不得少于16.0%。

（3）靛玉红 用高效液相色谱法测定，按干燥品计算，含靛玉红（$C_{16}H_{10}N_2O_2$）不得少于0.020%。

【功能主治】性寒，味苦。清热解毒，凉血消斑。主要用于温邪入营、高热神昏、发斑发疹、黄疸、热痢、痄腮、喉痹、丹毒、痈肿等。

【用法用量】9～15g。

【附】蓼大青叶 Polygoni Tinctorii Folium

蓼科植物蓼蓝 *Polygonum tinctorium* Ait 的干燥叶。主产于河北、天津、北京郊区及山西等地。药材多皱缩，破碎；完整叶片展开似桃叶而较阔，呈长圆形至倒卵形，长5～8cm，宽3～5cm；表面蓝绿色或黑蓝色，先端钝，基部渐狭窄，全缘，多数呈波状，稍有黄色毛茸，主脉黄色，亦有稀疏的毛茸；叶柄扁平，长约 1cm，基部具膜质托叶鞘，透明，灰白色，其边缘有稀疏长毛；质脆，易碎；气微，味微涩而稍苦。本品性寒、味苦；功能清热解毒、凉血消斑；主要用于温病发热、发斑发疹、肺热喘咳、喉痹、痄腮、丹毒、痈肿等。河北安国用作制造青黛的原料。

番泻叶
Fanxieye
Sennae Folium

【来源】豆科植物狭叶番泻 *Cassia angustifolia* Vahl. 或尖叶番泻 *Cassia acutifolia* Delile. 的干燥小叶。狭叶番泻叶在开花前摘取叶，摘下来的叶片及时摊晒，经常翻动，不要堆积过厚，以免叶色变黄。干燥后，按叶片大小和品质优劣分级，用水压机打包。尖叶番泻叶在 9 月果实将成熟时，摘取叶片，晒干，按全叶、碎叶分别包装。

【产地】狭叶番泻主产于红海以东至印度一带，以印度南端丁内未利（Tinnevelly）产量最大。尖叶番泻主产于埃及尼罗河上游。我国广东、海南和云南等地有栽培，但产量不大。

【产销简述】全年进口约 20～50 吨，历史上供求基本平衡。

【商品规格等级】分为三等。

一等：叶大、尖、色绿，无黄叶及枝梗，碎叶及杂质不超过 5%。

二等：叶尖、色绿、梗小，碎叶、黄叶及杂质不超过 8%。

统货：黄叶不超过 20%，枝、碎叶及杂质不超过 12%。

【质量特性】

1. 感官特征

（1）狭叶番泻叶　呈长卵形或卵状披针形，长 1.5～5cm，宽 0.4～2cm。全缘，叶端急尖，叶基稍不对称，上表面黄绿色，下表面浅黄绿色，无毛或近无毛，主脉稍隆起。革质。气微弱而特异，味微苦，稍有黏性。

（2）尖叶番泻叶　呈披针形或长卵形，略卷曲，叶端短尖或微凸，叶基不对称，叶片两面均有细短毛绒。质地较脆薄。气微，味微苦。

2. 鉴别试验　以番泻叶对照品药材为对照，进行薄层色谱法试验。分别置紫外光灯（365nm）下和日光下观察，供试品在与对照药材相应的色谱位置上，显相同颜色的斑点和荧光斑点。

3. 理化指标

（1）水分　不得过 10.0%。

（2）番泻苷 A 和番泻苷 B　用高效液相色谱法测定，本品按干燥品计算，含番泻苷 A（$C_{42}H_{38}O_{20}$）和番泻苷 B（$C_{42}H_{38}O_{20}$）的总量，不得少于 1.1%。

【功能主治】性寒，味甘、苦。泄热行滞，通便，利水。主要用于热结积滞、便秘腹痛、水肿胀满。

【用法用量】2～6g，后下，或开水泡服。孕妇慎用。

第六节 花类药材商品

一、花类药材商品概述

花（flos）类中药是指以植物的花为药用部位的药材及其炮制品，通常包括完整的花、花序或花的某一部分。完整花有开放的花和花蕾，如红花和金银花。花序也有开放的和未开放的，如菊花和款冬花。花的某一部分的有莲须（雄蕊）、玉米须（花柱）、西红花（柱头）、松花粉（花粉）等。

1. 商品规格等级 花类药材常依据来源、采收时间、产地、颜色、质地、大小、开放花的比例等划分规格等级。部分开放的花通常均为统货。

2. 质量要求 从感官特征、鉴别试验、理化指标和卫生指标等方面要求。花类药材的感官特征一般应注意：以花朵入药时要注意观察花托、萼片、花瓣、雄蕊和雌蕊的数目及其着生位置、形状、颜色、被毛茸与否、气味等。以花序入药时，还需注意花序类别、总苞片或苞片等。以花的某一部分入药注意区分是花的哪一个部位，再仔细观察。花类药材由于经过采收、干燥运输等，常皱缩、破碎而变形，如果肉眼不易辨认的，需将干燥的药材先放入水中浸泡展平后，再进行观察。花类中药有时会掺入杂质，通常进行灰分、水分和浸出物测定等控制药材的纯度或质量。同时对应用范围广泛的药材商品进行有效成分定量和卫生指标的检测。

3. 包装、贮藏养护 花类中药通常用布袋、木箱或硬纸箱等包装，西红花等贵重药材可用金属盒储存。贮存中应防潮、防重压、避光。翻晒时要防止暴晒，以防破碎、耗散气味、散瓣等变质现象的发生。

二、花类药材商品

金银花（附：山银花）
Jinyinhua
Lonicerae Japonicae Flos

【来源】忍冬科植物忍冬 *Lonicera japonica* Thunb. 的干燥花蕾或带初开的花。夏初花开放前采收，干燥。

【产地】主产于山东、河南，产于河南密县、巩县、登封等地的称为“密银花”，产于山东平邑、费县、沂水等地的称为“东银花”。全国大部分地区均产。

【产销简述】金银花为常用药材，也是大宗的出口药材。金银花分布很广，全国大部分地区均有种植。近几年，山东、河南、湖南等地培育出几个生长适应性强、高产高质的品种进行推广种植，种植面积逐年增加。金银花属于清热解毒防治疫情的主要品种，随着SRAS、禽流感、甲型H1N1等病毒病的暴发与流行，使其需求量猛增，供需缺口很大，市场前景非常广阔。

【商品规格等级】 分密银花和东银花两种规格四个等级。

1. 密银花

一等：花蕾呈棒状，上粗下细，略弯曲。表面绿白色，花冠厚，质稍硬，握之有顶手感。气清香，味甘微苦。无开放花朵，破裂花蕾及黄条不超过5%。无黑条、黑头、枝叶、杂质、虫蛀、霉变。

二等：花蕾呈棒状，上粗下细，略弯曲。表面绿白色，花冠厚质硬，握之有顶手感。气清香，味甘微苦。开放花朵不超过5%，黑头、破裂花蕾及黄条不超过10%。无黑条、枝叶、杂质、虫蛀、霉变。

三等：花蕾呈棒状，上粗下细，略弯曲。表面绿白色，花冠厚质硬，握之有顶手感。气清香，味甘微苦。开放花朵、黑条不超过30%。无枝叶、杂质、虫蛀、霉变。

四等：花蕾或开放花朵兼有。色泽不分。枝叶不超过3%。无杂质、虫蛀、霉变。

2. 东银花

一等：花蕾呈棒状、肥壮、上粗下细，略弯曲。表面黄、白、青色。气清香、味甘微苦。开放花朵不超过5%。无嫩蕾、黑头、枝叶、杂质、虫蛀、霉变。

二等：花蕾呈棒状，花蕾较瘦，上粗下细，略弯曲。表面黄、白、青色。气清香，味甘微苦。开放花朵不超过15%，黑头不超过3%。无枝叶、杂质、虫蛀、霉变。

三等：花蕾呈棒状，上粗下细，略弯曲。花蕾瘦小。外表黄、白、青色。气清香，味甘微苦。开放花朵不超过25%，黑头不超过15%，枝叶不超过1%。无杂质、虫蛀、霉变。

四等：花蕾或开放的花朵兼有。色泽不分，枝叶不超过3%。无杂质、虫蛀、霉变。

出口商品分甲、乙两级。甲级：色泽青绿微白，花均匀，有香气，散花不超过2%，无枝、叶，无黑头和油条，身干。乙级：色泽白绿，花均匀，有香气，散花不超过5%，无黑头和油条，身干。

【质量特性】

1. 感官特征 呈棒状，上粗下细，略弯曲，长2～3cm，上部直径约3mm，下部直径约1.5mm。表面黄白色或绿白色，久贮色渐深，密被短柔毛。偶见叶状苞片。花萼绿色，先端5裂，裂片有毛，长约2mm。开放者花冠筒状，先端二唇形；雄蕊5个，附于筒壁，黄色；雌蕊1个，子房无毛。气清香，味淡、微苦。

2. 鉴别试验 以绿原酸对照品为对照，进行薄层色谱鉴别，置紫外光灯（365nm）下检视，在供试品色谱中，供试品与对照品在相应的位置上，显相同颜色的荧光斑点。

3. 理化指标

（1）水分　不得过12.0%。

（2）灰分　总灰分不得过10.0%；酸不溶性灰分不得过3.0%。

（3）绿原酸　用高效液相色谱法测定，本品按干燥品计算，含绿原酸（$C_{16}H_{18}O_9$）不得少于1.5%。

（4）木犀草苷　用高效液相色谱法测定，本品按干燥品计算，含木犀草苷（$C_{21}H_{20}O_{11}$）不得少于0.050%。

4. 卫生指标　重金属及有害元素照铅、镉、砷、汞、铜测定法（原子吸收分光光度法或电感耦合等离子体质谱法）测定，铅不得过百万分之五；镉不得过千万分之三；砷不得过百万分之二；汞不得过千万分之二；铜不得过百万分之二十。

【功能主治】性寒，味甘。清热解毒，疏散风热。用于痈肿疔疮，喉痹，丹毒，热毒血痢，风热感冒，温病发热。

【用法用量】6～15g。

【附】山银花　Lonicerae Flos

忍冬科植物灰毡毛忍冬（*Lonicerae macranthoides* Hand. -Mazz.）、红腺忍冬（*Lonicera hypoglauca* Miq.）、华南忍冬（*Lonicera confusa* DC.）、黄褐毛忍冬（*Lonicera fulvotomentosa* Hsu et S. C. Cheng）的干燥花蕾或带初开的花。主产广西忻城、马山、都安等地，广东、贵州、云南等多省区均有产。灰毡毛忍冬呈棒状，长3～4.5cm，上部直径2mm，下部直径1mm，表面绿棕色至黄白色。总花梗集结成簇。开放者花冠裂片不及全长之半。质稍硬，手捏之稍有弹性，气清香，味微苦甘。红腺忍冬长2.5～4.5cm，直径0.8～2mm，表面黄白色至黄棕色，无毛或疏被毛、萼筒无毛，先端5裂，裂片长三角形，被毛，开放者花冠下唇反转，花柱无毛。华南忍冬长1.6～3.5cm，直径0.5～2mm，萼筒和花冠密被灰白色毛，子房有毛。黄褐毛忍冬长1～3.4cm，直径1.5～2mm，花冠表面淡黄棕色或黄棕色，密被黄色茸毛。等级要求：一等：干货。花蕾呈棒状，上粗下细，略弯曲，花蕾长瘦。表面黄白色或青白色。气清香，味淡微苦。开放花朵不超过20%。无梗叶、杂质、虫蛀、霉变。二等：干货。花蕾或开放的花朵兼有。色泽不分。枝叶不超过10%。无杂质、虫蛀、霉变。用高效液相色谱法测定，本品按干燥品计算，含绿原酸（$C_{16}H_{18}O_9$）不得少于2.0%；含灰毡毛忍冬皂苷乙（$C_{65}H_{106}O_{32}$）和川续断皂苷乙（$C_{53}H_{86}O_{33}$）不得少于5.0%。

款冬花
Kuandonghua
Farfarae Flos

【来源】菊科植物款冬 *Tussilago farfara* L. 的干燥花蕾。12月或地冻前当花尚未出土时采挖，除去花梗和泥沙，阴干。

【产地】主产于河南嵩县、卢氏、栾川，陕西榆林、神木、风县，甘肃灵台、泾川、天水，山西兴县、临县、静乐。以河南量最大，甘肃质最优。

【产销简述】款冬花以家种为主，近年来种植较为稳定，市价虽有震荡但总体平稳。年需量1200吨。

【商品规格等级】商品有紫花和黄花两种，以紫花为优。分一、二等。

一等：呈长圆形，单生或2~3个基部连生，苞片呈鱼鳞状，花蕾肥大，个头均匀，色泽鲜艳。表面紫红或粉红色，体轻，撕开可见絮状毛茸。气微香，味微苦。黑头不超过3%。花柄长不超过0.5cm。无开头、枝杆、杂质、虫蛀、霉变。

二等：呈长圆形，苞片呈鱼鳞状，个头瘦小，不均匀，表面紫褐色或暗红色，间有绿色、白色，体轻，撕开可见絮状毛茸。气微香，味微苦。开头、黑头均不超过10%，花柄长不超过1cm。无枝杆、杂质、虫蛀、霉变。

【质量特性】

1. 感官特征　呈长圆棒状。单生或2~3个基部花序连在一起，习称“连三朵”，长1~2.5cm，直径0.5~1cm，上端较粗，下端渐细或带短梗，外面被有多数鱼鳞状苞片。苞片外表面紫红色或淡红色，内表面密被白色絮状茸毛。体轻，撕开后可见白色茸毛。气香，味微苦而辛。

2. 鉴别试验　以款冬花对照药材和款冬酮对照品为对照，进行薄层色谱鉴别，置紫外灯（254nm）下检视，供试品色谱中，在与对照药材和对照品相应位置上，显相同颜色的斑点。

3. 理化指标

（1）浸出物　乙醇浸出物（热浸法）不得少于20.0%。

（2）款冬酮　用高效液相色谱法测定，本品按干燥品计算，含款冬酮（$C_{23}H_{34}O_5$）不得少于0.070%。

【功能主治】性温，味辛、微苦。润肺下气，止咳化痰。用于新久咳嗽，喘咳痰多，劳嗽咳血。

【用法用量】5~10g。

菊　花
Juhua
Chrysanthemi Flos

【来源】菊科植物菊 *Chrysanthemum morifolium* Ramat. 的干燥头状花序。9~11月花盛开时分批采收，阴干或焙干，或熏、蒸后晒干。

【产地】全国大部分地区均有分布，药用菊花按其品种和产地分为：①白菊花：主产于安徽亳县、涡阳及河南商丘者称为“亳菊”，产于河南武陟、博爱者称为“怀菊”，产于四川中江者称为“川菊”，产于山东济南者称为“济菊”，产于河北安国者称为

“祁菊”，产于湖南平江者称为“平江菊”。②滁菊花：主产于安徽滁县。③贡菊花：主产于安徽歙县、浙江德清。④杭菊花：主产于浙江嘉兴、桐兴、吴兴，多系茶菊；产于海宁者多系黄菊。

【产销简述】菊花生长适应性强，生长期短，栽培技术简单，生产能力大，南北地区均有栽植。菊花作为传统常用大宗药材，不仅广泛应用于中成药、保健品配方中，也是居家常备的保健饮品。除国内需求外，每年尚有较大数量的出口。

【商品规格等级】药材按产地和加工方法不同，分为“亳菊”、“滁菊”、“贡菊”、“杭菊”。另有药菊（怀菊、川菊）商品规格。亳菊、滁菊、贡菊、杭菊均分为三个等级，药菊分为二个等级。

1. 亳菊 呈不规则的球形或压扁形，摊平直径1.5～3cm，花黄白色，花序绝大部分为舌状花，呈长舌状，长约1.8cm，宽约3mm。中间有极少短管状花，每一朵花的基部具有一膜质鳞片，花瓣薄而纸质。体轻，质柔润，干时松脆。气清香，味甘、微苦。

一等：呈圆盘或扁扇形。花朵大、瓣密、胞厚、不露心。花瓣长而宽，白色，近基部微带红色。体轻，质柔软。气清香，味甘微苦，无散朵、枝叶、杂质、虫蛀、霉变。

二等：呈圆盘或扁扇形。花朵中等、色微黄，近基部微带红色。气芳香，味甘微苦。无散朵、枝叶、杂质、虫蛀、霉变。

三等：呈圆盘形或扁扇形。花朵小，色黄或暗。间有散朵。叶棒不超过5%。无杂质、虫蛀、霉变。

2. 滁菊 呈不规则球形或扁球形，摊平直径1.5～2.5cm。花白色或类白色，舌状花长约15mm，宽约3mm，中间有黄色管状花。气芳香，味甘、微苦。

一等：呈绒球状或圆形（多为头花），朵大，花粉白色，花心较大、黄色。质柔。气芳香，味甘微苦。不散瓣，无枝叶、杂质、虫蛀、霉变。

二等：呈绒球状或圆形（即二水花）。花粉白色。朵均匀，不散瓣，无枝叶、杂质、虫蛀、霉变。

三等：呈绒球状，朵小、色次（即尾花）。间有散瓣，无杂质、虫蛀、霉变。

3. 贡菊 呈扁球形或不规则球形，摊平直径2～3.5cm。花白色或类白色，舌状花多卷成筒状，管状花少，长约10～12mm，宽约2mm，中间有少数管状花。气芳香，味甘、微苦。

一等：花头较小，球形，花瓣密、白色，花蒂绿色，花心小、淡黄色，均匀不散朵，体轻，质柔软。气芳香，味甘微苦。无枝叶、杂质、虫蛀、霉变。

二等：花头较小，球形色白，花心淡黄色，朵欠均匀，气芳香，味甘微苦。无枝叶、杂质、虫蛀、霉变。

三等：花头小，球形色白，花心淡黄色，朵不均匀，间有散瓣。气芳香，味甘微苦，间有散瓣。无枝叶、杂质、虫蛀、霉变。

4. 杭菊 呈碟形或扁球形，摊平直径2.5～4cm，常数个相连成片。花类白色或黄色，舌状花较少，长约22mm，宽约6mm，中间有少数黄色管状花。气芳香，味甘、微苦。

一等：蒸花呈压缩状。朵大肥厚，玉白色。花心较大、黄色。气清香，味甘微苦。无霜打花，无枝叶、杂质、虫蛀、霉变。

二等：蒸花呈压缩状。朵厚、小，玉白色、心黄色。气清香，味甘微苦。无霜打花，无枝叶、杂质、虫蛀、霉变。

三等：蒸花呈压缩状。花朵小，玉白色、心黄色。气清香，味甘微苦。间有不严重的霜打花，无枝叶、杂质、虫蛀、霉变。

5. 药菊（怀菊、川菊）　形状与亳菊相似，但花呈淡红色或淡棕色，舌状花较短，长约14mm，宽约3mm，中间管状花略多。气香，味苦。

一等：干货。呈圆形盘或扁扇形。朵大、瓣长、肥厚，花黄白色，间有淡红或棕红色。质松而柔。气芳香，味微苦。无散朵、枝叶、杂质、虫蛀、霉变。

二等：干货。呈圆形或扁扇形。朵较瘦小，色泽较暗，间有散朵。味微苦。无杂质、虫蛀、霉变。

【质量特性】

1. 感官特征

（1）亳菊　呈倒圆锥形或圆筒形，有时稍压扁呈扇形，直径1.5～3cm，离散。总苞碟状；总苞片3～4层，卵形或椭圆形，草质，黄绿色或褐绿色，外面被柔毛，边缘膜质。花托半球形，无托片或托毛。舌状花数层，雌性，位于外围，类白色，劲直，上举，纵向折缩，散生金黄色腺点；管状花多数，两性，位于中央，为舌状花所隐藏，黄色，顶端5齿裂。瘦果不发育，无冠毛。体轻，质柔润，干时松脆。气清香，味甘、微苦。

（2）滁菊　呈不规则球形或扁球形，直径1.5～2.5cm。舌状花类白色，不规则扭曲，内卷，边缘皱缩，有时可见淡褐色腺点；管状花大多隐藏。

（3）贡菊　呈扁球形或不规则球形，直径1.5～2.5cm。舌状花白色或类白色，斜升，上部反折，边缘稍内卷而皱缩，通常无腺点；管状花少，外露。

（4）杭菊　呈碟形或扁球形，直径2.5～4cm，常数个相连成片。舌状花类白色或黄色，平展或微折叠，彼此粘连，通常无腺点；管状花多数，外露。

2. 鉴别试验　以菊花对照药材和绿原酸对照品为对照，进行薄层色谱鉴别，置紫外光灯（365nm）下检视，在供试品色谱中，在与对照药材和对照品相应位置上，显相同颜色的荧光斑点。

3. 理化指标

（1）水分　不得过15.0%。

（2）绿原酸、木犀草苷、3,5-*O*-双咖啡酰基奎宁酸　用高效液相色谱法测定，本品按干燥品计算，含绿原酸（$C_{16}H_{18}O_9$）不得少于0.20%，木犀草苷（$C_{21}H_{20}O_{11}$）不得少于0.080%，3,5-*O*-二咖啡酰基奎宁酸（$C_{25}H_{24}O_{12}$）不得少于0.70%。

【功能主治】性微寒，味甘、苦。散风清热，平肝明目，清热解毒，用于风热感冒，头痛眩晕，目赤肿痛，眼目昏花，疮痈肿毒。

【用法用量】5～10g。

红　花
Honghua
Carthami Flos

【来源】 菊科植物红花 *Carthamus tinctorius* L. 的干燥花。夏季花由黄变红时采摘，阴干或晒干。

【产地】 主产于河南延津、封丘、汲县等，浙江慈溪、余姚，四川简阳、遂宁、南充等地。以四川、河南产量最大。

【产销简述】 红花这几年产量增加，但出口加大，红花在染料、食品色素等方面也有利用，因此有很大的发展潜力和前景。

【商品规格等级】 分一等和二等。

一等：管状花皱缩弯曲，成团或散在。表面深红、鲜红色，微带黄色。质较软，有香气，味微苦，无枝叶、杂质、虫蛀、霉变。

二等：管状花皱缩弯曲，成团或散在。表面浅红、暗红或黄色。质较软，有香气，味微苦，无枝叶、杂质、虫蛀、霉变。

【质量特性】

1. 感官特征　为不带子房的管状花，长约 1～2cm。表面红黄色或红色。花冠筒细长，先端 5 裂，裂片狭条形，长约 5～8mm；雄蕊 5，花药聚合成筒状，黄白色；柱头微露出花药筒外，长圆柱形，顶端微分叉。质柔软。气微香，味微苦。

2. 鉴别试验　以红花对照药材为对照，进行薄层色谱试验，供试品色谱中，在与对照药材色谱相应的位置上，显相同颜色的斑点。

3. 进化指标

（1）水分　不得过 13.0%。

（2）杂质　不得过 2%。

（3）灰分　总灰分不得过 15.0%，酸不溶性灰分不得过 5.0%。

（4）吸光度　红色素　取本品照紫外－可见分光光度法，在 518nm 的波长处测定吸光度，不得低于 0.20。

（5）浸出物　水溶性浸出物（冷浸法）不得少于 30.0%。

（6）羟基红花黄色素 A 和山柰素　用高效液相色谱法测定，本品按干燥品测定，含羟基红花黄色素 A（$C_{27}H_{30}O_{15}$）和山柰素（$C_{15}H_{10}O_{6}$）的总量不得少于 0.05%。

【功能主治】 性温，味辛。活血通经，散瘀止痛。主要用于经闭、痛经、恶露不行，癥瘕痞块、胸痹心痛、瘀滞腹痛、胸胁刺痛、跌扑损伤、疮疡肿痛等。

【用法用量】 3～10g。孕妇慎用。

西红花
Xihonghua
Croci Stigma

【来源】鸢尾科植物番红花 *Crocus sativus* L. 的干燥柱头。

【产地】进口品主产于西班牙、欧洲等地。国产品主产于西藏、新疆、上海等地。

【产销简述】西红花由西方传入。历来被认为是稀贵药材，20 世纪 80 年代前我国所用西红花全部为进口，我国种植成功后，减少了进口量。

【商品规格等级】进口生晒西红花有散装、5 千克装、铁盒装。国产生晒西红花有散装、铁盒装、1 克瓶装。

【质量特性】

1. 感官特征　呈线性，三分枝，长约 3cm。暗红色，上部较宽而略扁平，顶端边缘显不整齐的齿状，内侧有一短裂缝，下端有时残留一小段黄色花柱。体轻，质松软，无油润光泽，干燥后质脆易断。气特异，微有刺激性，味微苦。

2. 鉴别试验

（1）水试　取本品浸水中，可见橙黄色物质成直线下降，并逐渐扩散，水被染成黄色，无沉淀。

（2）化学定性　取本品少量，置白瓷板上，加硫酸 1 滴，酸液显蓝色，经紫色缓缓变为红褐色或棕色。

（3）吸光度　取本品，置硅胶干燥器中，减压干燥 24 小时，研成细粉，精密称取 30mg，置索氏提取器中，加甲醇 70ml，加热回流至提取液无色，放冷，提取液移至 100ml 量瓶中（必要时滤过），用甲醇分次洗涤提取器，洗液并入同一量瓶中，加甲醇至刻度，摇匀。精密量取 5ml，置 50ml 量瓶中，加甲醇至刻度，摇匀，照分光光度法，在 458nm 波长处测定吸收度，458nm 与 432nm 波长处吸收度的比值应为 0.85～0.90。

（4）薄层色谱　以西红花对照药材为对照，进行薄层色谱法试验，分别置日光和紫外灯（365nm）下检视，供试品色谱中，在与对照药材相应的位置上，显相同颜色的斑点或荧光斑点。

3. 理化指标

（1）干燥失重　取本品 2g，精密称定，在 105℃ 干燥 6 小时，减失重量不得过 12.0%。

（2）总灰分　不得过 7.5%。

（3）吸光度　取本品照紫外－可见分光光度法，在 432nm 的波长处测定吸光度，不得低于 0.50。

（4）浸出物　30% 乙醇浸出物（热浸法）不得少于 55.0%。

（5）西红花苷－Ⅰ和西红花苷－Ⅱ 用高效液相色谱法测定，本品按干燥品计算，含西红花苷－Ⅰ（$C_{44}H_{64}O_{24}$）和西红花苷－Ⅱ（$C_{38}H_{54}O_{19}$）不得少于10.0%。

【功能主治】性平，味甘。活血化瘀，凉血解毒，解郁安神。用于经闭癥瘕，产后瘀阻，温毒发斑，忧郁痞闷，惊悸发狂。

【用法用量】1～3g，煎服或沸水泡服。孕妇慎用。

第七节 果实种子类药材商品

一、果实种子类药材商品概述

果实包括果皮和种子两部分，药用常分为果实（fructus）、种子（semen）和果皮三大部分。果实与种子类中药在商品上一般不加以严格区分，如将果皮和种子分别销售和药用的有瓜蒌皮、瓜蒌仁等；以果实储存销售，而以种子入药的有砂仁、巴豆等。但是，果实和种子是植物体的2个不同器官，本节根据商品的形态，按果实类和种子类分别叙述。

（一）果实类药材

采用被子植物的完整果实或其一部分为药用部位的称为果实类药材，其炮制品为饮片。完整果实包括成熟的、近成熟的和幼果，部分使用整个果穗；果实的一部分包括果皮、果肉、果核、果实上的宿存花萼、带部分果皮的果柄、果皮纤维束等。此外，商品药材中，以种子入药，但以果实出售和保存的，亦列入果实类。

1. 商品规格等级 果实类商品药材多为统货。商品有规格等级的常依据药材大小和表面颜色或单位重量的粒数来划分。

2. 质量要求 从感官特征、鉴别试验、理化指标和卫生指标等方面要求。果实类药材大多为干燥品，感官特征应注意其表面常有皱纹，以肉质果尤为明显。果实的形状因品种不同而异，较易识别，有些常有特殊的香气。果实类药材的鉴别主要应注意其外形、形状、颜色、表面特征、质地、断面、气味等。果实类药材容易混入泥沙，有的直径较大不易干燥，应进行灰分、水分和浸出物的测定，以保证药材的纯度和质量。

3. 包装、贮藏养护 果实类药材一般使用袋、箱或缸贮。该类药材有的含有较丰富的营养物质，如糖类物质、淀粉、油脂等，易于虫蛀和泛油，因此应置于阴凉、通风、干燥处保存。

（二）种子类药材

以种子植物的成熟种子为药用部位的药材及饮片称为种子类中药，多数药材是用完全成熟的种子，少数为种子的一部分，如龙眼肉（假种皮）、绿豆衣（种皮）、肉豆蔻（种仁）、莲心（去子叶胚）等。少数用发了芽的种子（大豆卷）或种子发酵加工品。

1. 商品规格等级 种子类药材多为统货，少数按照大小、色泽、杂质和碎仁的比例、成熟程度和产地等划分等级。

2. 质量要求 从感官特征、鉴别试验、理化指标和卫生指标等方面要求。感官特征应注意种子类药材形态多样，注意观察种子的形状、大小、颜色、表面纹理、种脐、种脊、种阜、含点的位置，以及质地、纵横剖面及气味等。其中重点观察种子表面特征，如王不留行表面有颗粒状突起、蓖麻子表面有色泽鲜艳的花纹，马钱子表面密被毛茸；胚乳的形状或有无，如马钱子有具发达的胚乳、苦杏仁无胚乳；子叶的数目，单子叶植物的种子有子叶 1 枚、双子叶植物的种子有子叶 2 枚、裸子植物的种子子叶 2 至多枚，如松属植物种子有子叶 5 ~18 枚。种子类中药通常需进行灰分和水分测定；含有黏液质的药材，可进行膨胀度的测定。

3. 包装、贮藏养护 与果实类中药的方法基本相同。

二、果实种子类药材商品

五味子（附：南五味子）
Wuweizi
Schisandrae Chinensis Fructus

【来源】 兰科植物五味子 *Schisandra chinensis*（Turcz.）Bail. 的干燥成熟果实，习称“北五味子”。秋季果实成熟尚未脱落呈紫红色时采摘，除去果梗及杂质，晒干或阴干。

【产地】 主产辽宁辽阳、本溪、鞍山，吉林汪清、梅河口、磐石，黑龙江铁力、七台河、通河等，河北等地亦产，栽培或野生。

【产销简述】 五味子为我国传统常用中药材，应用历史悠久，栽培或野生。由于五味子近几年种植面积激增，整体上呈现出供大于求的态势。

【商品规格等级】 分为一等和二等。

一等：呈不规则球形或椭圆形。表面紫红色或红褐色，皱缩，肉厚，质柔润，内有肾形种子 1 ~2 粒。果肉味酸，种子有香气，味辛微苦。干瘪粒不超过 2%，无梗枝、杂质、虫蛀、霉变。

二等：表面黑红、暗红或淡红色，肉较薄，余同一等品。

【质量特性】

1. 感官特征 呈不规则的球形或扁球形，直径 5 ~8mm。表面红色、紫红色或暗红色，皱缩，显油润；有的表面呈黑红色或出现“白霜”。果肉柔软，种子 1 ~2，肾形，表面棕黄色，有光泽，种皮薄而脆。果肉气微，味酸；种子破碎后，有香气，味辛、微苦。

2. 鉴别试验 以五味子对照药材、五味子甲素对照品为对照，进行薄层色谱法试验。置紫外光灯（254nm）下检视，供试品色谱中，在与对照药材和对照品色谱相应的位置上，显相同颜色的斑点。

3. 理化指标

(1) 水分 不得过16.0%。

(2) 总灰分 不得过7.0%。

(3) 五味子醇甲 照高效液相色谱法测定，本品含五味子醇甲（$C_{24}H_{32}O_7$）不得少于0.40%。

【功能主治】性温，味酸、甘。收敛固涩，益气生津，补肾宁心。用于久嗽虚喘，梦遗滑精，遗尿尿频，久泻不止，自汗，盗汗，津伤口渴，内热消渴，心悸失眠。

【用法用量】2~6g。

【附】南五味子 Schisandrae sphenanthera Fructus

木兰科植物华中五味子 *Schisandra sphenanthera* Rehd. et Wils. 的成熟果实，习称“南五味子”。秋后果实呈紫红色时采摘，拣出果梗等杂质，晒干或阴干。主产于陕西、河南、湖北、四川等地。其果粒较小，红色，肉较薄，品质较差。市场上均为统货。呈球形或椭圆形。表面棕红色或暗棕色，皱缩肉薄。内有种子1粒。味酸、微苦、辛。干枯粒不超过10%，无枝梗、杂质、虫蛀、霉变。

决明子
Juemingzi
Cassiae Semen

【来源】豆科植物决明 *Cassia obtusifolia* L. 或小决明 *Cassia tora* L. 的干燥成熟种子。秋季采收成熟果实，晒干，打下种子，除去杂质。

【产地】决明主产于安徽、江苏、四川、浙江等地，栽培或野生。小决明主产于台湾、广东、广西、云南等地，野生或栽培。

【产销简述】决明子为我国常用中药材，国内现年需求量近万吨，另有部分出口，由于不仅供药用，也广泛应用于食品、保健、饮料中，尤其是作为美容行业减肥降脂使用，故市场需求量逐年攀升。

【商品规格等级】商品按品种分决明子和小决明子两种，以决明子为主流商品。

【质量特性】

1. 感官特征

(1) 决明子 略呈菱方形或短圆柱形，两端平行倾斜，长3~7mm，宽2~4mm。表面绿棕色或暗棕色，平滑有光泽。一端较平坦，另端斜尖，背腹面各有1条突起的棱线，棱线两侧各有1条斜向对称而色较浅的线形凹纹。质坚硬，不易破碎。种皮薄，子叶2，黄色，呈“S”形折曲并重叠。气微，味微苦。

(2) 小决明子 呈短圆柱形，较小，长3~5mm，宽2~3mm。表面棱线两侧各有1片宽广的浅黄棕色带。

2. 鉴别试验

（1）微量升华 取决明子粉末少量，进行微量升华，可见针状或羽状黄色结晶。加碱液，结晶溶解并显红色。

（2）薄层色谱 以大黄素、大黄酚对照品为对照，进行薄层色谱法试验。供试品色谱中，在与对照品色谱相应的位置上，显相同的橙黄色荧光斑点，置氨蒸气中熏后，斑点变为红色。

3. 理化指标

（1）水分 不得过15.0%。

（2）总灰分 不得过5.0%。

（3）大黄酚 用高效液相色谱法测定，本品按干燥品计算，含大黄酚（$C_{15}H_{10}O_4$）不得少于0.080%。

【功能主治】性微寒，味甘、苦、咸。清热明目，润肠通便。用于目赤涩痛，羞明多泪，头痛眩晕，目暗不明，大便秘结。

【用法用量】9~15g。

枳 壳
Zhiqiao
Auranth Fructus

【来源】芸香科植物酸橙 *Citrus aurantium* L. 及其栽培变种的干燥未成熟果实。7月果实尚绿时采收，自中部横切为两半，晒干或低温干燥。

【产地】主产四川綦江、江津，江西清江、新淦、新喻，江苏苏州，福建闽侯、永泰等地。四川产者称“川枳壳”，江西产者称“江枳壳”，湖南产者称“湘枳壳”，福建产者称“建枳壳”，江苏产者称“苏枳壳”。

习惯认为四川产种纯质优，江西产道地著名，湖南产量最大。

【产销简述】枳壳为我国传统的常用药材。20世纪80年代后期至90年代初，产大于销，出现积压。1990年后枳壳价格长期处于低价位，1995年后，枳壳产量明显减少，形成产不足销形势，枳壳价格逐步攀升，但1998~1999年市场供货量明显增加，市场价格纷纷回落。2000~2009年，由于自然灾害的影响，市场价格波动较大。目前产销平衡，仍可以保证市场需要。

【商品规格等级】分为一等、二等或统货。

一等：横切对开，呈扁圆形。直径3.5cm以上，肉厚0.5cm以上。表面绿褐色或棕褐色，有颗粒状突起。切面黄白色或淡黄色，果小，质地坚硬。气清香，味苦微酸。无虫蛀、霉变。

二等：直径2.5cm以上，肉厚0.35cm以上。

【质量特性】

1. 感官特征 呈半球形，直径3～5cm。外果皮棕褐色至褐色，有颗粒状突起，突起的顶端有凹点状油室；有明显的花柱残迹或果梗痕。切面中果皮黄白色，光滑而稍隆起，厚0.4～1.3cm，边缘散有1～2列油室，瓤囊7～12瓣，少数至15瓣，汁囊干缩呈棕色至棕褐色，内藏种子。质坚硬，不易折断。气清香，味苦、微酸。

2. 鉴别试验 以柚皮苷、新橙皮苷对照品为对照，进行薄层色谱法试验。喷以3%三氯化铝乙醇溶液，在105℃加热约5分钟，置紫外光灯（365nm）下检视，药材供试品色谱中，在与对照品色谱相应的位置上，显相同颜色的荧光斑点。

3. 理化指标

（1）水分 不得过12.0%。

（2）总灰分 不得过7.0%。

（3）柚皮苷与新橙皮苷 用高效液相色谱法测定，药材按干燥品计算，含柚皮苷（$C_{27}H_{32}O_{14}$）不得少于4.0%，新橙皮苷（$C_{28}H_{34}O_{15}$）不得少于3.0%。

【功能主治】性微寒，味苦、辛、酸。理气宽中，行带消胀。用于胸胁气滞，胀满疼痛，食积不化，痰饮内停，脏器下垂。

【用法用量】3～10g。孕妇慎用。

注：栽培变种主要有黄皮酸橙 *Citrus aurantium* ‘Huangpi’、代代花 *Citrus aurantium* ‘Daidai’、朱栾 *Citrus aurantium* ‘Chuluan’、塘橙 *Citrus aurantium* ‘Tangcheng’。

陈 皮
Chenpi
Citri Reticulatae Pericarpium

【来源】芸香科植物橘 *Citrus reticulata* Blanco 及其栽培变种的干燥成熟果皮。药材分为“陈皮”和“广陈皮”。采摘成熟果实，剥取果皮，晒干或低温干燥。

【产地】产于广东新会，广州近郊、四会等地者，品质最佳，习称“广陈皮”，为道地药材，但产量小，多供出口。而四川江津、綦江、简阳等地产量大。此外，福建漳州，浙江温州、台州、黄岩，江西，湖南等地所产亦较著名，通称“陈皮”或“杂陈皮”。

【产销简述】陈皮属常用大宗药材，在制药企业和调料市场均有大量需求。此外，陈皮作为我国传统的出口药材，每年有相当一定数量出口到韩国、日本及东南亚一带，除药用外，亦用作香料等调味食品。欧美市场也有较大需求，供求基本平衡。

【商品规格等级】分陈皮和广陈皮两种规格五个等级。

1. 陈皮

一等：呈不规则片状，片张较大。表面橙红色或红黄色，有无数凹入的油点（鬃眼），对光照视清晰，内面白黄色。质稍硬而脆。易折断。气香，味辛苦。

二等：片张较小，间有破块。表面黄褐色、黄红色或暗绿色，内面类白色或灰黄色。质较松。

2. 广陈皮

一等：剖成3～4瓣，裂瓣多向外反卷。片张较厚，断面不齐，不甚苦。

二等：剖成3～4瓣和不规则片张，片张较薄。

三等：皮薄而片小，表面红色或带有青色。

【质量特性】

1. 感官特征

（1）陈皮　常剥成数瓣，基部相连，有的呈不规则的片状，厚1～4mm。外表面橙红色或红棕色，有细皱纹和凹下的点状油室；内表面浅黄白色，粗糙，附黄白色或黄棕色筋络状维管束。质稍硬而脆。气香，味辛、苦。

（2）广陈皮　常3瓣相连，形状整齐，厚度均匀，约1mm。点状油室较大，对光照视透明清晰。质较柔软。

2. 鉴别试验　以橙皮苷对照品为对照，进行薄层色谱法试验。以1%三氯化铝甲醇溶液显色，置紫外光灯（254nm）下检视，药材供试品色谱中，在与对照品色谱相应的位置上，显相同颜色的荧光斑点。

3. 理化指标

（1）水分　不得过13.0%。

（2）橙皮苷　用高效液相色谱法测定，药材按干燥品计算，含橙皮苷（$C_{28}H_{34}O_{15}$）不得少于3.5%。

4. 卫生指标　照黄曲霉毒素测定法测定，本品每1000g含黄曲霉毒素B_1不得过5μg，含黄曲霉毒素G_2、黄曲霉毒素G_1、黄曲霉毒素B_2、和黄曲霉毒素B_1、的总量不得过10μg。

【功能主治】性温，味苦、辛。理气健脾，燥湿化痰。用于胸腹胀满，食少吐泻，咳嗽痰多。

【用法用量】3～10g。

酸枣仁
Suanzaoren
Ziziphi Spinosae Semen

【来源】鼠李科植物酸枣 *Ziziphus jujuba* Mill. var. *spinosa*（Bunge.）Hu ex H. F. 的干燥成熟种子。秋季果实变红时采下果实，沤烂果肉，用水淘净，将果核晒干，打出种子。

【产地】主产于河北邢台、内丘、邯郸，辽宁海城、风城、凌源，陕西延安、黄陵、铜川，河南登封、密县、洛宁等地，以河北邢台、内丘产量最大、质地优良。

【产销简述】酸枣仁为我国传统常用药材。销全国各地及出口，从20世纪60～70年代开始，逐步引为家种或半家种。60年代以前，年产销量为300～450吨，产销基本平衡。70年代末期至80年代初期，产大于销，90年代初，年需约在600～800吨，产小于销。目前，全国一般丰年生产2800余吨，纯销1400余吨，供应出口约50～80吨。

【商品规格等级】商品分为一、二等。

一等：呈扁圆形或扁椭圆形，饱满。表面深红色或紫褐色，有光泽。断面内仁浅黄色，有油性。味甘、淡。核壳不超过2%，碎仁不超过5%，无黑仁、杂质、虫蛀、霉变。

二等：干货。较瘪瘦。表面深红色或棕黄色。核壳不超过5%，碎仁不超过10%，无杂质、虫蛀、霉变。余同一等。

【质量特性】

1. 感官特征 呈扁圆形或扁椭圆形，长5～9mm，宽5～7mm，厚约3mm。表面紫红色或紫褐色，平滑有光泽，有的有裂纹。有的两面均呈圆隆状突起，有的一面较平坦，中间有1条隆起的纵线纹；另一面稍突起。一端凹陷，可见线形种脐；另端有细小突起的合点。种皮较脆，胚乳白色，子叶2，浅黄色，富油性。气微，味淡。杂质（核壳等）不得过5%。

2. 鉴别试验 以酸枣仁对照药材和酸枣仁皂苷A、B对照品为对照，进行薄层色谱法试验。喷以1%香草醛硫酸溶液，置紫外光灯（365nm）或日光下检视，药材供试品色谱中，在与对照药材色谱及对照品色谱相应的位置上，显相同的斑点。

3. 理化指标

（1）水分 不得过9.0%。

（2）总灰分 不得过7.0%。

（3）酸枣仁皂苷A与斯皮诺素 用高效液相色谱法测定，本品按干燥品计算，含酸枣仁皂苷A（$C_{58}H_{94}O_{26}$）不得少于0.030%，含斯皮诺素（$C_{28}H_{32}O_{15}$）不得少于0.080%。

4. 卫生指标 照黄曲霉毒素测定法测定，本品每1000g含黄曲霉毒素B_1不得过5μg，含黄曲霉毒素G_2、黄曲霉毒素G_1、黄曲霉毒素B_2和黄曲霉毒素B_1的总量不得过10μg。

【性味功能】性平，味甘、酸。养心补肝，宁心安神，敛汗，生津。用于虚烦不眠，惊悸多梦，体虚多汗，津伤口渴。

【用法用量】10～15g。

胖大海
Pangdahai
Sterculiae Lychnophorae Semen

【来源】梧桐科植物胖大海 *Sterculia lychnophora* Hance 的干燥成熟种子。4～6 月由蓇葖果上摘取成熟的种子，晒干。

【产地】为进口商品，产于越南、泰国、印度尼西亚及马来西亚等到国。以越南产者品质最佳，印度尼西亚产者次之。产于越南者习称“新州子”，产于泰国者习称“暹罗子”，产于马来西亚者习称“安南子”。

【产销简述】我国药用胖大海历年来全依靠进口。每年除从口岸进口外，还有大批通过广西、云南两省区的边境贸易进口到我国，从而成为边贸市场上常年交易的品种。销往全国各地。

【商品规格等级】因产地不同分为新州子、暹罗子和安南子。

1. 新州子　颗粒大而体结实，呈长椭圆形，果蒂略歪。外皮皱纹细密。体质重，色棕黄微青。

2. 暹罗子　色稍黑棕黄，颗粒略小。体质较松，其皱纹较为粗松，品质稍次。

3. 安南子　颗粒小，多呈圆形，外皮粗松，色黑褐。因质松易碎，故多跛口，质较次。

【质量特性】

1. 感官特征　呈纺锤形或椭圆形，长 2～3cm，直径 1～1.5cm。先端钝圆，基部略尖而歪，具浅色的圆形种脐。表面棕色或暗棕色，微有光泽，具不规则的干缩皱纹。外层种皮极薄，质脆，易脱落。中层种皮较厚，黑褐色，质松易碎，遇水膨胀成海绵状。断面可见散在的树脂状小点。内层种皮可与中层种皮剥离，稍革质，内有 2 片肥厚胚乳，广卵形；子叶 2，菲薄，紧贴于胚乳内侧，与胚乳等大。气微，味淡，嚼之有黏性。

2. 鉴别试验

（1）膨胀度　取本品数粒置烧杯中，加沸水适量，放置数分钟即吸水膨胀成棕色半透明的海绵状物。

（2）化学定性　取本品粉末 0.2g，加水 10ml，置水浴中加热 30 分钟，滤过，取滤液 4ml，加氢氧化钠试液 3ml、碱性酒石酸铜试液 5ml，置水浴中加热，即生成红色沉淀。

3. 理化指标　水分不得过 16.0%。

4. 卫生指标　照黄曲霉毒素测定法测定，本品每 1000g 含黄曲霉毒素 B_1 不得过 5μg，含黄曲霉毒素 G_2、黄曲霉毒素 G_1、黄曲霉毒素 B_2 和黄曲霉毒素 B_1 的总量不得过 10μg。

【功能主治】性寒，味甘。清热润肺，利咽开音，润肠通便。用于肺热声哑，干咳无痰，咽喉干痛，热结便闭，头痛目赤。据文献报道，胖大海浸泡服用后可引起过敏反应，出现皮肤发痒、风疹、心慌、头晕、血压下降。动物急毒实验中，可见兔呼吸困难、运动失调。

【用法用量】2～3 枚，沸水泡服或煎服。

山茱萸

Shanzhuyu

Corni Fructus

【来源】山茱萸科植物山茱萸 *Cornus officinalis* Sieb. et Zucc. 的干燥成熟果肉。秋末冬初果皮变红时采收果实，用文火烘或置沸水略烫后，及时除去果核，干燥。

【产地】主产于浙江淳安、昌化，河南南阳、嵩县、济原，安徽歙县、石埭等地。产于浙江者习称“杭萸肉”、“淳萸肉”。以浙江产者品质优，河南产量大。

【产销简述】山茱萸为常用药材。20 世纪 50 年代前，平均年产量约 200 吨，产不足销。自 1983 年起全国山茱萸产量逐年增长，产大于销，2002 年高达 4000 吨，全国实际年需量因六味地黄丸等畅销用量增大，年销量已上升至 3000 吨。

【商品规格等级】一般均为统货。

【质量特性】

1. 感官特征 呈不规则片状或囊状，长 1～1.5cm，宽 0.5～1cm。表面紫红色至紫黑色，皱缩，有光泽。顶端有的有圆形宿萼痕，基部有果柄痕。质柔软。气微，味酸、涩、微苦。杂质（果核、果梗）不得过 3%。

2. 鉴别试验

（1）以熊果酸对照品为对照，进行薄层色谱法试验。喷以 10% 硫酸乙醇溶液，在 105℃加热至斑点显色清晰。药材供试品色谱中，在与对照品色谱相应的位置上，显相同的紫红色斑点；置紫外光灯（365nm）下检视，显相同的橙黄色荧光斑点。

（2）以马钱苷对照品为对照，进行薄层色谱法试验。喷以 5% 香草醛硫酸溶液，在 105℃加热至斑点显色清晰。药材供试品色谱中，在与对照品色谱相应的位置上，显相同的紫红色斑点。

3. 理化指标

（1）水分　不得过 16.0%。

（2）总灰分　不得过 6.0%。

（3）浸出物　水溶性浸出物（冷浸法）不得少于 50.0%。

（4）马钱苷　用高效液相色谱法测定，本品按干燥品计算，含马钱苷（$C_{17}H_{26}O_{10}$）不得少于 0.60%。

【功能主治】性微温，味酸、涩。补益肝肾，收涩固脱。用于眩晕耳鸣，腰膝酸痛，阳痿遗精，遗尿尿频，崩漏带下，大汗虚脱，内热消渴。

【用法用量】6～12g。

连　翘
Lianqiao
Fructus Forsythiae

【来源】木犀科植物连翘 *Forsythia suspense*（Thunb.）Vahl 干燥果实。秋季果实初熟尚带绿色时采收，除去杂质，蒸熟，晒干，习称“青翘”；果实熟时采收，晒干，除去杂质，习称“老翘”。

【产地】主产于山西、河南、陕西、山东等地，以山西、河南产量最大。

【产销简述】全国丰年一般年均产 12000 吨，欠年产 7400 吨，纯购年均 4000 吨，出口近年在 10 吨以下。历年未有脱销情况。

【商品规格等级】商品根据果实成熟度不同分“青翘”、“老翘”，其种子为“连翘心”。一般为统货。

1. 青翘　呈长卵形至卵形，长 1.5～2.5cm，直径 0.5～1.3cm；表面有多数凸起的小斑点，两面各有 1 条明显的纵沟；顶端锐尖，多不开裂，表面绿褐色，种子多数。气微香，味苦。杂质不得过 3%。

2. 老翘　自顶端开裂成两瓣，表面黄棕色或红棕色，种子多已脱落，余同上。杂质不得过 9%。

【质量特性】

1. 感官特征　呈长卵形至卵形，稍扁，长 1.5～2.5cm，直径 0.5～1.3cm。表面有不规则的纵皱纹和多数突起的小斑点，两面各有 1 条明显的纵沟。顶端锐尖，基部有小果梗或已脱落。青翘多不开裂，表面绿褐色，突起的灰白色小斑点较少；质硬；种子多数，黄绿色，细长，一侧有翅。老翘自顶端开裂或裂成两瓣，表面黄棕色或红棕色，内表面多为浅黄棕色，平滑，具一纵隔；质脆；种子棕色，多已脱落。气微香，味苦。

2. 鉴别试验　以连翘对照药材和连翘苷对照品为对照，进行薄层色谱法试验。晾干后喷以 10% 的硫酸乙醇试液显色，在 105℃加热至斑点显色清晰，供试品色谱中，在与对照药材色谱和对照品色谱相应的位置上，显相同颜色的斑点。

3. 理化指标

（1）水分　不得过 10.0%。

（2）总灰分　不得过 4.0%。

（3）浸出物　65% 乙醇浸出物（冷浸法），青翘不得少于 30.0%，老翘不得少于 16.0%。

（4）连翘苷　照高效液相色谱法测定，药材按干燥品计算，含连翘苷（$C_{29}H_{36}O_{15}$）

不得少于0.15%，含连翘酯苷A（$C_{23}H_{36}O_{15}$）不得少于0.25%。

【功能主治】性微寒，味苦。清热解毒、消肿散结。主要用于痈疽、瘰疬、乳痈、丹毒、风热感冒、温病初起、温热入营、高热烦渴、神昏发斑、热淋尿闭等。

【用法用量】6～15g。

枸杞子
Gouqizi
Fructus Lycii

【来源】茄科植物宁夏枸杞 *Lycium barbarum* L. 的干燥成熟果实。夏、秋两季果实呈红色时采收，热风烘干，除去果梗，或晾至皮皱后，晒干，除去果梗。

【产地】主产于宁夏中宁、中卫，称西枸杞子，为宁夏的著名地道药材。近年新疆、内蒙古等地大量栽培，均已成为主产地。主产于河北、天津等地的称血枸杞子。均为栽培。

【产销简述】枸杞为大路商品，也是许多中成药、保健品不可缺少的原料。全国一般年均生产约3600吨，供应出口约180～200吨。市场供需基本平衡。

【商品规格等级】根据产地分为西枸杞子和血枸杞子两种规格。其中西枸杞子分五个等级，血枸杞子分三个等级。

1. 西枸杞子

一等：椭圆形或长卵形，果皮鲜红、紫红或红色，糖质多，质柔软滋润，味甜。每50g 370粒以内。无油果、虫蛀、霉变。

二等：每50g 580粒以内，余同一等。

三等：果皮红褐色或淡红色，糖质较少。每50g 900粒以内，余同一等。

四等：糖质少，每50g 1100粒以内，油果不超过15%，余同三等。

五等：色深浅不一，每50g 1100粒以上，破子、油果不超过30%。

2. 血枸杞子

一等：类纺锤形，略扁，果皮鲜红或深红色。果肉柔软，味甜微酸。每50g 600粒以内。无油果、黑果、虫蛀、霉变。

二等：每50g 800粒以内，油果不超过10%，余同一等。

三等：果皮紫红或淡红色，深浅不一，包括油果，每50g 800粒以上。无虫蛀、霉变。

【质量特性】

1. 感官特征 呈类纺锤形或椭圆形，长6～20mm，直径3～10mm。表面红色或暗红色，顶端有小突起状的花柱痕，基部有白色的果梗痕。果皮柔韧，皱缩；果肉肉质，柔润。种子20～50粒，类肾形，扁而翘，长1.5～1.9mm，宽1～1.7mm，表面浅黄色或棕黄色。气微，味甜。

2. 鉴别试验　以枸杞子对照药材为对照，进行薄层色谱法试验。置紫外光灯（365nm）下检视，药材供试品色谱中，在与对照药材色谱相应的位置上，显相同颜色的荧光斑点。

3. 理化指标

（1）水分　不得过13.0%。

（2）总灰分　不得过5.0%。

（3）枸杞多糖与甜菜碱　用高效液相色谱法测定，本品按干燥品计算，含枸杞多糖以葡萄糖（$C_6H_{12}O_6$）计，不得少于1.8%，含甜菜碱（$C_5H_{11}NO_2$）不得少于0.30%。

4. 卫生指标　重金属及有害元素，照铅、镉、砷、汞、铜测定法测定，铅不得过百万分之五；镉不得过千万分之三；砷不得过百万分之二；汞不得过千万分之二；铜不得过百万分之二十。

【功能主治】 性平，味甘。滋补肝肾，益精明目。用于虚劳精亏，腰膝酸痛，眩晕耳鸣，阳痿遗精，内热消渴，血虚萎黄，目昏不明。

【用法用量】 6～12g。

第八节　全草类药材商品

一、全草类药材商品概述

以草本植物的全株、地上部分为药用部位的称为全草类药材（Herba），又称草类中药，如蒲公英、薄荷；也有少数为小灌木嫩枝梢，如麻黄；或草本植物地上草质茎，如石斛。药材通常按来源分商品规格，一般不分等级，多为统货。少数依据来源、产地、划分规格，或按大小分等。质量要求包括感官特征、鉴别试验、理化指标、卫生指标等。感官特征应注意对根、茎、叶、花、果实、种子等进行观察。药材常混有杂质、泥土，一般应进行杂质检查、灰分和水分测定，以及浸出物测定、挥发油及有效成分的含量测定。

二、全草类药材商品

淫羊藿（附：巫山淫羊藿）

Yinyanghuo

Herba Epimedii

【来源】 小檗科植物淫羊藿 *Epimedium brevicornum* Maxim.、箭叶淫羊藿 *E. sagittatum*（Sieb. et Zucc.）Maxim.、柔毛淫羊藿 *E. pubescens* Maxim. 或朝鲜淫羊藿 *E. koreanum* Nakai 的干燥叶。夏、秋季茎叶茂盛时采割，除去粗梗及杂质，晒干或阴干。

【产地】 淫羊藿主产陕西、山西、四川、安徽等地。箭叶淫羊藿主产湖北、浙江、四川。柔毛淫羊藿主产四川。朝鲜淫羊藿主产辽宁。

【产销简述】 淫羊藿为临床常用中药材。除供临床和制剂使用外，还用作提取物的原料。淫羊藿提取物在中药制剂和保健品中的应用越来越广泛。药材年需求量约5000吨。野生或栽培。供求平衡。

【商品规格等级】 均为统货。

【质量特性】

1. 感官特征

（1）淫羊藿　三出复叶，小叶片卵圆形，长3～8cm，宽2～6cm；先端微尖，顶生小叶基部心形，两侧小叶较小，偏心形，外侧较大，呈耳状，边缘具黄色刺毛状细锯齿；上表面黄绿色，下表面灰绿色，主脉7～9条，基部有稀疏细长毛，细脉两面突起，网脉明显；小叶柄长1～5cm。叶片近革质。气微，味微苦。

（2）箭叶淫羊藿　三出复叶，小叶片长卵形至卵状披针形，长4～12cm，宽2.5～5cm；先端渐尖，两侧小叶基部明显偏斜，外侧呈箭形。下表面疏被粗短伏毛或近无毛。叶片革质。

（3）柔毛淫羊藿　叶下表面及叶柄密被绒毛状柔毛。

（4）朝鲜淫羊藿　小叶较大，长4～10cm，宽3.5～7cm，先端长尖。叶片较薄。

以上商品杂质均不得过3.0%。

2. 鉴别试验　以淫羊藿苷对照品为对照，进行薄层色谱法试验。置紫外光灯（365nm）下检视。供试品色谱中，在与对照品色谱相应的位置上，显相同的暗红色斑点；喷以1%三氯化铝乙醇溶液，再置紫外光灯（365nm）下检视，显相同的橙红色荧光斑点。

3. 理化指标

（1）水分　不得过12.0%。

（2）总灰分　不得过8.0%。

（3）浸出物　醇溶性浸出物（冷浸法）不得少于15.0%。

（4）总黄酮　用紫外-可见分光光度法测定，按干燥品计算，含总黄酮以淫羊藿苷（$C_{33}H_{40}O_{15}$）计，不得少于5.0%。

（5）淫羊藿苷　用高效液相色谱法测定，按干燥品计算，含淫羊藿苷（$C_{33}H_{40}O_{15}$）不得少于0.50%。

【功能主治】 性温，味辛、甘。补肾阳，强筋骨，祛风湿。用于阳痿遗精，筋骨痿软，风湿痹痛，麻木拘挛；更年期高血压。

【用法用量】 6～10g。

【附】巫山淫羊藿 Epimedii Wushanensis Follum

小檗科植物巫山淫羊藿 *Epimedii wushanense* T. S. Ying 的干燥叶。主产陕西、四川等地。小叶片披针形至狭披针形，长9～23cm，宽1.8～4.5cm；先端渐尖或长渐尖，边缘具刺齿，侧生小叶基部的裂片偏斜，内边裂片小，圆形，外边裂片大，三角形，渐尖。下表面被绵毛或秃净。其淫羊藿苷含量低于淫羊藿、箭叶淫羊藿、柔毛淫羊藿或朝鲜淫羊藿。具有补肾阳，强筋骨，祛风湿的功能。用于肾阳虚衰，阳痿遗精，筋骨痿软，风湿痹痛，麻木拘挛，绝经期眩晕。

肉苁蓉
Roucongrong
Cistanches Herba

【来源】 列当科植物肉苁蓉 *Cistanche deserticola* Y. C. Ma 或管花肉苁蓉 *Cistanche tubulosa*（Schrenk）Wight 的干燥带鳞叶的肉质茎。春季苗刚出土时或秋季冻土之前采挖，除去茎尖。切段，晒干。多于春季苗未出土或刚出土时采挖，除去花序，切段，晒干。4～5 月上旬采挖刚出土的肉苁蓉，留小采大。

【产地】 主产于内蒙古、新疆、甘肃、青海等地。以内蒙古、甘肃产质量优，新疆产量大。销全国，并出口。

【产销简述】 肉苁蓉具有补精益肾、壮阳润肠的明显疗效，历来为中医药界所推崇。又因其药性滋而不腻、温而不燥、补而不峻，既可壮阳又可滋阴，素有“沙漠人参”的美称。近年来，紧张的生活、工作节奏导致很多人阴阳失调，肉苁蓉作为补精益肾、滋阴壮阳的要药越来越多地受到人们的青睐。据了解，目前国内外总的需求量大约在 4000 吨（干品）左右，其中国内需求 3000 吨，国外 1000 吨左右。

【商品规格等级】 商品按品种产地分肉苁蓉和管花肉苁蓉两种规格。按产地加工分为甜苁蓉和咸苁蓉两种规格。一般均为统货。

【质量特性】

1. 感官特征

（1）肉苁蓉　呈扁圆柱形，稍弯曲，长 3～15cm，直径 2～8cm。表面棕褐色或灰棕色，密被覆瓦状排列的肉质鳞叶，通常鳞叶先端已断。体重，质硬，微有柔性，不易折断，断面棕褐色，有淡棕色点状维管束，排列成波状环纹。气微，味甜、微苦。

（2）管花肉苁蓉　呈类纺锤形、扁纺锤形或扁柱形，稍弯曲，长 5～25cm，直径 2.5～9cm。表面棕褐色至黑褐色。断面颗粒状，灰棕色至灰褐色，散生点状维管束。

（3）甜苁蓉　枯心不超过 10%。去净芦头，无干梢、杂质、虫蛀、霉变。

（4）咸苁蓉　表面黑褐色，附有盐霜。质柔软，断面黑色或黑绿色，有光泽。

2. 鉴别试验　以松果菊苷、毛蕊花糖苷对照品为对照，进行薄层色谱法试验，置紫外光灯（365nm）下检视。供试品色谱中，在与对照品色谱相应的位置上，显相同颜色的斑点。

3. 理化指标

（1）水分　不得过 10.0%。

（2）*总灰分* 不得过8.0%。

（3）*浸出物* 稀乙醇作浸出物（冷浸法），肉苁蓉不得少于35.0%，管花肉苁蓉不得少于25.0%。

（4）*松果菊苷和毛蕊花糖* 照高效液相色谱法测定。按干燥品计算，肉苁蓉含松果菊苷（$C_{35}H_{46}O_{20}$）和毛蕊花糖（$C_{29}H_{36}O_{15}$）的总量不得少于0.30%；管花肉苁蓉含松果菊苷（$C_{35}H_{46}O_{20}$）和毛蕊花糖（$C_{29}H_{36}O_{15}$）的总量不得少于1.5%。

【功能主治】性温，味甘、咸。补肾阳，益精血，润肠通便。用于肾阳不足，精血亏虚，阳痿不孕，腰膝酸软，筋骨无力，肠燥便秘。

【用法用量】6～10g。

石 斛
Shihu
Dendrobii Caulis

【来源】兰科植物金钗石斛 *Dendrobium nobile* Lindl.、鼓槌石斛 *Dendrobium chrysotorum* Lindl. 或流苏石斛 *Dendrobium imbriatum* Hook. 的栽培品及其同属植物近似种的新鲜或干燥茎。全年均可采收，鲜用者除去根和泥沙；干用者采收后，除去杂质，用开水略烫或烘软，再边搓边烘晒，至叶鞘搓净，干燥。

【产地】主产于四川凉山、甘孜、西昌，广西靖西、凌云、田林，安徽霍山，云南砚山，湖北等地，江南诸省均有分布。销全国各地。习惯认为金钗石斛主产于广西靖西者为最佳。

【产销简述】石斛是目前国内近百种药品和保健品的必备原料，我国市场需求量每年均在1000吨以上，而且逐年呈上升趋势。

【商品规格等级】商品有鲜石斛和石斛两类。石斛因品种及加工方法的不同，规格较为复杂，按其来源分为环草石斛、黄草石斛、马鞭石斛、金钗石斛、耳环石斛等。环草石斛按其色泽及软硬程度分3个等级；马鞭石斛按其粗细分为小马鞭石斛统货、大马鞭石斛统货；黄草石斛按其长短粗细分为黄草节统货、小黄草统货、大黄草统货；金钗石斛统货；鲜石斛统货。

1. 环草石斛

一等：色金黄，身细坚实，柔软，横直纹如蟋蟀翅脉，无白色，无芦头、须根、杂质。

二等：与一等基本相同，但部分质地较硬。

三等：色黄，条较粗，身较硬，无芦头、须根，无杂质。

2. 马鞭石斛

小马鞭石斛：条粗3mm以内。色黄结实，无枯死草，无芦头、须根，无霉变。

大马鞭石斛：条粗超过3mm，其余同小马鞭石斛。

3. 黄草石斛

黄草节：足干，色黄结实，切面灰白色。不捶破，无枯死草，无芦头、须根，无霉变，条长1.5cm左右，直径5mm以内。

小黄草：与黄草节基本相同，条长30cm左右，条粗3mm以内。

大黄草：与黄草节基本相同，条长30cm以上。

4. 金钗石斛 足干，色黄，无须根，无枯死草，不捶破，无霉变。

5. 鲜石斛 全株色鲜艳，无枯死草，无腐烂茎叶，无泥沙及杂质。

【质量特性】

1. 感官特征

（1）*鲜石斛* 呈圆柱形或扁圆柱形，长约30cm，直径0.4～1.2cm。表面黄绿色，光滑或有纵纹，节明显，色较深，节上有膜质叶鞘。肉质多汁，易折断。气微，味微苦而回甜，嚼之有黏性。

（2）*金钗石斛* 呈扁圆柱形，长20～40cm，直径0.4～0.6cm，节间长2.5～3cm。表面金黄色或黄中带绿色，有深纵沟。质硬而脆，断面较平坦而疏松。气微，味苦。

（3）*鼓槌石斛* 呈粗纺锤形，中部直径1～3cm，具3～7节。表面光滑，金黄色，有明显凸起的棱。质轻而松脆，断面海绵状。气微，味淡，嚼之有黏性。

（4）*流苏石斛* 呈长圆柱形，长20～150cm，直径0.4～1.2cm，节明显，节间长2～6cm。表面黄色至暗黄色，有深纵槽。质疏松，断面平坦或呈纤维性。味淡或微苦，嚼之有黏性。

2. 鉴别试验

（1）*金钗石斛* 以石斛碱对照品为对照，进行薄层色谱法试验，喷以碘化铋钾试液。供试品色谱中，在与对照品色谱相应的位置上，显相同颜色的斑点。

（2）*鼓槌石斛* 以毛兰素对照品为对照，进行薄层色谱法试验，喷以10%硫酸乙醇溶液，在105℃加热至斑点显色清晰。供试品色谱中，在与对照品色谱相应的位置上，显相同颜色的斑点。

（3）*流苏石斛等* 以石斛酚对照品为对照，进行薄层色谱法试验，喷以10%硫酸乙醇溶液，在105℃加热至斑点显色清晰。供试品色谱中，在与对照品色谱相应的位置上，显相同颜色的斑点。

3. 理化指标

（1）*水分* 干石斛不得过12.0%。

（2）*总灰分* 干石斛不得过5.0%。

（3）*石斛碱* 照气相色谱法测定，按干燥品计算，金钗石斛含石斛碱（$C_{16}H_{25}NO_2$）不得少于0.40%。

（4）*毛兰素* 照高效液相色谱法测定，按干燥品计算，鼓槌石斛含毛兰素（$C_{18}H_{22}O_5$）不得少于0.030%。

【功能主治】性微寒，味甘。益胃生津，滋阴清热。用于阴伤津亏，口干烦渴，食少干呕，病后虚热，目暗不明。

【用法用量】6～12g，鲜品15～30g。入复方宜先煎，单用可久煎。

铁皮石斛
Tiepishihu
Dendrobii Officmalis Caulis

【来源】兰科植物铁皮石斛 *Dendrobium officinale* Kimura et Migo 的干燥茎。11月至翌年3月采收，除去杂质，剪去部分须根，边加热边扭成螺旋形或弹簧状，烘干；或切成段，干燥或低温烘干，前者习称“铁皮枫斗”（耳环石斛）；后者习称“铁皮石斛”。

【产地】主产于广西、贵州、云南、湖南、四川。主要供出口，国内销浙江、上海。江南诸省均有分布，销全国各地。耳环石斛产于湖北老河口者为最佳。

【产销简述】铁皮石斛被冠以“仙草”称号，在滋阴补虚的疗效之外，在防癌抗癌、补精、补血、调节人体阴阳平衡等方面也有神奇功效，具有极大的药用价值，据统计我国每年以石斛为原料的药品、保健品产值超过百亿元，市场需求量每年均在1000吨以上，而且逐年呈上升趋势。目前国内市场年供应量不到200吨，导致石斛的市场售价非常昂贵。

【商品规格等级】分“铁皮枫斗”（耳环石斛）和“铁皮石斛”两种规格，其中铁皮枫斗分3个等级。

一等品：足干，螺旋形紧贴，2～4个旋纹，身细结实。全部具“龙头凤尾”，黄绿色或金黄色，无杂质，无霉变。

二等品：足干，螺旋形稍松不紧贴，2～4个旋纹，身稍粗较结实，其余同一级。

三等品：螺旋形较松散不紧贴，身粗不甚结实，不具“龙头凤尾”，其余同一级。

【质量特性】

1. 感官特征

（1）铁皮枫斗　呈螺旋形或弹簧状。通常为2～6个旋纹，茎拉直后长3.5～8cm，直径0.2～0.4cm。表面黄绿色或略带金黄色，有细纵皱纹，节明显，节上有时可见残留的灰白色叶鞘；一端可见茎基部留下的短须根。质坚实，易折断，断面平坦，灰白色至灰绿色，略角质状。气微，味淡，嚼之有黏性。

（2）铁皮石斛　呈圆柱形的段，长短不等。

2. 鉴别试验　以铁皮石斛对照药材为对照，进行薄层色谱法试验，喷以三氯化铝试液，在105℃烘约3分钟，置紫外光灯（365nm）下检视。供试品色谱中，在与对照药材色谱相应的位置上，显相同颜色的荧光斑点。

3. 理化指标

（1）甘露糖与葡萄糖峰面积比　取葡萄糖对照品适量，精密称定，加水制成每1ml

含 50μg 的溶液，作为对照品溶液。精密吸取 0.4ml，按高效液相法测定，供试品色谱中，甘露糖与葡萄糖的峰面积比应为 2.4～8.0。

（2）浸出物　乙醇浸出物（热浸法）不得少于 6.5%。

（3）多糖　用硫酸苯酚法测定，按干燥品计算，含铁皮石斛多糖以无水葡萄糖（$C_6H_{12}O_6$）计，不得少于 25.0%。

（4）甘露糖　照高效液相色谱法测定，按干燥品计算，含甘露糖（$C_6H_{12}O_6$）应为 13.0%～38.0%。

【功能主治】性微寒，味甘。益胃生津，滋阴清热。用于热病津伤，口干烦渴，胃阴不足，食少干呕，病后虚热不退，阴虚火旺，骨蒸劳热，目暗不明，筋骨痿软。

【用法用量】6～12g。

第九节　藻菌地衣类药材商品

一、藻菌地衣类药材商品概述

藻、菌及地衣类药材是指来源于藻类（algae）、菌类（fungi）和地衣类（lichenes）植物的药材。藻类、菌类、地衣类植物称为低等植物（lower plant）或无胚植物，其主要共同特点有：在形态上无根、茎、叶的分化，在组织构造上一般无组织分化，无中柱和胚胎。

藻类植物又称原植体植物（thallophytes），全球约 3 万种。据《中华本草》记载，药用藻类达 50 余种，多数来源于真核藻类的绿藻门（如石莼 *Ulva lactuca* L.、孔石莼 *Ulva pertusa* Kjellm.）、红藻门［如鹧鸪菜 *Caloglossa leprieurii*（Mont.）J. Ag.、海人草 *Digenea simplex*（Wulf.）C. Ag.］和褐藻门［如昆布 *Ecklonia kurome* Okam.、海蒿子 *Sargassum pallidum*（Turn.）C. Ag.］植物，少数来源于原核藻类蓝藻门（如葛仙米 *Nostoc commune* Vauch）。

菌类与药用关系密切的有细菌门（Bacteriophyta）和真菌门（Eumycota、Mycobionta），药材主要来源于真菌类植物，主要分布在子囊菌纲和担子菌纲，药用的部分主要有子实体（如马勃、灵芝等）、菌核（如猪苓、茯苓、雷丸等）和菌丝体（如虫草发酵菌丝体）。

地衣类中药是指以地衣体入药的一类中药。地衣是藻类和真菌共生的复合体。具有独特的形态、结构、生理和遗传等生物学特性。地衣中共生的真菌绝大多数为子囊菌，少数为担子菌；藻类是蓝藻及绿藻。地衣按形态分为壳状、叶状和枝状地衣，按藻细胞的分布情况，分为同层地衣和异层地衣。常用的地衣类中药有松萝、石耳等。

1. 商品规格等级　根据具体的药材商品来源分为不同的规格等级。

2. 质量要求　从感官特征、鉴别试验、理化指标、卫生指标等方面要求。感官特征要注意藻、菌及地衣类商品药材的特征。主要依据其形状、大小、颜色、表面特征、质地、折断面、气、味等进行鉴别，但重点应观察形状、颜色、表面特征、质地和气味。理化鉴别方法在藻、菌、地衣类中药的鉴别中已逐渐运用，如茯苓中麦角甾醇的含量测定、雷丸中雷丸素的含量测定等。茯苓、猪苓、马勃、雷丸等还可以采用薄层色谱的方法进行鉴别。

3. 包装、贮藏养护 藻、菌及地衣类药材一般容易吸潮、霉变，如茯苓、猪苓等；有的还易潮解，如海藻、昆布等，故应置干燥处保存或密封保存；少数受热易破坏，不能加热烘烤，如雷丸；对于贵重药材，如冬虫夏草，应加强养护，如采用低温贮藏或气调养护等。

藻菌地衣类中药资源开发较为成熟，有饮片、药品、保健食品及其他产品。如冬虫夏草已有保健食品和中成药，雷丸中的雷丸素已制成用于治疗寄生虫的驱虫药，以灵芝为原料的保健品和中成药有孢子粉、灵芝多糖等。藻、菌、地衣类中药目前仍有较好的开发前景。

二、藻菌地衣类药材商品

冬虫夏草
Dongchong Xiacao
Cordyceps

【来源】麦角菌科真菌冬虫夏草 *Cordyceps sinensis*（Berk.）Sacc. 寄生在鳞翅目蝙蝠蛾科昆虫幼虫上的子座及幼虫尸体的复合体。夏初子座出土，孢子未发散时采挖。晒至6~7成干，除去似纤维状附着物及杂质，晒干或低温干燥。

【产地】主产于四川、青海、西藏等省区，甘肃、云南、贵州等省亦产。

【产销简述】冬虫夏草由于生产环境特殊，资源较少，正常年产量30~40吨，最高年份产量为60~70吨。冬虫夏草的价格在20世纪70年代早期约为每千克20元，70年代末维持在每千克36元左右，至80年代末涨至800左右，90年代上涨速度较快，至90年代末已突破1万元，进入21世纪冬虫夏草价格一路飙升，最高的2008年达每千克50万元，之后有所回落，目前维持在每千克8万至45万元不等。冬虫夏草产量与冬虫夏草菌、蝙蝠蛾科昆虫和生产环境密切相关，任何一个环节的破坏，将会给冬虫夏草的产量带来重大影响，如果不加以控制，冬虫夏草资源将有逐渐枯竭的可能。

【商品规格等级】

1. 历史规格 根据冬虫夏草的历史规格，分为炉草、虫草王、散虫草和把虫草。

（1）炉草 产自西藏昌都、青海玉树、四川甘孜州北部，在四川康定（原打箭炉）集散，品质最佳。

（2）虫草王 条大肥壮，每千克2200条以内。

（3）散虫草 统货，每千克4000条以内。

（4）把虫草 散虫草理直，每7~8条用红丝线捆成小把，再捆成50g或100g的长块状。

2. 行业习惯规格 根据冬虫夏草的行业习惯规格，将冬虫夏草分为藏虫草和川虫草。

（1）西藏及青海虫草 条大，虫体粗壮，子座粗短，表面深黄色，分虫草王、散虫草、把虫草。

（2）川虫草 虫体较小，子座较细长，表面黄棕色至黄褐色，原为统货，现按每千克虫草的条数划分等级。

3. 现在市场规格 现在市场按产地分为藏虫草和川虫草两大类商品，各类商品按每千克虫草数量划分为五级。

（1）王中王 每千克含虫草条数 900 条，质量最佳，产量极少。

（2）虫草王 每千克含虫草条数 1000～1400 条。

（3）一级虫草 每千克含虫草条数 1500～1900 条。

（4）二级虫草 每千克含虫草条数 2000～2400 条。

（5）三级虫草 每千克含虫草条数 2500 条以上。

【质量特性】

1. 感官特征 由虫体与从虫头部长出的真菌子座相连而成。虫体似蚕，长 3～5cm，直径 0.3～0.8cm；表面深黄色至黄棕色，有环纹 20～30 个，近头部的环纹较细；头部红棕色；足 8 对，中部 4 对较明显；质脆，易折断，断面略平坦，淡黄白色。子座细长圆柱形，长 4～7cm，直径约 0.3cm；表面深棕色至棕褐色，有细纵皱纹，上部稍膨大；质柔韧，断面类白色。气微腥，味微苦。

2. 理化指标 采用高效液相色谱法测定，本品含腺苷（$C_{10}H_{13}N_5O_4$）不得少于 0.010%。

【功能主治】 性平，味甘。补肾益肺，止血化痰。

【用法用量】 3～9g。

茯 苓
Fuling
Poria

【来源】 多孔菌科真菌茯苓 *Poria cocos*（Schw.）Wolf. 的干燥菌核。野生茯苓常在 7 月至次年 3 月到松林中采挖。人工栽培茯苓于接种后第二年的 7～8 月间采挖。将鲜茯苓堆放在不通风处，用稻草围盖，进行“发汗”，使水分析出，取出放阴凉通风处，待表面干燥后，再行“发汗”。反复数次至现皱纹，内部水分大部散失后，阴干，称为“茯苓个”；鲜茯苓去皮后切片，为“茯苓片”；切成方形或长方形块者为“茯苓块”；中有松根者为“茯神”；皮为“茯苓皮”；去茯苓皮后，有的内部显淡红色者为“赤茯苓”；切去赤茯苓后的白色部分为“白茯苓”。

【产地】主产于湖北、安徽、河南、云南、贵州、四川等省。有栽培与野生两种，栽培者产量较大，以安徽、湖北产量最大，产安徽者称“安苓”；野生者以云南为多，称“云苓”。习惯上认为云苓质优。

【产销简述】茯苓药用已有2000多年历史，自南北朝时期已有栽培记载，至宋代技术基本成熟，20世纪70年代后，由于“菌诱”技术的发明，栽培技术进一步提高，茯苓栽培种植地区不断扩大，产量大增，最高时期达2.4万吨。目前，我国茯苓年产销量约2万吨，主要来源于栽培，其中湖北罗田和安徽岳西为主要产地。

【商品规格】商品分茯苓个、白茯苓、赤茯苓、茯神、茯苓皮。白茯苓根据形状分为白苓片、白茯块、骰方、白碎苓；赤茯苓分为赤苓块、赤碎苓；茯神分为茯神块、茯神木。

1. 茯苓个（个苓）

一等：呈不规则圆球形或块状。表面黑褐色或棕褐色。体坚实、皮细。断面白色。味淡。大小圆扁不分。无杂质、霉变。

二等：呈不规则圆球形或块状。表面黑褐色或棕色。体轻泡、皮粗、质松。断面白色至黄赤色。味淡。间有皮沙、水锈、破伤。无杂质、霉变。

2. 白茯苓

（1）白苓片

一等：薄片。白色或灰白色。质细。毛边（不修边）。厚度为每厘米7片，片面长宽不得小于3cm。无杂质、霉变。

二等：薄片。白色或灰白色。质细。毛边（不修边）。厚度为每厘米5片，片面长宽不得小于3cm。无杂质、霉变。

（2）白苓块　统货。为茯苓去净外皮切成扁平方块。白色或灰白色。厚度0.4～0.6cm之间，长度4～5cm，边缘苓块，可不成方形。间有1.5cm以上的碎块。无杂质、霉变。

（3）骰方　统货。为茯苓去净外皮切成立方形块。白色。质坚实。长、宽、厚在1cm以内，均匀整齐。间有不规则的碎块，但不超过10%。无粉末、杂质、霉变。

（4）白碎苓　统货。为加工茯苓时的白色或灰白色的大小碎块或碎屑。无粉末、杂质、虫蛀、霉变。

3. 赤茯苓

（1）赤苓块　统货。为茯苓去净外皮切成扁平方块。赤黄色。厚度0.4～0.6cm之间，长度4～5cm，边缘苓块，可不成方形。间有1.5cm以上的碎块。无杂质、霉变。

（2）赤碎苓　统货。为加工茯苓时的赤黄色大小碎块或碎屑，均属此等。无粉末、杂质、虫蛀、霉变。

4. 茯神

（1）茯神块　统货。为茯苓去净外皮切成扁平方形块。色泽不分，每块含有松木心。厚度0.4～0.6cm，长宽4～5cm。木心直径不超过1.5cm。边缘苓块，可不成方形。间有1.5cm以上的碎块，无杂质、霉变。

(2) 茯神木　统货。为茯苓中间生长的松木，多为弯曲不直的松根，似朽木状。色泽不分，质松体轻。每根周围必须带有2/3的茯苓肉。木杆直径最大不超过2.5cm。无杂质、霉变。

5. 茯苓皮　统货。为长条形，形状大小不一。外面棕褐色至黑褐色，内面白色或淡棕色，体软质松，略具弹性。无杂质、霉变。

【质量特性】

1. 感官特征

(1) 茯苓个　呈类球形、椭圆形、扁圆形或不规则团块，大小不一。外皮薄而粗糙，棕褐色至黑褐色，有明显的皱缩纹理。体重，质坚实，断面颗粒性，有的具裂隙，外层淡棕色，内部白色，少数淡红色，有的中间抱有松根。气微，味淡，嚼之黏牙。

(2) 茯苓块　为去皮后切制的茯苓，呈立方块状或方块状厚片，大小不一。白色、淡红色或淡棕色。

(3) 茯苓片　为去皮后切制的茯苓，呈不规则厚片，厚薄不一。白色、淡红色或淡棕色。

2. 鉴别试验

(1) 化学定性　取本品粉末少量，加碘化钾碘试液1滴，显深红色。

(2) 薄层色谱　以对照药材作对照，按薄层色谱法试验，以2%的香草醛-乙醇溶液显色，供试品色谱中，在与对照药材色谱相应的位置上，显相同颜色的斑点。

3. 理化指标

(1) 水分　不得过18.0%。

(2) 总灰分　不得过2.0%。

(3) 浸出物　稀乙醇浸出物（热浸法）不得少于2.5%。

【功能主治】性平，味甘、淡。利水渗湿，健脾，宁心。

【用法用量】10～15g。

第十节　树脂及其他类药材商品

一、树脂及其他类药材商品概述

（一）树脂类药材商品概述

树脂类中药，多指以树脂为主要成分的植物体内的正常代谢产物或割伤后的分泌产物入药的一类中药。多为二萜烯和三萜烯的衍生物组成的混合物。根据其主要组成特点，将树脂化学成分概括为四类。①树脂酸类：树脂酸（resin acids）是具有一个或几个羟基及羧基、分子量大、构造复杂的不挥发性成分。大多游离存在，能溶于碱性水溶液形成肥皂样的乳液。如松香中含有90%以上的树脂酸（松香酸），是二萜烯酸类；乳香中含有大量乳香酸，是三萜烯酸类。②树脂醇类：分为树脂醇和树脂鞣醇两类。树脂醇（resinols）是含有醇性羟基的无色物质，遇三氯化铁试液不显颜色反应；树脂鞣醇（resino tannols）含酚性羟基，分子量较大，遇三氯化铁试液则显鞣质样蓝色反应。它们在树脂中呈游离状态或与芳香酸结合成酯存在。③树脂酯类：树脂酯（resin esters）是树脂醇或鞣醇与树脂酸或芳香酸化合而成的酯。芳香酸在树脂中亦有游离存在的，有的具有与氢氧化钾的醇溶液共热而皂化的性质。④树脂烃类：树脂烃（resenes）多为倍半萜烯及多萜烯的衍生物或其氧化产物。具有化学性质相对稳定，不溶于碱、不被水解和氧化，不导电等特性，是一类与光线、空气、水分或一般化学试剂长久接触均不起变化的高分子环状化合物。

1. 商品规格等级 树脂类中药通常为统货，少数依据来源、形状、加工方法等划分不同规格。

2. 质量要求 感官特征除注意观察药材的形状、大小、颜色、表面特征、质地、破碎面、气味等性状特征外，由于此类中药理化性质特殊，通常不溶于水或吸水膨胀，部分或完全溶于碱溶液，易溶于大多数有机溶剂，加热至一定温度则软化而后熔融，燃烧时常发生浓烟，并有特殊的香气或臭气，将其乙醇溶液蒸干后则成薄膜状物质，此性质可用于区分水浸膏和树胶类。树脂类中药在质量评价过程中，除根据性状特征和定性反应鉴定外，一般还需要通过物理或化学测定方法对其品质的优良度和纯净度进行评价，如溶解度、浸出物、灰分、杂质以及树脂的酸价、皂化价、碘价、醇不溶物、香脂酸等。在此基础上，还要对其所含的有效成分或主要指标性成分进行定量检查，用以控制中药质量。

3. 包装、贮藏养护 树脂类中药一般均具有特殊的气味，容易散失气味和氧化，通常塑料袋装后入木箱、木盒、金属盒、瓶等容器包装。应密封，置于阴凉干燥处保存，注意防火、防热。

（二）其他类药材商品概述

其他类中药是指从属性看，不属于本教材上述分类范围内收载的中药。从来源来看，主要包括四种类型：①由植物体的某一部分或间接使用植物的某些制品为原料，经过不同的加工处理所得到的产品，如冰片、芦荟、青黛等。②蕨类植物的成熟孢子，如海金沙。③植物器官因昆虫的寄生而形成的虫瘿，如五倍子。④植物体分泌或渗出的非树脂类混合物，如天竺黄。

1. 商品规格等级 此类中药常依据来源、形状等划分不同规格，但多为统货。

2. 质量要求 此类药材感官特征一般应注意其形状、大小、颜色、表面特征、质地、断面、气味、水试及火试现象等性状特征。少数中药可采用显微鉴别法，如海金沙、五倍子等。理化鉴别法较为常用，尤其对一些加工品，如青黛、芦荟、冰片等，可依据其有效成分或主要的指标性成分的理化性质进行定性鉴别和质量评价。在质量评价过程中，此类药材商品除根据经验评价方法外，一般还要进行水分、灰分、重金属盐、砷盐或不挥发性物质等检查。在此基础上，还要对其所含的有效成分或主要指标性成分进行定量检查，用以控制中药质量。

3. 包装、贮藏养护　由于此类中药来源较为复杂，依据其性质特点，多采用塑料袋、纸袋、玻璃瓶等密封，置于阴凉干燥处保存。

二、树脂及其他类药材商品

血　竭
Xuejie
Sanguis Draconis

【来源】棕榈科植物麒麟竭 *Daemonorops draco* Bl. 果实渗出的树脂经加工制成。麒麟竭果实外密被鳞片，果实成熟时，由鳞片间分泌红色树脂，几乎将鳞片全部覆盖，此时采集成熟的果实，充分晒干后，加贝壳同入笼中强力振摇，松脆的树脂块即脱落，筛去果实鳞片等杂质，树脂用布包裹，入热水中软化成团，取出放冷即为"原装血竭"。取原装血竭，加入辅料（达玛树脂、原白树脂等）经加工后，得"加工血竭"。

【产地】主产于印度尼西亚、苏门答腊及马来西亚等国。

【产销简述】全国每年进口约10吨，近年市场上一直紧缺，价格成倍上涨。

【商品规格等级】根据血竭的加工方法，将血竭分为原装血竭（血竭花）和加工血竭两种规格。

1. 原装血竭　呈扁圆形、圆形或不规则形，轻重不一。表面铁黑色或黑红色，常附有因摩擦而成的红粉，质硬而脆，断面具光泽或无光泽而粗糙，黑红色，研成粉末血红色。气微，味淡。

2. 加工血竭　呈类圆四方形或方砖形，表面常盖有商标金印，底部平圆，顶端有加工成型而形成的折皱。表面暗红色或黑红色，有光泽，附有因摩擦而成的红粉。质硬而脆，断面红色，稍具光泽，粉末砖红色。气微，味淡。嚼之有砂粒感。

【质量特性】

1. 感官特征　本品略呈类圆四方形或方砖形，表面暗红，有光泽，附有因摩擦而成的红粉。质硬而脆，破碎面红色，研粉为砖红色。气微，味淡。在水中不溶，在热水中软化。

2. 鉴别试验

（1）火试　取本品粉末，置白纸上，用火隔纸烘烤即熔化，但无扩散的油迹，对光照视呈鲜艳的红色。以火燃烧则产生呛鼻的烟气。

（2）薄层色谱　以血竭对照药材、血竭素高氯酸盐对照品为对照，进行薄层色谱试验。供试品色谱中，在与对照药材色谱和对照品色谱相应的位置上，显相同的橙色斑点。

3. 理化指标

（1）总灰分　不得过6.0%。

（2）检查松香　本品石油醚提取液，加入新配制的0.5%醋酸铜，振摇后，静置分层，石油醚层不得显绿色。

（3）醇不溶物　取本品粉末约2g，精密称定，置于已知重量的滤纸筒中，置索氏提取器内，加乙醇200～400ml，回流提取至提取液无色，取出滤纸筒，挥去乙醇，于105℃干燥4小时，精密称定，计算，不得过25.0%。

（4）血竭素　用高效液相色谱法测定，药材按干燥品计算，含血竭素（$C_{17}H_{14}O_3$）不得少于1.0%。

【功能主治】性平，味甘、咸。活血定痛，化瘀止血，生肌敛疮。用于跌打损伤，心腹瘀痛，外伤出血，疮疡不敛。

【用法用量】研末，1～2g，或入丸剂。外用研末撒或入膏药用。

冰　片（附：艾片、天然冰片、龙脑冰片）
Bingpian
Borneolum Syntheticum

【来源】用樟脑、松节油等经化学方法合成的结晶，习称“合成冰片”或“机制冰片”，为商品冰片的主要来源。

【产地】主要由上海、广州、南京、湖南、天津等地生产。

【产销简述】目前市场所售商品主要是化学方法合成的加工品，可进行工业化生产，已成为商品主流，因而价格稳定。

【商品规格】商品均为统货。

【质量特性】

1. 感官特征　为无色透明或白色半透明的片状松脆结晶；气清香，味辛、凉；具挥发性，点燃发生浓烟，并有带光的火焰。

2. 鉴别试验

（1）取本品10mg，加乙醇数滴使溶解，加新制的1%香草醛硫酸溶液1～2滴，即显紫色。

（2）取本品3g，加硝酸10ml，即产生红棕色的气体，待气体产生停止后，加水20ml，振摇，滤过，滤渣用水洗净后，有樟脑臭。

3. 理化指标

（1）pH值　取本品2.5g，研细，加水25ml，振摇，滤过，分取滤液2份，每份10ml，一份加甲基红指示液2滴，另一份加酚酞指示液2滴，均不得显红色。

（2）不挥发物　本品蒸发后，干燥至恒重，遗留残渣不得过0.035%。

（3）水分　本品10%的石油醚溶液应澄清，不应含水分而导致浑浊。

（4）樟脑　用气相色谱法检测，含樟脑（$C_{10}H_{16}O$）不得过0.50%。

（5）龙脑　用气相色谱法测定，含龙脑（$C_{10}H_{18}O$）不得少于55.0%。

4. 卫生指标

（1）重金属　按药典相关方法测定，重金属总量不得过百万分之五。

（2）砷盐　按药典相关方法测定，砷不得过百万分之二。

【功能主治】性微寒，味辛、苦。开窍醒神，清热止痛。用于热病神昏、惊厥，中风痰厥，气郁暴厥，中恶昏迷，胸痹心痛，目赤，口疮，咽喉肿痛，耳道流脓。

【用法用量】0.15～0.3g，入丸散用。外用研粉点敷患处。孕妇慎用。

【附】

1. 艾片（Aipian）l－Borneolum　别名左旋龙脑，为菊科植物艾纳香 *Blumea balsamifera*（L.）DC. 的新鲜叶经提取加工制成的结晶。秋季采收新鲜艾纳香叶片进行蒸馏，冷却得灰白色粉状物，经压榨去油得到“艾粉”，再经提炼成块状结晶，劈削成片状即得。主产于广东、海南岛、广西桂林、贵州等地。主要成分为左旋龙脑（1－borneol）。并含少量的桉油精、左旋樟脑、倍半萜醇等。感官特征：白色半透明稍厚的片状、块状或颗粒状结晶，直径约5～15mm，厚约2～3mm。质略硬而脆，手捻不易碎。具清香气，味辛、凉，具挥发性。点燃烧时有浓黑烟，无残迹遗留。鉴别试验：以龙脑对照品为对照，进行薄层色谱法试验。喷以1%香草醛硫酸溶液，105℃加热至斑点显色清晰，供试品色谱中，在与对照品色谱相应的位置上，显相同颜色的斑点。理化指标：①异龙脑（$C_{10}H_{18}O$）：不得过5.0%；②樟脑（$C_{10}H_{16}O$）：气相色谱法检测，不得过10.0%。③龙脑含量测定：用气相色谱法测定，药材按干燥品计算，含左旋龙脑以龙脑（$C_{10}H_{18}O$）计，不得少于85.0%。其他同冰片。

2. 天然冰片（Tianranbingpian）Borneolum　别名右旋龙脑，为樟科植物樟 *Cinnamomum camphora*（L.）presl. 的新鲜枝、叶经提取加工制成。主产于浙江、江苏、江西及安徽等地。主要成分为右旋龙脑（d－borneol）。感官特征：白色结晶性粉末或片状结晶。气清香、味辛、凉，具有挥发性。点燃时有浓烟，火焰呈黄色。鉴别试验：以右旋龙脑对照品为对照，进行薄层色谱法试验。喷以1%香草醛硫酸溶液，105℃加热至斑点显色清晰，供试品色谱中，在与对照品色谱相应的位置上，显相同颜色的斑点。理化指标：①薄层色谱法检测，不得含异龙脑；②樟脑：气相色谱法检测，不得过3.0%；③右旋龙脑含量测定：用气相色谱法测定，药材按干燥品计算，含右旋龙脑不得少于96.0%。其他同冰片。

3. 龙脑冰片　为龙脑香科植物龙脑香 *Dryobalanops aromatica* Gaertn. f. 树干经水蒸气蒸馏所得结晶，习称“龙脑冰片”或“梅片”。主产于印度尼西亚。为类白色至淡灰棕色半透明片状、块状或颗粒状结晶。质松脆，手捻易碎并挥散。气清香，味清凉，嚼之慢慢融化。主要成分为右旋龙脑。由于资源问题，目前基本没有商品生产。

上述三种商品同冰片一样，也均为统货。

第十一章　动物类药材商品

动物类药材商品是指将动物体的整体或某一部分、动物的生理或病理产物、动物体的某一部分的加工品等供药用的一类中药材。

第一节　动物类药材商品简介

一、动物类药材商品分类及品种

古代动物类药材的分类是根据动物的表面特征、习性的某些特点或药用部位进行分类，如《唐本草》把动物药分为人、兽、禽、虫、鱼5部；《本草纲目》将动物药由虫到兽、从无脊椎到脊椎、由低等动物到高等动物再到人类，分为虫、鳞、介、禽、兽、人6部，部下又分条目。这种排列次序和分类方法，体现了当时动物药分类已具有了进化论思想，后逐渐使用了自然分类法。现代动物的分类主要是根据动物细胞的分化、胚层的形成、体腔的有无、对称的形式、体节的划分、骨骼的性质、附肢的特点，以及器官系统的发生和发展等基本特征，并参照了地质学上关于地层的划分等资料，划分为若干动物类群。在动物分类学上，设立了很多的等级或阶元，用以表示各种动物间类似的程度和亲缘关系的远近。这些等级单位是将若干相近似的物种归并在一起，称为属，又将一些相近似的属归并在一起，称为科，再将若干科并为目，若干目并为纲，若干纲并为门，门是动物界最高的分类等级，这样从上至下则为界、门、纲、目、科、属、种，形成了一个科学的动物分类系统。

目前，在动物分类系统中，与药用有关的动物主要分布在10个门，它们是（由低等动物到高等动物）：原生动物门（Protozoa）、多孔动物门（Porifera）、腔肠动物门（Coelenterata）、扁形动物门（Platyhelminthes）、线形动物门（Nemathelminthes）、环节动物门（Annelida）、软体动物门（Mollusca）、节肢动物门（Arthropoda）、棘皮动物门（Echinodermata）和脊索动物门（Chordata）。药用动物种类较多的有脊索动物门、节肢动物门和软体动物门，其次是环节动物门、棘皮动物门、腔肠动物门和多孔动物门。

作为动物药材商品来源的药用动物有415科861属1561种。其中脊椎动物占药用动物种类的62%，具有较大优势。爬行动物是药用动物中较重要的类型，蛇类又是爬行动物中最大的种群，其中五步蛇（蕲蛇）、银环蛇（金钱白花蛇）、乌梢蛇等为主要品种。哺乳动物中梅花鹿、马鹿等均为名贵种类。

二、动物类药材商品的化学成分简介

近十余年来，对动物药活性成分的研究得到了迅速的发展，如从蟾酥中分离出二十余种蟾毒配基，其中脂蟾毒配基兼有升压、强心、兴奋呼吸等作用；从胆汁中发现的鹅去氧胆酸、熊去氧胆酸有溶解胆结石的作用；从斑蝥等昆虫中提取的斑蝥素有抑制癌细胞分裂的作用等。由于动物药化学成分复杂，大多为高分子有机化合物，分离、分析难度较植物药大，但其生物活性物质多，活性强、临床疗效高、显效快。药用动物的活性成分可概括为以下几类。

1. 蛋白质及其水解产物　主要包括：①氨基酸：如地龙的解热作用与其游离氨基酸含量成正比；紫河车（人胎盘）的氨基酸提取物对白细胞减少有一定效果；牛黄的牛磺酸有刺激胆汁分泌和降低眼压作用。②动物肽毒：大多是动物的防御物质，其中蛇毒、蜂毒、水蛭素已试用于临床。如眼镜蛇毒主要用于晚期转移癌痛、神经痛、风湿性关节痛、偏头痛等顽固性疼痛；蜂毒肽有强溶血作用和表面活性，能阻碍肌肉神经间的传导；水蛭素具有抗凝血作用等。③酶：五谷虫胰蛋白酶、肠肽酶有助消化作用；从蝮蛇毒中分出的以精氨酸酶为主的无菌酶制剂（蝮蛇抗栓酶注射液）对于脑血栓及血栓闭塞性动脉炎有效。④糖蛋白：在动物中普遍存在，如圆蛤中的蛤素具有抗肿瘤、抗病毒活性；中华大蟾蜍的糖蛋白具有强心利尿作用等。

2. 生物碱类化合物　有咯烷类、吡啶类、吲哚类等多种类型。如乌贼墨的主要成分黑色素有止血作用；地龙的次黄嘌呤有抗组胺、平喘、降压作用；河豚卵巢中的河豚毒素毒性极强，其局麻能力为可卡因的16000倍，并有松弛肌肉痉挛、减轻晚期癌痛的作用。

3. 甾类化合物　这类成分在药用动物中分布广泛，具生物活性的较多，如性激素、胆汁酸、蟾毒、蜕皮素及甾体皂苷等。属于性激素或性信息素的有紫河车中的黄体酮、鹿茸中的雌酮、海狗肾中的雄甾酮等。动物胆汁中发现的胆汁酸有近百种，常见的有胆酸、去氧胆酸、猪去氧胆酸、鹅去氧胆酸等。去氧胆酸解痉作用明显，熊去氧胆酸、鹅去氧胆酸能溶解胆结石，已应用于临床。昆虫蜕皮激素以促蜕皮激素为代表，甲壳蜕皮激素以蜕皮甾酮为代表，这些昆虫蜕皮激素有促进人体蛋白质合成，排除体内胆甾醇，降低血脂和抑制血糖上升等作用。蟾毒配基的衍生物统称蟾毒，主要存在于蟾蜍属动物，其中蟾蜍灵、脂蟾毒配基有强心作用。棘皮动物海参纲及海星纲几乎均含皂苷，如梅花参中的梅花参素A、B，刺参中的刺参素A、B、C，以及多棘海盘车中的海星皂苷等，这些皂苷能抑制癌细胞的生长，并有抗菌、增强白细胞吞噬的功能。

4. 萜类化合物　鲨鱼肝所含鲨烯是杀菌剂；海绵属动物含有的环烯醚萜类成分有抗白色黏球菌作用等。

5. 酮类、酸类化合物　麝香中的麝香酮、灵猫香中的灵猫香酮等不仅供药用，也是高级香料。一些含羧基的成分，如地龙中的花生四烯酸有解热作用，且为前列腺素的前体；蜂王浆中的王浆酸有抗菌、抗肿瘤作用等。

第二节　动物类药材商品

一、动物类药材商品概述

动物类中药是指以动物的全体或某一部分为药用部位的药材及其炮制品。包括动物的全体，如土鳖虫、蜈蚣等；除去内脏的干燥全体，如地龙、蛤蚧等；动物体的某一部分，包括角、茸、骨骼、皮甲、贝壳、内脏器官，如鹿茸、豹骨、龟甲、石决明、熊胆、成分等；生理产物，如麝香、蟾酥、蝉蜕等；病理产物，如牛黄、马宝等；排泄物，如蚕砂、五灵脂等；加工品，如阿胶等。

1. 商品规格等级　动物类中药常依据来源、加工方法等划分规格，依据形状、颜色、长度、重量等划分等级。质量相似的药材为统货。

2. 质量要求　主要也是从药材的感官特征、鉴别试验、理化指标、卫生指标等方面要求。动物类药材的感官特征一般应注意形态、大小、颜色、表面特征、质地、断面、气味、水试和火试现象等。其中，完整的动物体（主要为昆虫、蛇类及鱼类等）应侧重对其形态特征进行观察；蛇类要注意鳞片的特征；角类应注意其类型，角质角还是骨质角，洞角还是实角，有无骨环等；骨类应注意骨的解剖面特点；分泌物类应注意气味、颜色等；贝壳类应注意形状、大小、外表面的纹理颜色。动物类中药含有大量的蛋白质及其水解产物，可采用聚丙烯酰胺凝胶蛋白电泳法（polyacrylamide gel electrophoresis，PAGE）、蛋白质等电点检测法或蛋白质运动黏度法进行鉴别。特别值得一提的是，PCR 技术目前已广泛应用于生命科学的各个领域，被认为是 21 世纪最有实用价值的生物技术之一。DNA 分子遗传标记技术目前已被用于龟甲、鳖甲等的鉴定，由于该项技术是利用作为遗传信息直接载体的 DNA 分子为鉴定依据，因此对中药品种进行更深入和客观的鉴定研究具有重大意义。动物类中药一般应进行水分、灰分测定和杂质检查，部分中药可进行还原糖的含量测定和膨胀度的测定等。还可利用现代理化或仪器分析方法，分析动物中药中的信息物质组分，对部分动物药如蜂蜡、虫白蜡等，还应测定其熔点、溶解度、酸值、皂化值等，用以控制该药的内在质量。

3. 包装、贮藏养护　动物类药材由于富含蛋白质和脂肪，极易虫蛀和霉变，通常采用木箱或硬纸箱包装，内衬防潮油纸，密封。有的需用金属盒包装；易虫蛀的中药可置石灰缸内，30℃以下保存；贝壳类常用袋装；贵重药如牛黄应置玻璃瓶内密封；珍珠用软纸包好，放玻璃瓶或瓷瓶内。动物类药材一般应置阴凉干燥处，防蛀，防霉，防变色；数量少时，可与花椒等辛辣的药材共贮藏。

二、动物类药材商品

珍 珠
Zhenzhu
Margarita

【来源】珍珠贝科动物马氏珍珠贝 *Pteria martensii*（Dunker）、蚌科（Unionidae）动物三角帆蚌 *Hyriopsis cumingii*（Lea）或褶纹冠蚌 *Cristaria plicata*（Leach）等双贝壳类动物受刺激形成的珍珠。前一种习称“天然珍珠”，后两种习称“淡水珍珠”。

【产地】马氏珍珠贝所产的珍珠称海珠，天然和人工培养均有；主产于广东廉江，广西合浦、北海，海南及台湾；销全国并出口，其产量仅次于日本而居世界第二位。三角帆蚌和褶纹冠蚌所产的珍珠称淡水珠，多为人工培养；主产于浙江、江苏、江西、湖南等省；销全国并出口，占世界珍珠产量的95%以上，居世界首位。

养殖珍珠根据珍珠形成的原理，通常将外套膜做成小切片，插入贝体外套膜内外表皮之间的结缔组织中，然后将贝体放入水域中养殖，促使形成珍珠。三角帆蚌手术操作方便，产珠质量较好；褶纹冠蚌产珠质量稍差，但产珠量大。

【产销简述】马氏珍珠贝为世界上应用历史较早的海水育珠的贝类。我国广东、广西沿海都有分布。三角帆蚌分布于江西、湖北、湖南、江苏、浙江、安徽、山东、河北等地，是我国主要的淡水育珠蚌。褶纹冠蚌分布于全国各地湖泊、江河和池塘。天然珍珠主产于广西合浦、广东廉州、海南、浙江、上海等沿海地区，传统以合浦所产珍珠量大质佳，以“南珠”之称名扬海内外，为道地药材；淡水珍珠主产于安徽的芜湖、宣城、南陵，江苏，黑龙江等地，国外多产于印度、日本、锡兰、墨西哥等地。销全国各地。

由于我国珍珠出口仍以原珠为主，价格相对低廉，珍珠销售总额只占全世界贸易的10%左右。目前，珍珠饰品的主要消费地是日本和欧美发达国家，虽然中国原珠和珍珠饰品的出口量已经占到全球总产量的90%以上，但是大部分是以原珠供应日本或珍珠串等半成品的方式经由香港深加工，另有部分直接分销到全球。

【商品规格等级】商品根据来源分为天然珍珠和淡水珍珠。药用以淡水珍珠为主，通常分为4等。

一等：圆球形或近圆球形，重量在0.05g以上，表面自然玉白色（或彩色），全身细腻光滑，显闪耀珠光。

二等：圆球形、近圆球形、半圆形，大小不分，色较次于一等，表面自然玉白色（或彩色），全身细腻光滑，显闪耀珠光。

三等：圆球形、近圆球形、半圆形、馒头形、长圆形、腰箍形（腰鼓形），大小不分，表面玉白色、浅粉红色、浅黄色、浅橙色、浅紫色，全身光滑，有皱纹，显珠光。

四等：半圆形、长形、腰箍形、馒头形，大小不分，全身基本光滑，显有珠光，表面颜色不分，有细皱纹或微沟纹。

五等：不规则形，大小不分，珠身有明显皱纹或沟纹，全身有珠光。

生珠、污珠、附壳珠、僵珠、嫩珠不收购。

【质量特性】

1. 感官特征 呈类球形、长圆形、卵圆形或棒形，直径 1.5～8mm。表面类白色、浅粉红色、浅黄绿色或浅蓝色，半透明，平滑或微有凹凸，具特有的彩色光泽。质地坚硬，破碎面可见层纹。气微，味淡。

2. 鉴别试验

（1）取本品粉末，加稀盐酸，即产生大量气泡，滤过，滤液显钙盐的鉴别反应。

（2）取本品，置紫外光灯（365nm）下观察，显浅蓝紫色或亮黄绿色荧光，通常环周部分较明亮。

【功能主治】性寒，味甘、咸。安神定惊，明目消翳，解毒生肌。主要用于惊悸失眠、惊风癫痫、目生云翳、疮疡不敛等。

【用法用量】0.1～0.3g，多入丸散用。外用适量。

全　蝎
Quanxie
Scorpio

【来源】钳蝎科动物东亚钳蝎 *Buthus martensii* Karsch 的干燥体。春末至秋初捕捉，除去泥沙，置沸水或沸盐水中，煮至全身僵硬，捞出，置通风处，阴干。

【产地】主产于河南、山东，前者习称“南全蝎”，后者习称“东全蝎”；河北、安徽、浙江、江苏、湖北等地亦产。河南禹县、鹿邑产者质佳，山东产量最大。野生或饲养。销全国并出口。

【产销简述】全蝎为常用药，全国年需求量约 120 吨。我国产蝎的省份较少，野生资源仅占总量需求的 20% 左右，且由于过度捕捉，全蝎野生资源大幅下降，因此人工养蝎前景广阔。全蝎市场价格一直居高，且较稳定。

【商品规格等级】根据加工方法不同分为淡全蝎和咸全蝎。一般均为统货。

1. 淡全蝎 又称清水蝎。体稍饱满，部分肚瘪。体轻，质脆，味淡。表面一般均有光泽。

2. 咸全蝎 又称盐全蝎。体多干瘪，背部常有抽沟。干燥者全身各部位常附有白色盐霜，质重，硬脆，易折断。

【质量特性】

1. 感官特征 头胸部与前腹部呈扁平长椭圆形，后腹部呈尾状，皱缩弯曲，完整者体长约6cm。头胸部呈绿褐色，前面有1对短小的螯肢和1对较长大的钳状脚须，形似蟹螯，背面覆有梯形背甲，腹面有足4对，均为7节，末端各具2爪钩；前腹部由7节组成，第7节色深，背甲上有5条隆脊线。背面绿褐色，后腹部棕黄色，6节，节上均有纵沟，末节有锐钩状毒刺，毒刺下方无距。气微腥，味咸。

2. 理化指标 用热浸法测定，稀乙醇作溶剂，醇溶性浸出物含量不得少于20.0%。

【功能主治】性平，味辛；有毒。息风镇痉，通络止痛，攻毒散结。用于肝风内动，痉挛抽搐，小儿惊风，中风口㖞，半身不遂，破伤风，风湿顽痹，偏正头痛，疮疡，瘰疬。

【用法用量】3～6g。孕妇禁用。

蜂 蜜
Fengmi
Mel

【来源】蜜蜂科昆虫中华蜜蜂 *Apis cerana* Fabr. 或意大利蜜蜂 *Apis mellifera* L. 所酿的蜜。春至秋季采收，滤过。

【产地】全国大部分地区均产。

【产销简述】蜂蜜为常用的保健食品，目前国内年产量约为25万～30万吨，年出口量为8万～10万吨。随着我国居民生活水平的逐渐提高以及人口老龄化程度的扩大，蜂蜜的国内需求将不断增长。

【商品规格等级】根据蜂蜜颜色、状态、味道及蜜源花种，将蜂蜜分为四个等级：一等蜜、二等蜜、三等蜜和等外蜜。

（1）一等蜜　蜜源花种：荔枝、龙眼、柑橘、椴树、槐花、紫云英、荆条花等。颜色：水白色、白色、浅琥珀色。状态：透明，黏稠的液体或结晶体。味道：滋味甜润，具有蜜源植物特有的花香味。

（2）二等蜜　蜜源花种：油菜、枣花、葵花、棉花等。颜色：黄色、浅琥珀色、琥珀色。状态：透明，黏稠的液体或结晶体。味道：滋味甜，具有蜜源植物特有的香味。

（3）三等蜜　蜜源花种：乌桕等。颜色：黄色、浅琥珀色、深琥珀色。状态：透明或半透明状黏稠液体或结晶体。味道：味道甜，无异味。

（4）等外蜜　蜜源花种：荞麦、桉树等。颜色：深琥珀色、深棕色。状态：半透明状黏稠液体或结晶体，混浊。味道：味道甜，有刺激味。

注：凡在同等蜜中混入低等蜜时，按低等蜜定。

【质量特性】

1. 感官特征 为半透明、带光泽、浓稠的液体，白色至淡黄色或橘黄色至黄褐色，放久或遇冷渐有白色颗粒状结晶析出。气芳香，味极甜。

2. 理化指标

（1）酸度检查　取本品10g，加新沸过的冷水50ml，混匀，加酚酞指示液2滴与氢氧化钠液（0.1mol/L）4ml，应显粉红色，10秒内不消失。

（2）淀粉、糊精检查　取本品适量，加水10ml，加热煮沸，放冷，加碘试液1滴，不得显蓝色、绿色、红褐色。

（3）吸收度测定　取本品适量，在284nm和336nm的波长处测定吸收度，其吸收度差不得大于0.34。

（4）相对密度　照韦氏比重秤法测定，相对密度应在1.349以上。

（5）还原糖　不得少于64.0%。

【功能主治】性平，味甘。补中，润燥，止痛，解毒；外用生肌敛疮。用于脘腹虚痛，肺燥干咳，肠燥便秘；解乌头类药毒；外治疮疡不敛，水火烫伤。

【用法用量】15~30g。

鹿　茸
Lurong
Cervi Cornu Pantotrichum

【来源】鹿科动物梅花鹿 *Cervus nippon* Temminck 或马鹿茸 *Cervus elaphus* Linnaeus 的雄鹿未骨化密生茸毛的幼角，前者习称“花鹿茸”，后者习称“马鹿茸”。一般分锯茸和砍茸两法。锯茸：雄鹿从第三年开始锯茸，每年可采收1~2次。每年采2次者，第一次在清明后45~50天，习称“头茬茸”，第二次约在立秋前后，习称“二茬茸”。每年采一次者，约在7月下旬，锯时将鹿用绳子拖离地面，迅速将茸锯下，伤口敷七厘散或玉真散，贴上油纸，放回鹿舍。锯下之茸，须立即加工。洗去茸毛上不洁物，并挤去一部分血液，将锯口部用线绷紧，缝成网状，另在茸根钉上巾钉，缠上麻绳。然后固定于架上，置沸水中反复烫3~4次，每次15~20秒，使茸内血液排出，至锯口处冒白沫，嗅之有蛋黄气味为止，全部过程约需2~3小时。然后晾干。次日再烫数次，风干或烤干。烤时悬在烘架上。以70℃~80℃之无烟炭火为宜，烤约2~3小时后，取出晾干再行风干及修整。砍茸：适用于生长6~10年的老鹿。一般在6~7月采收。先将鹿头砍下，再将鹿茸连脑盖骨锯下，刮除残肉、筋膜，绷紧脑皮，然后将鹿茸固定于架上，如上法反复用沸水烫，烫的时间较锯茸为长，约需6~8小时，烫后掀起脑皮，将脑骨浸煮1小时，彻底挖净筋肉，再用沸水烧烫脑皮至7~8成熟，再阴干及修整。

【产地】花鹿茸主产东北长白山区。吉林东林、双阳、辉南，辽宁西丰、益平，北京、天津等地。马鹿茸主产东北长白山区，大、小兴安岭，内蒙古，新疆，青海，四川及云南。东北产者习称“东马鹿茸”，质优，西北产者习称“西马鹿茸”。

【产销简述】鹿茸为我国东北地区的特产，产量丰富。除内销外，主要出口日本、韩国、朝鲜、东南亚等地。随着养鹿业的快速发展，鹿茸及其系列产品（鹿血、鹿鞭、鹿胎、鹿角、鹿角霜等）的产量与日俱增，超过了新西兰、澳大利亚。年产量突破800吨。但目前市场存在部分产品不符合质量标准，同行业无序竞争等问题，亟须相关法律法规的出台。

【商品规格等级】根据鹿茸的来源、产地及加工方法，将鹿茸分为如下商品规格等级。

1. 梅花鹿茸（即花鹿茸）　分为四个规格十个等级。

（1）二杠锯茸

一等：体呈圆柱形，具有八字分岔一个，大挺、门桩相称，短粗嫩壮，顶头钝圆。皮毛红棕或棕黄色，锯口黄白色，有蜂窝状细孔，无骨化圈。不拧嘴，不抽沟，无破皮、悬皮、乌皮，不存折，不臭，每支重85g以上。

二等：存折不超过一处，虎口以下稍显棱纹。每支重65g以上。其余同一等。

三等：枝杆较瘦。悬皮、乌皮、破皮不露茸，存折不超过两处，虎口以下有棱纹。每支重65g以上，其余同一等。

四等：兼有独挺、怪角。不符合一、二、三等者，均属此等。

（2）三岔锯茸

一等：体呈圆柱形，具分岔两个。挺圆茸质松嫩，嘴头饱满。皮毛红棕或棕黄色，无乌皮（黑皮茸除去外），不抽沟，不拧嘴，无破皮、悬皮、存折，无怪角。下部稍有纵棱筋，骨豆不超过茸长的30%。每支重250g以上。

二等：存折不超过一处，空走纵棱筋长不超过2cm，骨豆不超过茸长的40%，每支重200g以上。其余同一等。

三等：条杆稍瘦，茸质嫩。稍有破皮不露茸，存折不超过一处，纵棱筋、骨豆较多。每支重150g以上。其余同一等。

四等：体畸形或怪角，顶端不窜尖，皮毛色乌暗，凡不符合一、二、三等者，均属此等。

（3）初生茸　统货。体呈圆柱形，圆头质嫩，锯口有蜂窝状细孔，无骨化、不臭、无虫蛀。

（4）再生茸　统货。体呈圆柱形，兼有独挺，圆头质嫩。锯口有蜂窝状细孔，无骨化、不臭、无虫蛀。

2. 马鹿茸　分为两个规格和八个等级。

（1）锯茸

一等：体呈枝岔、类圆柱形。皮毛灰黑色或灰黄色。枝干粗壮，嘴头饱满，皮嫩的三岔、莲花、人字等茸，无骨豆，不拧嘴，不偏头，无破皮、不发头、无骨折，不臭、无虫蛀。每支重275～450g。

二等：质嫩的四岔茸嘴头不超过13cm，骨豆不超过主干长度的5%。破皮长度不超过3.3cm。

三等：体呈枝岔、类圆柱形，皮毛灰黑或灰黄色。嫩五岔和三岔老茸。骨豆不超过主干长度的60%，破皮长度不超过4cm，不窜尖。

四等：体呈枝岔、圆柱形或畸形，皮毛灰黑或灰黄色，老五岔、老毛杠、老再生茸。破皮长度不超过4cm。

五等：茸皮不全的老五岔、老毛杆、老再生茸。

（2）锯血茸

一等（A级）：不臭，无虫蛀，无骨化，茸内充分含血，分布均匀，肥嫩上冲的莲花、三岔茸。不偏头，不抽沟，无破皮，不畸形。主枝及嘴头无折伤，茸头饱满，不空、不瘪。每支重不低于500g。

二等（B级）：不足一等的莲花、三岔茸及肥嫩的四岔、人字茸。每支重300g以上。

三等（C级）：不足一、二等的莲花、三岔茸、四岔茸及肥嫩的畸形茸。每支重不低于250g。

【质量特性】

1. 感官特征

（1）花鹿茸　呈圆柱状分枝，具一个分枝者习称“二杠”，主枝习称“大挺”，长17～20cm，锯口直径4～5cm，离锯口约1cm处分出侧枝，习称“门庄”，长9～15cm，直径较大挺略细。外皮红棕色或棕色，多光润，表面密生红黄色或棕黄色细茸毛，上端较密，下端较疏；分岔间具1条灰黑色筋脉，皮茸紧贴。锯口黄白色，外围无骨质，中部密布细孔。具两个分枝者，习称“三岔”，大挺长23～33cm，直径较二杠细，略呈弓形，微扁，枝端略尖，下部多有纵棱筋及突起疙瘩；皮红黄色，茸毛较稀而粗。体轻。气微腥，味微咸。

二茬茸与头茬茸相似，但挺长而不圆或下粗上细，下部有纵棱筋。皮灰黄色，茸毛较粗糙，锯口外围多已骨化。体较重。无腥气。

（2）马鹿茸　较花鹿茸粗大，分枝较多，侧枝一个者习称“单门”，二个者习称“莲花”，三个者习称“三岔”，四个者习称“四岔”或更多。按产地分为“东马鹿茸”和“西马鹿茸”。

东马鹿茸“单门”大挺长25～27cm，直径约3cm。外皮灰黑色，茸毛灰褐色或灰黄色，锯口面外皮较厚，灰黑色，中部密布细孔，质嫩；“莲花”大挺长可达33cm，下部有棱筋，锯口面蜂窝状小孔稍大；“三岔”皮色深，质较老；“四岔”茸毛粗而稀，大挺下部具棱筋及疙瘩，分枝顶端多无毛，习称“捻头”。

西马鹿茸，大挺多不圆，顶端圆扁不一，长30～100cm。表面有棱，多抽缩干瘪，分枝较长且弯曲，茸毛粗长，灰色或黑灰色。锯口色较深，常见骨质。气腥臭，味咸。

2. 鉴别试验

（1）化学定性　取本品粉末0.1g，加水4ml，加热15分钟，放冷，滤过，取滤液1ml，加茚三酮试液3滴，摇匀，加热煮沸数分钟，显蓝紫色；另取滤液1ml，加10%氢氧化钠溶液2滴，摇匀，滴加0.5%硫酸铜溶液，显蓝紫色。

（2）薄层色谱　以鹿茸对照药材、甘氨酸对照品为对照，进行薄层色谱法试验。喷以2%茚三酮丙酮溶液，在105℃加热至斑点显色清晰，供试品色谱中，在与对照药材色谱相应的位置上，显相同颜色的主斑点；在与对照品色谱相应的位置上，显相同颜色的斑点。

【功能主治】 性温，味甘、咸。壮肾阳，益精血，强筋骨，调冲任，托疮毒。用于阳痿滑精，宫冷不孕，神疲，羸瘦，畏寒，眩晕耳鸣，耳聋，腰脊冷痛，筋骨痿软，崩漏带下，阴疽不敛。

【用法用量】 1～2g，研末冲服。

牛 黄
（附：人工牛黄、体外培育牛黄、培植牛黄）
Niuhuang
Bovis Calculus

【来源】 牛科动物牛 *Bos taurus domesticus* Gmelin 的干燥胆结石，习称“天然牛黄”。宰牛时发现牛黄应立即取出，用卫生纸包好，放入灯心草或丝通草内阴干，切忌风吹，日晒，以防碎裂或变色，影响质量。取自胆囊的习称“胆黄”或“蛋黄”；取自于胆管及肝管的习称“肝黄”或“管黄”。

【产地】 全国各地屠宰场均有生产。全年有产。主产于北京，河北，天津，新疆乌鲁木齐市、伊犁，青海，西藏昌都地区，内蒙古包头、呼和浩特，河南洛阳、南阳，广西百色、宜山，甘肃岷县、卓尼，陕西西安、宝鸡，江苏南京，上海等地，以西北、西南、东北等地产量较大，销往全国。国外主产于印度、加拿大、阿根廷、乌拉圭等地。

【产销简述】 牛黄为珍稀物种，长期以来市场紧缺，用药量大，价格昂贵。现多用人工牛黄替代天然牛黄用于中成药开发，但目前仍处于供不应求状态。人工牛黄成本低、制造方便，很大程度上满足了日常用药需求，但人工牛黄始终无法真正替代天然牛黄，无论在有效成分、结构还是药效上都有较大差距。此外，市场上掺假造假的现象十分普遍，有待整治。

【商品规格等级】 按产地不同分京牛黄（北京、内蒙一带者）、东牛黄（东北地区者）、西牛黄（西北及河南一带者）、金山牛黄（加拿大、阿根廷等国者）、印度牛黄（印度产）。按其出处和形状不同又分胆黄和管黄2种。以胆黄质量为佳，常分1～2等。

一等：呈卵形、类球形或三角形。表面金黄色或黄褐色，有光泽。质松脆。断面棕黄色或金黄色，有自然形成层。气清香，味微苦甜。大小块不分，间有碎块。

二等：呈管状或胆汁渗入的各种块黄，表面黄褐色或棕褐色，断面棕褐色。

【质量特性】

1. 感官特征 本品多呈卵形、类球形、三角形或四方形，大小不一，直径0.6～3（4.5）cm，少数呈管状或碎片。表面黄红色至棕黄色，有的表面挂有一层黑色光亮的薄膜，习称“乌金衣”，有的粗糙，具疣状突起，有的具龟裂纹。体轻，质酥脆，易分层剥落，断面金黄色，可见细密的同心层纹，有的夹有白心。气清香，味苦而后甘，有清凉感，嚼之易碎，不粘牙。

2. 鉴别试验

（1）挂甲　取本品少量，加清水调和，涂于指甲上，能将指甲染成黄色，习称“挂甲”。

（2）薄层色谱　①以胆酸对照品、去氧胆酸对照品为对照，照薄层色谱法试验，以异辛烷－乙酸乙酯－冰醋酸（15:7:5）为展开剂展开，取出，晾干，喷以10%硫酸乙醇溶液，在105℃加热至斑点显色清晰，置紫外光灯（365nm）下检视。供试品色谱中，在与对照品色谱相应的位置上，显相同颜色的荧光斑点。②以胆红素对照品为对照，照薄层色谱法试验，以环己烷－乙酸乙酯－甲醇－冰醋酸（10:3:0.1:0.1）为展开剂展开，取出，晾干。供试品色谱中，在与对照品色谱相应的位置上，显相同颜色的斑点。

3. 理化指标

（1）水分　不得过9.0%。

（2）总灰分　不得过10.0%。

（3）游离胆红素　取本品粉末10mg，精密称定，置50ml量瓶中，加三氯甲烷30ml，微温，放冷，加三氯甲烷至刻度，摇匀，滤过，取续滤液，照紫外－可见分光光度法，在453nm波长处测定吸光度，不得过0.70。

（4）胆酸、胆红素　照薄层色谱法测定，含胆汁酸（$C_{24}H_{40}O_5$）不得少于4.0%。照紫外－可见分光光度法测定，含胆红素（$C_{33}H_{36}N_4O_6$）不得少于35.0%。

【功能主治】性凉，味甘。清心、豁痰、开窍、凉肝、息风、解毒。用于热病神昏、中风痰迷、惊痫抽搐、癫痫发狂，咽喉肿痛、口舌生疮、痈肿疔疮。

【用法用量】0.15～0.35g，多入丸散用。外用适量，研末敷患处。孕妇慎用。

【附】

1. 人工牛黄（Bovis Calculus Artifactus）　由牛胆粉、胆酸、猪去氧胆酸、牛磺酸、胆红素、胆固醇、微量元素等加工制成。

2. 体外培育牛黄（Bovis Calculus Sativus）　以牛科动物牛 *Bos taurus domesticus* Gmelin的新鲜胆汁作母液，加入去氧胆酸、胆酸、复合胆红素钙等制成。

3. 培植牛黄（Cultural Calculus Bovis）　为牛科动物牛 *Bos taurus domesticus* Gmelin的活体胆囊中培植的干燥胆结石。

羚羊角
Lingyangjiao
Saigae Tataricae Cornu

【来源】牛科动物赛加羚羊 *Saiga tatarica* Linnaeus 雄兽的角。一年四季均可猎获。春季猎得色青微黄，秋季羚羊脱皮而色莹白。严冬季节常因受霜雪、烈风袭击而致角的表面出现裂纹、品质较次。猎取羚羊后，将其角从基部割下即可。

【产地】 主产于新疆北部靠近俄罗斯的博乐、温泉等地。目前国内产量甚少，大部分需从俄罗斯进口。

【产销简述】 本品始载于《神农本草经》，列为中品。历代本草均有收载。皆为野生。但赛加羚羊为动物保护品种，禁止捕猎，市场有个别流通，属非法经营，国家正加大打击力度以保护该物种的安全，药源十分紧缺。

【商品规格等级】 根据羚羊角形状大小及加工方法，将羚羊角分为大枝羚羊角、小枝羚羊角、老角（老劈柴、例山货）、羚羊角尖和羚羊角粉。

（1）大枝羚羊角 角长15～25cm，最大者约30cm，每枝重约200～250g，底部直径3cm，角肉丰满，表面类白色，有光泽，常有8～18个环脊，质嫩无裂纹，近尖端有血丝，中下段角内有骨塞，为羚羊角之佳品。

（2）小枝羚羊角 角较短小而壮满，长约10～15cm，重30～180g，环脊约10个。

（3）老角（老劈柴、例山货） 系大枝羚羊角年久枯萎或死后遗留于山中的死角、亦有大、小枝之分，呈死灰色或黄褐色，多骨塞，质次。

（4）羚羊角尖 为锯片时剩下之尖部，效力最强，品质最佳。

（5）羚羊角粉 为磨研成粉末，用瓶盛装。

【质量特性】

感官特征 呈长圆锥形，略呈弓形弯曲，长15～33cm；类白色或黄白色，基部稍呈青灰色。嫩枝对光透视有“血丝”或紫黑色斑纹，光润如玉，无裂纹，老枝则有细纵裂纹。除尖端部分外，有10～16个隆起环脊，间距约2cm，用手握之，四指正好嵌入凹处。角的基部横截面圆形，直径3～4cm，内有坚硬质重的角柱，习称“骨塞”，骨塞长约占全角的1/2或1/3，表面有突起的纵棱与其外面角鞘内的凹沟紧密嵌合，从横断面观，其结合部呈锯齿状。除去“骨塞”后，角的下半段成空洞，全角呈半透明，对光透视，上半段中央有一条隐约可辨的细孔道直通角尖，习称“通天眼”。质坚硬。气微，味淡。

【功能主治】 性寒，味咸。平肝息风，清肝明目，散血解毒。用于高热惊痫、神昏痉厥、子痫抽搐等症。

【用法用量】 1～3g，宜另煎2小时以上；磨汁或研粉服，每次0.3～0.6g。

第十二章　矿物类药材商品

矿物类药材是指由地质作用形成的天然单质、化合物或由天然矿物加工而成的一类中药。矿物药类药材主要包括：①可供药用的天然矿物（朱砂、炉甘石、石膏等）；②以矿物为原料的加工品（密陀僧、轻粉、芒硝等）；③动物或动物骨骼的化石（龙骨、龙齿、石燕等）。

第一节　矿物类药材商品简介

一、矿物类药材商品分类及品种

矿物的分类方法很多。在矿物学发展过程中，主要有以下几种分类方法：①根据化学成分的分类方法：这种分类方法是以矿物的化学成分分析为依据而做出的。由于化学成分是组成矿物的物质基础，因而作为大类和类的划分依据，这种分类方法有其重要的意义。②根据晶体化学的分类方法：凡同一类（或亚类）中具有相同晶体结构类型的矿物归为一个族。由于晶体化学分类方法把矿物的化学成分与其内部结构联系起来，阐明了这二者与矿物的形态、物理性质等之间的关系，因此这种分类方法是目前通用的矿物分类方法。③根据地球化学的分类方法：以元素的地球化学特征为依据的地球化学分类。由于地球化学在阐述某些矿物的共生组合规律和地球化学特征上有其独特之处，因而这种分类也具有一定的意义。④根据成因的分类方案：以矿物成因为依据的一种分类方法。

矿物药类药材商品的分类是以矿物中所含的主要成分为依据进行分类的，通常根据矿物所含的阴离子或阳离子的种类进行分类。①按阳离子的种类进行分类：一般分汞化合物类：如朱砂、轻粉等；铁化合物类：如自然铜、赭石等；铅化合物类：如密陀僧、铅丹等；铜化合物类：如胆矾、铜绿等；铝化合物类：如白矾、赤石脂等；砷化合物类：如雄黄、信石等；镁化合物类：如滑石等；钙化合物类：如石膏、寒水石等；钠化合物类：如硼砂等；其他类：如炉甘石、硫黄等。②按阴离子的种类进行分类：将朱砂、雄黄、自然铜等归为硫化合物类；石膏、芒硝、白矾归为硫酸盐类；磁石、赭石、信石归为氧化物类；炉甘石、鹅管石归为碳酸盐类；轻粉归为卤化物类。《中国药典》（2010 年版）采用此法进行分类。

矿物药是中药资源的重要组成部分。全国主要的药用矿物有12类80种。常用品种有滑石、石膏、朱砂、雄黄等。

二、矿物类药材商品的化学成分简介

矿物药类药材商品的化学成分除少数是自然元素以外，绝大多数是自然化合物，大部分是固体，少数是液体如水银（Hg），或气体如硫化氢（H_2S）。主要为无机化合物，如朱砂主含硫化汞（HgS）、自然铜主含二硫化铁（FeS_2）等；有的为含结晶水的化合物，如石膏主含含水硫酸钙（$CaSO_4 \cdot 2H_2O$）、芒硝主含含水硫酸钠（$Na_2SO_4 \cdot 10H_2O$）；少数为单质，如硫黄主含硫（S）。

第二节　矿物类药材商品

一、矿物类药材商品概述

1. 商品规格等级　一般均为统货，少数按加工方法分为一定的规格。

2. 质量要求　从感官特征、鉴别试验、理化指标和卫生指标等方面要求。外形明显的矿物类中药材商品，首先应根据矿物的一般性质观察形状、颜色、条痕、质地、气味等，还应检查其硬度、解理、断口、有无磁性等。

目前仍沿用一般的物理、化学分析方法对矿物类中药材的成分进行定性和定量分析。随着现代科学技术的发展，国内外对矿物类中药材的质量研究已采用了许多快速准确的新技术，主要有以下方法：X射线衍射分析法、热分析法、原子发射光谱分析法、荧光分析法等。矿物类中药材多含有有毒成分。为了保证临床用药安全，必须对有毒矿物药材进行有毒成分限量指标的测定。有毒成分的限量指标一般包括：毒副作用成分含量、重金属、砷盐的含量等。如《中国药典》（2010年版）规定了朱砂要检查其铁盐，雄黄要检查其三氧化二砷，石膏中含砷量不得过百万分之二等等。

3. 包装、贮藏养护　矿物类中药材多为无机物，不易发生生虫、发霉、走油等变质现象，但有的矿物类中药材易发生潮解（咸秋石）、风化（芒硝）、分解（轻粉），有的有毒（信石、砒霜、雄黄、红粉等），有的忌火煅（雄黄、朱砂等），在包装储运、销售和贮藏养护时应注意：①矿物类中药材的贮存量一般较少，要防止光化、氧化以及温度和湿度所引起的变质。②一般可采用容器密封法养护，注意防潮、防高温。③在有毒矿物药材（如信石等）的养护过程中，宜划定仓间或仓位，专柜加锁保管，并专人专账管理。包装容器上必须印有毒药标志。在运输过程中应当采取有效措施，以防止发生事故。

二、矿物类药材商品

朱 砂
Zhusha
Cinnabaris

【来源】硫化物类矿物辰砂族辰砂，主含硫化汞（HgS）。采挖后，选取纯净者，用磁铁吸净含铁的杂质，再用水淘去杂石和泥沙，经水飞法加工制成朱砂粉。

【产地】主产于湖南、贵州、四川等省区。以湖南辰州（沅陵县）产的质量较好，故又有“辰砂”之名。

【产销简述】朱砂全国年产约400吨，出口供应约50吨。

【商品规格等级】一般为统货。常分为朱宝砂、镜面砂、豆瓣砂等规格。

1. 朱宝砂 呈细小颗粒或粉末状，色红明亮，触之不染手。

2. 镜面砂 呈不规则板片状、斜方形或长条形，大小厚薄不一，边缘不整齐，色红而鲜艳，光亮如镜面微透明，质较脆。

3. 豆瓣砂 呈粒状，方圆形或多角形，色暗红或呈灰褐色，质坚，不易碎。

【质量特性】

1. 感官特征 为粒状或块状集合体，呈颗粒状或块片状。鲜红色或暗红色，条痕红色至褐红色，具光泽。体重，质脆，片状者易破碎，粉末状者有闪烁的光泽。气微，味淡。

2. 鉴别试验

（1）取本品粉末，用盐酸湿润后，在光洁的铜片上摩擦，铜片表面显银白色光泽，加热烘烤后，银白色即消失。

（2）取本品粉末2g，加盐酸－硝酸（3∶1）的混合溶液2ml使溶解，蒸干，加水2ml使溶解，滤过，滤液显汞盐与硫酸盐的鉴别反应。

3. 理化指标

（1）铁 取本品1g，加稀盐酸20ml，加热煮沸10分钟，放冷，滤过，滤液置250ml量瓶中，加氢氧化钠试液中和后，加水至刻度。取10ml，照铁盐检查法检查，如显颜色，与标准铁溶液4ml制成的对照液比较，不得更深（0.1%）。

（2）硫化汞 本品含硫化汞（HgS）不得少于96.0%。

【功能主治】性微寒，味甘；有毒。清心镇惊，安神，明目，解毒。用于心悸易惊，失眠多梦，癫痫发狂，小儿惊风，视物昏花，口疮，喉痹，疮疡肿毒。

【用法用量】0.1～0.5g，多入丸散服，不宜入煎剂。外用适量。本品有毒，不宜大量服用，也不宜少量久服；孕妇及肝肾功能不全者禁用。

石　膏
Shigao
Gypsum Fibrosum

【来源】硫酸盐类矿物硬石膏族石膏，主含含水硫酸钙（$CaSO_4 \cdot 2H_2O$）。采挖后，除去杂石及泥沙。

【产地】主产于湖北省应城。

【商品规格】一般为统货。

【质量特性】

1. 感官特征　本品为纤维状的集合体，呈长块状、板块状或不规则块状。白色、灰白色或淡黄色，有的半透明。体重，质软，纵断面具绢丝样光泽。气微，味淡。

2. 鉴别试验　取本品一小块（约2g），置具有小孔软木塞的试管内，灼烧，管壁有水生成，小块变为不透明体。

3. 理化指标　用滴定法测定，含含水硫酸钙（$CaSO_4 \cdot 2H_2O$）不得少于95.0%。

4. 卫生指标

（1）重金属　不得过百万分之十。

（2）砷盐　含砷量不得过百万分之二。

【功能主治】性大寒，味甘、辛。清热泻火，除烦止渴。用于外感热病，高热烦渴，肺热喘咳，胃火亢盛，头痛，牙痛。

【用法用量】15～60g，先煎。

芒　硝
Mangxiao
Natrii Sulfas

【来源】硫酸盐类矿物芒硝族芒硝，经加工精制而成的结晶体。主含含水硫酸钠（$Na_2SO_4 \cdot 10H_2O$）。经风化形成玄明粉。

【产地】主产于河北、天津、山东等省。

【商品规格等级】一般为统货。

【质量特性】

1. 感官特征　本品为棱柱状、长方形或不规则块状及粒状。无色透明或类白色半透明。质脆，易碎，断面呈玻璃样光泽。气微，味咸。

2. 鉴别试验

（1）铁盐与锌盐　取本品5g，加水20ml溶解后，加硝酸2滴，煮沸5分钟，滴加氢氧化钠试液中和，加稀盐酸1ml、亚铁氰化钾试液1ml与适量的水使成50ml，摇匀，放置10分钟，不得发生浑浊或显蓝色。

（2）镁盐　取本品2g，加水20ml溶解后，加氨试液与磷酸氢二钠试液各1ml，5分钟内不得发生浑浊。

3. 理化指标

（1）干燥失重　取本品，在105℃干燥至恒重，减失重量应为51.0%～57.0%。

（2）硫酸钠　按干燥品计算，含硫酸钠（Na_2SO_4）不得少于99.0%。

4. 卫生指标　含重金属不得过百万分之十，含砷量不得过百万分之十。

【功能主治】性寒，味咸、苦。泻下通便，润燥软坚，清火消肿。用于实热积滞，腹满胀痛，大便燥结，肠痈肿痛；外治乳痈，痔疮肿痛。

【用法用量】6～12g，一般不入煎剂，待汤剂煎得后，溶入汤液中服用。外用适量。孕妇慎用；不宜与硫黄、三棱同用。

附录一　《中国药典》(2010年版)一部收载中药材质量标准示例

甘　草
Gancao
GLYCYRRHIZAE RADIX ET RHIZOMA

本品为豆科植物甘草 *Glycyrrhiza uralensis* Fisch.、胀果甘草 *Glycyrrhiza inflata* Bat. 或光果甘草 *Glycyrrhiza glabra* L. 的干燥根和根茎。春、秋两季采挖，除去须根，晒干。

【性状】甘草　根呈圆柱形，长25～100cm，直径0.6～3.5cm。外皮松紧不一。表面红棕色或灰棕色，具显著的纵皱纹、沟纹、皮孔及稀疏的细根痕。质坚实，断面略显纤维性，黄白色，粉性，形成层环明显，射线放射状，有的有裂隙。根茎呈圆柱形，表面有芽痕，断面中部有髓。气微，味甜而特殊。

胀果甘草　根和根茎木质粗壮，有的分枝，外皮粗糙，多灰棕色或灰褐色。质坚硬，木质纤维多，粉性小。根茎不定，芽多而粗大。

光果甘草　根和根茎质地较坚实，有的分枝，外皮不粗糙，多灰棕色，皮孔细而不明显。

【鉴别】（1）本品横切面：木栓层为数列棕色细胞。栓内层较窄。韧皮部射线宽广，多弯曲，常现裂隙；纤维多成束，非木化或微木化，周围薄壁细胞常含草酸钙方晶；筛管群常因压缩而变形。束内形成层明显。木质部射线宽3～5列细胞；导管较多，直径约至160μm；木纤维成束，周围薄壁细胞亦含草酸钙方晶。根中心无髓；根茎中心有髓。

粉末淡棕黄色。纤维成束，直径8～14μm，壁厚，微木化，周围薄壁细胞含草酸钙方晶，形成晶纤维。草酸钙方晶多见。具缘纹孔导管较大，稀有网纹导管。木栓细胞红棕色，多角形，微木化。

（2）取本品粉末1g，加乙醚40ml，加热回流1小时，滤过，弃去醚液，药渣加甲醇30ml，加热回流1小时，滤过，滤液蒸干，残渣加水40ml使溶解，用正丁醇提取3次，每次20ml，合并正丁醇液，用水洗涤3次，弃去水液，正丁醇液蒸干，残渣加甲醇

5ml使溶解，作为供试品溶液。另取甘草对照药材1g，同法制成对照药材溶液。再取甘草酸单铵盐对照品，加甲醇制成每1ml含2mg的溶液，作为对照品溶液。照薄层色谱法（附录Ⅵ B）试验，吸取上述三种溶液各1～2μl，分别点于同一用1%氢氧化钠溶液制备的硅胶G薄层板上，以乙酸乙酯－甲酸－冰醋酸－水（15∶1∶1∶2）为展开剂，展开，取出，晾干，喷以10%硫酸乙醇溶液，在105℃加热至斑点显色清晰，置紫外光灯（365nm）下检视。供试品色谱中，在与对照药材色谱相应的位置上，显相同颜色的荧光斑点；在与对照品色谱相应的位置上，显相同的橙黄色荧光斑点。

【检查】水分 不得过12.0%（附录Ⅸ H第一法）。

总灰分 不得过7.0%（附录Ⅸ K）。

酸不溶性灰分 不得过2.0%（附录Ⅸ K）。

重金属及有害元素 照铅、镉、砷、汞、铜测定法（附录Ⅸ B原子吸收分光光度法或电感耦合等离子体质谱法）测定，铅不得过百万分之五；镉不得过千万分之三；砷不得过百万分之二；汞不得过千万分之二；铜不得过百万分之二十。

有机氯农药残留量 照农药残留量测定法（附录Ⅸ Q有机氯类农药残留量测定）测定，六六六（总BHC）不得过千万分之二；滴滴涕（总DDT）不得过千万分之二；五氯硝基苯（PCNB）不得过千万分之一。

【含量测定】照高效液相色谱法（附录Ⅵ D）测定。

色谱条件与系统适用性试验 以十八烷基硅烷键合硅胶为填充剂，以乙腈为流动相A，以0.05%磷酸溶液为流动相B，按下表中的规定进行梯度洗脱；检测波长为237nm。理论板数按甘草苷峰计算应不低于5000。

时间（分钟）	流动相A（%）	流动相B（%）
0～8	19	81
8～35	19→50	81→50
35～36	50→100	50→0
36～40	100→19	0→81

对照品溶液的制备 取甘草苷对照品、甘草酸铵对照品适量，精密称定，加70%乙醇分别制成每1ml含甘草苷20μg、甘草酸铵0.2mg的溶液，即得（甘草酸重量＝甘草酸铵重量/1.0207）。

供试品溶液的制备 取本品粉末（过三号筛）约0.2g，精密称定，置具塞锥形瓶中，精密加入70%乙醇100ml，密塞，称定重量，超声处理（功率250W，频率40kHz）30分钟，放冷，再称定重量，用70%乙醇补足减失的重量，摇匀，滤过，取续滤液，即得。

测定法 分别精密吸取对照品溶液与供试品溶液各10μl，注入液相色谱仪，测定，即得。

本品按干燥品计算，含甘草苷（$C_{21}H_{22}O_9$）不得少于0.50%，甘草酸（$C_{42}H_{62}O_{16}$）不得少于2.0%。

附录二　中药材商品国家标准示例

甘草（LICORICE）GB/T 19618-2004

前　言

制定本标准的样品采自内蒙古杭锦旗、鄂托克前旗、赤峰以及新疆巴楚县、阿克苏和库尔勒等地，全部是当地野生甘草加工成的商品等级甘草。

制定本部分时，考虑到地域的差异及传统习惯，保留了西甘草及东甘草分等标准，但由于其仅外观分等不一致，内在质量控制指标都一样，故将其归入一个标准中，仅技术要求不同。

1　范围

本标准规定了西甘草、东甘草分等质量标准的术语、技术要求和检验方法等内容。

本标准适用于西甘草、东甘草的加工、收购、调拨和销售。

本标准所指甘草为豆科植物甘草（*Glycyrrhiz uralensis* Fisch）、胀果甘草（*Glycyrrhiza inflate* Bat）及光果甘草（*Glycyrrhiza glabra* L.）干燥根及根茎的加工产品。

2　规范性引用文件

下列文件中的条款通过本标准的引用而成为本标准的条款。凡是注日期的引用文件，其随后所有的修改单（不包括勘误的内容）或修订版均不适用于本部分，然而，鼓励根据本部分达成协议的各方研究是否可使用这些文件的最新版本。凡是不注日期的引用文件，其最新版本适用于本部分。

《中华人民共和国药典》（2000 年版）一部（以下简称《2000 版药典一部》）

3　术语和定义

下列术语和定义适用于本标准。

3.1　条草 high grade licorice

西甘草斩头去尾，单枝直条，长 20～50cm；东甘草单枝顺直条形，不斩头尾，长 40cm 以上。

3.2　草节 festival of the licorice

条草加工中剩余的甘草短节，长 20cm 以下。

3.3 毛草 the small licorice（root ）

西甘草顶端直径≤0.5cm 的小甘草；东甘草芦下 3cm 处，直径≤0.5cm 的圆柱形小甘草。

3.4 疙瘩头 a small knob or head - shaped part on the licorice

加工甘草时砍下的根头。

3.5 统货 gradeless and uniformly – priced licorice

同规格不分等的甘草。

3.6 口径与尾径 head diarneter end diarneter

甘草加工成段的顶端与末端直径。

3.7 断面 section

甘草折断的碴口。

3.8 切口 notch

甘草加工之刀口。

3.9 鼠尾草 the licorice like the rat tail

条草口径与尾径相差过大，形如大头鼠尾。

3.10 须根 fibrous licorice（root）

甘草大根上长出的毛细根。

3.11 杂质 impurity

甘草中夹杂的非药用部分。

3.12 霉变 milden and rot

甘草内部发霉变质（表皮轻微霜霉，去净后不影响疗效者不为霉变）。

3.13 眼圈草 phloem of the licorice

甘草加工后木质部与皮层部分或全部分离。

3.14 黑心草 black core of licorice

切口中心呈黑色的甘草。

3.15 脱皮草 ablate above one third of licorice husk

外皮脱落 1/3 以上的甘草

3.16 放风口 cutting edge

为加快甘草干燥，对粗大条草局部部位切开的刀口。

3.17 伸刀 cutting edge

为顺直条草而切开的刀口。

3.18 黑疤草 black scar of licorice

表面有黑疤的甘草。

3.19 西甘草 west licorice（root）

中国内蒙古西部、新疆、宁夏、陕西、甘肃、青海等省（区）产的商品甘草（俗称西草）。

3.20 东甘草 eastlicorice（root ）

中国东北、内蒙古东部、河北和山西等地所产甘草，一般不斩头尾（俗称东草）。

3.21 等间互混允许 fweight percentage about mixed each other rank licorice

条草中低等级混入相邻高等级或高等级混入相邻低等级的质量百分率。

4 产品分等

4.1 西甘草分为四个规格八个等级。

4.1.1 规格

条草、草节、毛草和疙瘩头。

4.1.2 等级

条草一等、条草二等、条草三等、条草四等、条草统货、草节统货、毛草统货和疙瘩头统货。

4.2 东甘草分为二个规格五个等级。

4.2.1 规格

条草和毛草。

4.2.2 等级

条草一等、条草二等、条草三等、条草统货和毛草统货。

5 要求

5.1 西甘草要求见表1。

表1　西甘草要求

序号	项　目	条　草					草　节	毛　草	疙瘩头
		一等	二等	三等	四等	统货	统货	统货	统货
1	长度(cm)	20~50	20~50	20~50	20~50	20~50	≤20	不分	不分
	口径(cm)	>1.8	>1.2~1.8	>0.9~1.2	>0.5~0.9	0.5~1.8	>0.5	≤0.5	不分
	尾径(cm)	≥1.2	≥0.9	≥0.5	≥0.3	-	-	-	-
	形状	圆柱形,单枝直条						圆柱单条	不规则
	断面	黄白色,粉性							黄白色
	切口	整齐							-
	味道	味甜							味甜
	表面颜色	红棕色　棕黄色或灰棕色							-
	鼠尾草	无	无	无	无	无			
	须根	无	无	无	无	无	无	无	无
	杂质(%)	<0.5	<0.5	<0.5	<0.5	<0.5	<1.0	<1.5	<1.0
	虫蛀	无	无	无	无	无	无	无	无
	霉变	无	无	无	无	无	无	无	无

续表

序号	项目		条草 一等	条草 二等	条草 三等	条草 四等	条草 统货	草节 统货	毛草 统货	疙瘩头 统货
	眼圈草[1)]	眼圈长 圈总长	<1/3	<1/3	<1/3	<1/3	<1/3	—	—	—
		允许量（%）	≤3	≤3	≤3	≤3	≤3	—	—	—
	黑心草[1)]	黑心直径(cm)	<0.32	<0.30	<0.16	<0.10	<0.23	—	—	—
		允许量（%）	≤3	≤3	≤3	≤3	≤3	—	—	—
	黑疤草[1)]	疤面积 总面积	<1/3	<1/3	<1/3	<1/3	<1/3	—	—	—
		允许量（%）	≤5	≤5	≤5	≤5	≤5	—	—	—
	脱皮草[1)]	脱面积: 总面积	<1/3	<1/3	<1/3	<1/3	<1/3	—	—	—
		允许量（%）	≤10	≤10	≤10	≤10	≤10	—	—	—
	放风口[1)]（个/根）		≤3	≤3	无	无	≤3	—	—	—
	伸刀[1)]（刀/根）		≤3	≤3	≤3	无	≤3	—	—	—
	等间互混允许量（%）		≤5	≤5	≤5	≤5	—	—	—	—
2	甘草鉴别试验		应符合《2000版中国药典》一部规定							
3	水分/（%）		≤12.0	≤12.0	≤12.0	≤12.0	≤12.0	≤12.0	≤12.0	≤12.0
4	总灰分（%）		≤7.0	≤7.0	≤7.0	≤7.0	≤7.0	≤7.0	≤7.0	≤7.0
5	酸不溶性灰分（%）		≤2.0	≤2.0	≤2.0	≤2.0	≤2.0	≤2.0	≤2.0	≤2.0
6	甘草酸（%）		≥2.5	≥2.5	≥2.5	≥2.5	≥2.5	≥2.5	≥2.5	≥2.5
7	农药残留（μg/g）	六六六	≤0.05	≤0.05	≤0.05	≤0.05	≤0.05	0.05	≤0.05	≤0.05
		DDT	≤0.01	≤0.01	≤0.01	≤0.01	≤0.01	≤0.01	≤0.01	≤0.01
8	有害元素（μg/g）	Pb	≤0.5	≤0.5	≤0.5	≤0.5	≤0.5	≤0.5	≤0.5	≤0.5
		Cd	≤0.2	≤0.2	≤0.2	≤0.2	≤0.2	≤0.2	≤0.2	≤0.2
		As	≤0.3	≤0.3	≤0.3	≤0.3	≤0.3	≤0.3	≤0.3	≤0.3
		Hg	≤0.1	≤0.1	≤0.1	≤0.1	≤0.1	≤0.1	≤0.1	≤0.1

1）内贸时不检查。

5.2 东甘草要求见表2。

表2　东甘草要求

序号	项　目		条　草				毛草
			一等	二等	三等	统货	统货
1	长度（cm）		>60 占50%以上 30~60 占50%以下	>50 占50%以上 20~50 占50%以下	>40 占50%以上 13~40 占50%以下	13~60	不分
	芦下3cm处直径（cm）		>1.5	>1.0~1.5	>0.5~0.1	>0.5~1.5	≤0.5
	形状		圆柱形，上粗下细，不斩头尾，单枝条顺直				圆柱单条
	断面		黄白色，有粉性				
	味道		味甜				
	表面颜色		紫红色或灰褐色				
	须根		无	无	无	无	无
	枝杈		无	无	无	无	无
	杂质（%）		<0.5	<0.5	<0.5	<0.5	<1.3
	虫蛀		无	无	无	无	无
	霉变		无	无	无	无	无
	无头草（根）（%）		≤5	≤10	≤20	≤10	—
2	甘草鉴别试验		应符合《2000版药典一部》规定				
3	水分（%）		≤12.0	≤12.0	≤12.0	≤12.0	≤12.0
4	总灰分（%）		≤7.0	≤7.0	≤7.0	≤7.0	≤7.0
5	酸不溶性灰分（%）		≤2.0	≤2.0	≤2.0	≤2.0	≤2.0
6	甘草酸（%）		≥2.5	≥2.5	≥2.5	≥2.5	≥2.5
7	农药残（μg/g）	六六六	≤0.05	≤0.05	≤0.05	≤0.05	≤0.05
		DDT	≤0.01	≤0.01	≤0.01	≤0.01	≤0.01
8	有害元素（μg/g）	Pb	≤0.5	≤0.5	≤0.5	≤0.5	≤0.5
		Cd	≤0.2	≤0.2	≤0.2	≤0.2	≤0.2
		As	≤0.3	≤0.3	≤0.3	≤0.3	≤0.3
		Hg	≤0.1	≤0.1	≤0.1	≤0.1	≤0.1

6　检验方法

6.1　外观质量检查

可按《2000版药典一部》附录“药材取样法”取样，按表1中序号1所列项目进行。

6.2　样品

从外观质量检查合格的样品中，随机取样500g，粉碎，过二号筛，充分混匀，装瓶备用（以下称供试品）。

6.3　甘草鉴别试验

可按《2000版药典一部》鉴别项下进行。

6.4 内在质量检查

6.4.1 水分试验

取供试品5g，其他按《2000版药典一部》附录“水分测定法”中“烘干法”进行。

6.4.2 总灰分和酸不溶性灰分试验

取供试品3g，其他按《2000版药典一部》附录“灰分测定法”中总灰分测定法和酸不溶性灰分测定法进行。

6.4.3 甘草酸测定试验

6.4.3.1 仪器

6.4.3.1.1 高效液相色谱仪色谱条件

a）色谱柱：Rp C_{18}柱，10μm，4.6mm（内径），220mm；

b）柱温：室温；

c）流动相：甲醇－水－36%醋酸（71∶28∶1）；

d）流速：1.0ml/min；

e）检测波长：250nm；

f）灵敏度：0.16AUFS；

g）纸速：0.25mm/min；

h）数据处理：外标法峰高定量。

6.4.3.1.2 超声波发生器。

6.4.3.2 试剂

6.4.3.2.1 所用试剂均用0.45μm微孔滤膜滤过并脱气才能使用。

6.4.3.2.2 甲醇：分析纯。

6.4.3.2.3 水：重蒸馏。

6.4.3.2.4 甘草酸单铵盐：由中国药品生物制品检定研究院提供。

6.4.3.2.5 醋酸：分析纯。

6.4.3.2.6 对照品溶液的制备：精密称定甘草酸单铵盐10mg，置50ml量瓶中，用流动相溶解并稀释至刻度，摇匀，即得（每1ml含0.2mg甘草酸单铵盐，折合甘草酸为0.1959mg）。

6.4.3.3 分析步骤

6.4.3.3.1 供试品溶液的制备：取供试品约0.3g，精密称定，置50ml量瓶中，加入流动相45ml，用超声波发生器提取（功率不少于250W，频率不少于20kHz）30分钟，取出，加流动相至刻度，过滤，即得。

6.4.3.3.2 测定：在本实验色谱条件下，精密吸取供试品溶液和对照品溶液各10μl，依次分别注入高效液相色谱仪测定，按外标法的直接比较法，以二者的峰高比计算甘草酸的含量。

6.4.3.4 分析结果计算

甘草中甘草酸含量按式（1）计算。

$$x = \frac{h_1/h_2 \times c \times V \times r \times 0.9797}{m} \times 100\% \cdots\cdots\cdots\cdots (1)$$

式中：

x—甘草中甘草酸含量（%）；

h_1—供试品溶液测得的峰高；

h_2—对照品溶液测得的峰高；

c—对照品溶液浓度，单位为毫克每毫升（mg/ml）；

V—供试品定容体积，单位为毫升（ml）；

r—甘草酸单铵盐（对照品）纯度,%；

0.9797—将甘草酸单铵盐折算成甘草酸的转换系数；

m—称取供试品的量，单位为毫克（mg）。

6.4.4　甘草中六六六、DDT 残留量测定试验

6.4.4.1　仪器

6.4.4.1.1　气相色谱仪色谱条件

a）检测器：ECD；

b）气化室及检测器温度：250℃；

c）色谱柱：Φ3mm ×2m 玻璃柱 OV -17 10%；（80 ~100 目）硅藻土；

d）柱温：200℃；

e）载气：高纯氮气，流速 65ml/min；

f）进样量：2μl；

g）纸速：5mm/min；

h）数据处理：峰面积外标法定量。

6.4.4.1.2　超声波发生器

6.4.4.1.3　全玻璃蒸馏装置

6.4.4.2　试剂

6.4.4.2.1　石油醚：60℃ ~90℃，分析纯，重蒸馏。

6.4.4.2.2　丙酮：分析纯，重蒸馏。

6.4.4.2.3　硫酸：优级纯。

6.4.4.2.4　无水硫酸钠：分析纯，120℃干燥 4 小时。

6.4.4.2.5　环已烷：分析纯，重蒸馏。

6.4.4.2.6　八种有机氯农药对照品：由国家标准物质研究中心提供。

6.4.4.2.7　对照品溶液的制备

6.4.4.2.7.1　对照品贮备溶液的制备：取 α -666、β -666、δ -666、p,p′ -DDE、o,p′ -DDT、p,p′ -DDD 对照品各 10mg，取 p,p′ -DDT 35mg，精密称定，分别置 100ml 量瓶中，先用少量苯溶解，再分别加环已烷稀释至刻度，摇匀，即得。

6.4.4.2.7.2　对照品稀释溶液的制备：分别精密量取 α -666，γ -666 贮备液各 0.1ml；分别精密量取 β -666、δ -666、p,p′ -DDE、p,p′ -DDT 贮备液各 0.5ml；分别精密量

取o,p′-DDT、p,p′-DDD贮备液各1ml，分别置100ml量瓶中，分别用环己烷稀释至刻度，摇匀，即得。

6.4.4.2.7.3 对照品溶液的制备：分别精密量取上述八种对照品稀释溶液各0.1、0.2、0.4、0.6、0.8、1.0ml，分别置10ml量瓶中，分别用环己烷稀释至刻度，摇匀，即得。其浓度见表3。

表3 农药对照品溶液浓度 （单位为微克每毫升）

名称	序号					
	1	2	3	4	5	6
α-666	0.001	0.002	0.004	0.006	0.008	0.010
β-666	0.001	0.002	0.004	0.006	0.008	0.010
δ-666	0.005	0.010	0.020	0.030	0.040	0.050
δ-666	0.005	0.010	0.020	0.030	0.040	0.050
p,p′-DDE	0.005	0.010	0.020	0.030	0.040	0.050
o,p′-DDT	0.010	0.020	0.040	0.060	0.080	0.100
p,p′-DDD	0.010	0.020	0.040	0.060	0.080	0.100
p,p′-DDT	0.0175	0.035	0.070	0.0105	0.140	0.175

6.4.4.3 分析步骤

6.4.4.3.1 供试品溶液的制备

6.4.4.3.1.1 提取：取供试品约10g，精密称定，置50ml具塞锥形瓶中，分别提取三次，各加入4:1（体积比）石油醚:丙酮溶液30ml，10ml，10ml，静置30分钟，再超声提取30分钟，滤过。用15ml石油醚:丙酮混合液分3次洗涤锥形瓶与残渣，合并滤液置分液漏斗中。

6.4.4.3.1.2 净化：在提取液中加入其体积1/10的硫酸，振摇并不断排气，静置分层后，弃去硫酸层。按此步骤纯化3次，使硫酸层无色，用2%硫酸钠水溶液洗去有机相中残存的硫酸，洗涤3次，每次25ml，振摇后静置分层，弃去下层水溶液，用滤纸吸净颈内外水分，将提取液经盛有15g无水硫酸钠的漏斗过滤，用石油醚、丙酮混合液10ml洗涤盛有无水硫酸钠的漏斗3次，洗液并入滤液中，置80℃水浴蒸干，用环己烷溶解残渣，定容到1ml，即得。经上述处理后的样品，测定时出现干扰可再用硫酸处理。

6.4.4.3.2 空白溶液的制备：不加供试品，按6.4.4.3.1“供试品溶液的制备”步骤制备空白溶液。

6.4.4.3.3 测定：在本实验色谱条件下，精密吸取各农药不同浓度的对照品溶液2μl，分别注入气相色谱仪，记录色谱图，并以各农药的浓度对其峰面积绘制标准曲线。

精密吸取供试品溶液和空白溶液各2μl，分别注入气相色谱仪，记录色谱图，并根据供试品溶液和空白溶液中农药的峰面积，从标准曲线上求出其浓度c和c_0，再根据供试品的取用量，计算农药的残留量。

6.4.4.4 分析结果计算

甘草中六六六、滴滴涕残留量按式（2）计算。

$$x = \frac{(c - c_o) \times V}{m} \times 100\% \quad \cdots\cdots (2)$$

式中：

x—甘草中六六六、滴滴涕残留量，单位为微克每克（μg/g）；

c—供试品溶液浓度，单位为微克每毫升（μg/ml）；

c_0—空白溶液浓度，单位为微克每毫升（μg/ml）；

V—供试品定容体积，单位为毫升（ml）；

m—称取供试品的量，单位为克（g）。

6.4.5　甘草中铅的测定试验

6.4.5.1　仪器

6.4.5.1.1　玻璃仪器：所用玻璃仪器均以10%硝酸溶液浸泡24小时以上，用蒸馏水反复清洗，最后用去离子水冲洗晾干后方可使用。

6.4.5.1.2　原子吸收分光光度计（扣背景装置，铅空心阴极灯，石墨炉原子化器）与仪器条件：

a）波长：283.3nm；

b）狭缝：1.3nm；

c）灯电流：7.5mA或按制造厂规定；

d）进样量：10μl；

e）干燥温度：60℃～120℃，20s，120℃保持20s；

f）灰化温度：150℃～400℃，20s，400℃保持10s；

g）原子化温度：2000℃7s；

h）清除温度：2600℃3s。

6.4.5.1.3　消化装置。

6.4.5.2　试剂

6.4.5.2.1　硝酸：优级纯。

6.4.5.2.2　20%硝酸溶液：取硝酸20ml，加去离子水使成100ml，摇匀，即得。

6.4.5.2.3　6mol/L硝酸溶液：取硝酸378ml，加去离子水使成1000ml，摇匀，即得。

6.4.5.2.4　硝酸镁：分析纯。

6.4.5.2.5　无水乙醇：分析纯。

6.4.5.2.6　15%硝酸镁的乙醇溶液：精密称取硝酸镁15g，置100ml量瓶中，加50%乙醇至刻度，摇匀，即得。

6.4.5.2.7　标准铅贮备液：由国家标准物质研究中心提供。

6.4.5.2.8　标准铅溶液的制备：精密量取标准铅贮备液适量，置量瓶中，加去离子水制成每1ml含1.0μg的铅溶液，作为标准铅稀释溶液。

精密量取标准铅稀释溶液0、0.5、1.0、1.5ml，分别置25ml量瓶中，用去离子水稀释至刻度，摇匀，即得1ml含0、0.02、0.04、0.06μg的铅溶液，作为标准铅溶液。

6.4.5.3 分析步骤

6.4.5.3.1 供试品溶液的制备：取供试品约 4g，精密称定，置石英坩锅内，加入 10ml 15% 硝酸镁的乙醇溶液，使供试品全部润湿，放置 30 分钟，置 80℃烘干，移置电热板上缓缓加热（注意：避免燃烧），使之完全炭化，置高温炉内，在 300℃维持 2 小时，升温至 450℃，灰化 4 小时，取出，冷至室温。滴加 20% 硝酸使灰分全部溶解，再置电热板上低温蒸干（注意：防止飞溅），再移入高温炉灰化 2 小时，若仍未完全灰化，可再加 20% 的硝酸的灰化过程，直至完全灰化。取出，冷至室温，加入 6mol/L 硝酸 5ml，置电热板上低温（约 100℃）加热，使灰分完全溶解，冷却后移入 10ml 量瓶中，用少量去离子水洗涤坩锅 3 次，洗液并入量瓶中，用去离子水稀释至刻度，摇匀，静置，取上清液作石墨炉分析（静置时，溶液底部有硅酸盐不溶物沉淀，不影响分析）。

6.4.5.3.2 空白溶液的制备：不加供试品，按 6.4.5.3.1“供试品溶液的制备”方法制备空白溶液。

6.4.5.3.3 测定：在本试验仪器条件下，精密吸取标准铅系列溶液、供试品溶液和空白溶液各 10μl，依次分别注入石墨管中，按原子吸收分光光度法测定各自的吸光度。以标准铅系列溶液浓度（1μl/ml）对应其吸光度绘制标准曲线，并根据所测供试品溶液与空白溶液的吸光度从标准曲线上求出其铅的浓度 c 与 c_0，再据供试品取用量计算铅含量。

6.4.5.4 分析结果计算

甘草中铅含量按式（3）计算：

$$x=\frac{(c-c_0)\times V}{m}\times 100\% \quad \cdots\cdots (3)$$

式中：

x—甘草中铅的含量，单位为微克每克（μg/g）；

c—供试品溶液中铅的浓度，单位为微克每毫升（μg/ml）；

c_0—空白溶液中铅的浓度，单位为微克每毫升（μg/ml）；

V—供试品定容体积，单位为毫升（ml）；

m—供试品的量，单位为克（g）。

6.4.6 甘草中镉的测定试验

6.4.6.1 仪器

6.4.6.1.1 玻璃仪器：所用玻璃仪器均以 10% 硝酸溶液浸泡 24 小时以上，用蒸馏水反复清洗，最后用去离子水冲洗晾干后，方可使用。

6.4.6.1.2 原子吸收分光光度计（扣背影装置，镉空心阴极灯，石墨炉原子化器）与仪器条件：

a）波长：228.8nm；

b）狭缝：1.3nm；

c）灯电流：7.5mA，或按制造厂规定；

d）进样量：10μl；

e）干燥温度：60℃～110℃ 25s，120℃保持15s；

f）灰化温度：150℃～300℃ 20s，400℃保持10s；

g）原子化温度：1800℃ 7s；

h）清除温度：2200℃ 3s。

6.4.6.1.3　消化装置。

6.4.6.2　试剂

6.4.6.2.1　硝酸：优级纯。

6.4.6.2.2　20%硝酸溶液：取硝酸20ml，加去离子水使成100ml，摇匀，即得。

6.4.6.2.3　6mol/L硝酸溶液：取硝酸378ml，加去离子水使成1000ml，摇匀，即得。

6.4.6.2.4　乙醇：分析纯。

6.4.6.2.5　硝酸镁：分析纯。

6.4.6.2.6　15%硝酸镁的乙醇溶液：精密称取硝酸镁15g，加50%乙醇使成100ml，摇匀，即得。

6.4.6.2.7　标准镉贮备液：由国家标准物质中心提供。

6.4.6.2.8　标准镉溶液的制备：精密量取标准锡贮备液适量，置量瓶中，加去离子水制成每1ml含0.025μg的镉溶液，作为标准锡稀释溶液。

精密量取标准镉稀释溶液0、1.25、2.50、5.00ml，分别置25ml量瓶中，加硝酸0.5ml，用去离子水稀释至刻度，摇匀，即得每1ml含0、0.00125、0.00250、0.00500μg的镉溶液，作为标准镉溶液。

6.4.6.3　分析步骤

6.4.6.3.1　供试品溶液的制备：按甘草中铅的测定试验方法6.4.5.3.1“供试品溶液的制备”方法进行。

6.4.6.3.2　空白溶液的制备：不加供试品，按6.4.6.3.1“供试品溶液的制备”方法制备空白溶液。

6.4.6.3.3　测定：在本试验仪器条件下，精密吸取标准镉系列溶液，供试品溶液和空白溶液各10μl依次分别注入石墨管中，按原子吸收分光光度法测定各自的吸光度，以标准镉溶液中镉的系列浓度（μg/ml）对应其吸光度绘制标准曲线，并根据所测供试品溶液与空白溶液的吸光度从标准曲线上求出其锡的浓度c与c_0，再根据供试品的取用量计算镉的含量。

6.4.6.4　分析结果计算

甘草中镉含量按式（4）计算：

$$x = \frac{(c - c_0) \times V}{m} \quad \cdots\cdots (4)$$

式中：

x—甘草中砷的含量，单位为微克每克（μg/g）；

c—供试品溶液中镉的浓度，单位为微克每毫升（μg/ml）；

c_0—空白溶液中镉的浓度，单位为微克每毫升（μg/ml）；

v—供试品定容体积，单位为毫升（ml）；

m—称取供试品的量，单位为克（g）。

6.4.7.1　仪器

6.4.7.1.1　原子吸收分光光度计（扣背景装置，砷空心阴极灯、石墨炉原子化器）与仪器条件

a）波长：193.7nm；

b）狭缝：1.3nm；

c）灯电流：15mA，或按制造厂规定；

d）进样量：10μl；

e）干燥温度：60℃～120℃ 20s，120℃保持20s；

f）灰化温度：150℃～1000℃ 20s，1100℃保持15s；

g）原子化温度：2700℃ 7s；

h）清除温度：2900℃ 3s。

6.4.7.1.2　消化装置。

6.4.7.2　试剂

6.4.7.2.1　硝酸－高氯酸：优级纯。

6.4.7.2.2　硝酸镍［$Ni(NO_3)_2 \cdot 6H_2O$］：分析纯。

6.4.7.2.3　硝酸高氯酸混合液：4∶1（体积比）。

6.4.7.2.4　硝酸镍溶液的制备：精密称取硝酸镍4.96g，置1000ml量瓶中，用去离子水溶解并稀释至刻度，摇匀，即得每1ml含1mg的镍溶液。

6.4.7.2.5　标准砷贮备液：由国家标准物质研究中心提供。

6.4.7.2.6　标准砷溶液的制备：精密量取标准砷贮备液适量，置量瓶中，加去离子水制成每1ml含0.4μg的砷溶液，作为标准砷稀释溶液。

精密量取标准砷稀释溶液0、0.25、0.75、1.25ml，分别置10ml量瓶中，各加入硝酸镍溶液5ml及硝酸0.25ml，用去离子水稀释至刻度，摇匀，即得每1ml含0、0.01、0.03、0.05μg的砷溶液，作为标准砷溶液。

6.4.7.3　分析步骤

6.4.7.3.1　供试品溶液的制备：取供试品约3g，精密称定，置100ml具塞锥形瓶中，加入硝酸－高氯酸混合液20ml，放置过夜。去塞，瓶口插玻璃小漏斗，置电热板上加热（约100℃）1～1.5小时，升温至约150℃继续加热，直至大量棕色气体消失，取下，冷却至室温，补加硝酸10ml，摇匀，放回电热板上继续加热至棕色气体消失，升高温度（约250℃），继续加热至产生大量白色烟雾为止，取下，冷却至室温。用去离子水冲洗小漏斗及锥形瓶颈部，再放回电热板上加热（约150℃）10分钟，取下，冷却至室温，转移至20ml量瓶中，用去离子水洗涤并加入硝酸镍溶液10ml，再用去离子水稀释至刻度，摇匀，即得。

6.4.7.3.2　空白溶液的制备：不加供试品按6.4.7.3.1“供试品溶液的制备”方法制备空白溶液。

6.4.7.3.3　测定：在本试验仪器条件下，精密吸取标准砷系列溶液，供试品溶液和空白溶液各10μl，依次分别注入石墨炉中，按原子吸收分光光度法测定各自的吸光度，以标准砷系列溶液中砷的浓度（μg/ml），对应其吸光度绘制标准曲线，并根据所测供试品溶液与空白溶液的吸光度从标准曲线上求出砷的浓度 c 和 c_0，再根据供试品的取用量计算砷的含量。

6.4.7.4　分析结果的计算

甘草中砷含量按式（5）计算：

$$x = \frac{(c - c_o) \times V}{m} \quad \cdots\cdots (5)$$

式中：

x—甘草中砷的含量，单位为微克每克（μg/g）；

c—供试品溶液中砷的浓度，单位为微克每毫升（μg/ml）；

c_o—空白溶液中砷的浓度，单位为微克每毫升（μg/ml）；

V—供试品定容体积，单位为毫升（ml）；

m—称取供试品的量，单位为克（g）。

6.4.8　甘草中汞的测定试验

6.4.8.1　仪器

6.4.8.1.1　玻璃仪器：所用玻璃仪器均以10%硝酸浸泡过夜，用蒸馏水反复清洗，最后用去离子水冲洗晾干后，方可使用。

6.4.8.1.2　消化装置。

6.4.8.1.3　流动注射氢化物发生器：WHG－102Az 型或类似的氢化物装置。

6.4.8.1.4　测汞石英池。

6.4.8.1.5　原子吸收分光光度计与仪器条件

a）波长：253.7nm；

b）狭缝：1.0nm；

c）载气流速：高纯氮气100ml/min；

d）积分时间：20s；

e）载液：1%盐酸；

f）进样量：2ml；

g）测定方式：峰高。

6.4.8.2　试剂

6.4.8.2.1　硫酸、硝酸、盐酸：优级纯。

6.4.8.2.2　五氧化二矾、硼氢化钾、高锰酸钾、盐酸羟胺：分析纯。

6.4.8.2.3　0.1mol/L 硫酸溶液：取硫酸6.0ml，缓缓注入适量去离子水中，冷却至室温，加去离子水稀释至1000ml，摇匀，即得。

6.4.8.2.4　1%盐酸溶液：取盐酸1ml，加去离子水使成100ml，摇匀，即得。

6.4.8.2.5　5%高锰酸钾溶液：称取高锰酸钾5g，加去离子水使溶解成100ml，即得。

6.4.8.2.6 0.5%硼氢化钾溶液：称取硼氢化钾0.5g及氢氧化钠0.5g，加去离子水使溶解成100ml，摇匀，即得。

6.4.8.2.7 20%盐酸羟胺溶液：称取盐酸羟胺20g，加去离子水使溶解成100ml，摇匀，即得。

6.4.8.2.8 标准汞贮备液：由国家标准物质研究中心提供。

6.4.8.2.9 标准汞溶液的制备：精密量取标准汞贮备液适量，置量瓶中，加0.1mol/L硫酸溶液制成每1ml含1μg的汞溶液，作为标准汞稀释溶液。

精密量取标准汞稀释溶液0、0.25、0.50、0.75、1.00ml，分别置25ml量瓶中，加0.1mol/L硫酸溶液10ml，加入5%高锰酸钾溶液5ml，保持高锰酸钾紫色20分钟内不褪色，然后滴加盐酸羟胺溶液至紫色消失，加入硝酸0.5ml，用去离子水稀释至刻度，摇匀，即得每1ml含0、0.01、0.02、0.03、0.04μg的汞溶液，作为标准汞溶液。

6.4.8.3 分析步骤

6.4.8.3.1 供试品溶液的制备：取供试品约3g，精密称定，置100ml具塞锥形瓶中，加入五氧化二矾50mg，硝酸20ml，加塞，放置过夜。次日，加入硫酸5ml，在锥形瓶口上插玻璃小漏斗，置电热板上加热（约10℃）消化1小时，升温至约150℃直至棕色气体消失，此时溶液呈淡蓝色、清亮（若溶液发黑，应立即取下锥形瓶，冷却后补加5ml硝酸，继续消化直到溶液清亮为至），取下，冷却至室温，用少量去离子水冲洗瓶口及漏斗，继续加热数分钟，取下冷却，加入5%高锰酸钾溶液5ml，摇匀，室温放置2~3小时，滴加20%盐酸羟胺溶液至紫色消失，移入25ml量瓶中，加入硝酸0.5ml，用去离子水稀释至刻度，摇匀，即得。

6.4.8.3.2 空白溶液的制备：不加供试品，按6.4.8.3.1“供试品溶液的制备”方法制备空白溶液。

6.4.8.3.3 测定：在本仪器条件下，精密量取系列标准汞溶液，供试品溶液和空白溶液各2ml，依次分别置氢化物发生器中，再依次加入1%盐酸和0.5%硼氢化钾溶液各2ml，按冷原子吸收分光光度法，在253.7nm共振波长下测定吸光度，以汞标准溶液的浓度对应其吸光度绘制标准曲线，再根据所测供试品溶液与空白溶液的吸光度从标准曲线上求出汞的浓度c与c_0，再根据供试品的取用量，计算汞的含量。

6.4.8.4 分析结果计算

甘草中汞含量按式（6）计算：

$$x = \frac{(c - c_0) \times V}{m} \qquad (6)$$

式中：

x—甘草中汞的含量，单位为微克每克（μg/g）；

c—供试品溶液中汞的浓度，单位为微克每毫升（μg/ml）；

c_0—空白溶液中汞的浓度，单位为微克每毫升（μg/ml）；

V—供试品定容体积，单位为毫升（ml）；

m—称取供试品的量，单位为克（g）。

附录三　中药材商品行业标准示例

中华人民共和国外经贸行业标准药用植物及制剂进出口绿色行业标准（对外贸易经济合作部发布，自2001年7月1日起实施）。标准内容如下。

1. 范围

本标准规定了药用植物及制剂的绿色品质标准，包括药用植物原料、饮片、提取物及其制剂等的质量标准和检验方法。

本标准适用于药用植物原料及制剂的进出口品质检验。

2. 术语

2.1. 绿色药用植物及制剂

系指经验测符合特定标准的药用植物及其制剂。

经专门机构认定，许可使用绿色标准。

2.2. 植物药

系指用于医疗、保健目的的植物原料和植物提取物。

2.3. 植物药制剂

系指经初步加工，以及提取纯化植物原料而成的制剂。

3. 引用标准

下列标准包含的条文，通过本标准中引用而构成本标准的条文。本标准出版时，所示版本均为有效。所有标准都会被修订，使用本标准的各方应探讨使用下列最新版本的可能性。

3.1　《中华人民共和国药典》（2000年版）一部：附录Ⅸ E 重金属检查法

3.2　GB/T 5009.12 -1996 食品中铅的测定方法（原子吸收光谱法）

3.3　GB/T 5009.15 -1996 食品中镉的测定方法（原子吸收光谱法）

3.4　GB/T 5009.17 -1996 食品中总汞的测定方法（冷原子吸收光谱法）（测汞仪法）

3.5　GB/T 5009.13 -1996 食品中铜的测定方法（原子吸收光谱法）

3.6　GB/T 5009.11 -1996 食品中总砷的测定方法

3.7　SN0339 -95 出口茶叶中黄曲霉毒素 B_1 的检验方法

3.8　《中华人民共和国药典》（2000年版）一部：附录Ⅸ Q 有机氯农药残留量测定法（附录60）

3.9　《中华人民共和国药典》（2000年版）一部：附录ⅨⅢ C 微生物限度检查法

4. 限量指标

4.1 重金属及砷盐

4.1.1 重金属总量≤20.0mg/kg

4.1.2 铅（Pb）≤5.00mg/kg

4.1.3 镉（Cb）≤0.3mg/kg

4.1.4 汞（Hg）≤0.2mg/kg

4.1.5 铜（Cu）≤20.0mg/kg

4.1.6 砷（As）<2.0mg/kg

4.2 黄曲霉毒素

4.2.1 黄曲霉毒素 B_1（Afiatokin）≤5μg/kg（暂定）

4.3 农药残留量

4.3.1 六六六（BHC）≤1.0mg/kg

4.3.2 DDT≤0.1mg/kg

4.3.3 五氯硝基苯（PCNB）≤0.1mg/kg

4.3.4 艾氏剂（Aldrin）≤0.02mg/kg

4.4 微生物限度：个/克，个/毫升

参照《中华人民共和国药典》（2000 年版）规定执行。（注射剂除外）

4.5 除以上标准外，其他质量应符合《中华人民共和国药典》（2000 年版）规定。（如要求）

5 检测方法

5.1 指标检验

5.1.1 重金属总量：《中华人民共和国药典》（2000 年版）一部：附录Ⅸ E 重金属检查法

5.1.2 铅：GB/T 5009.12 -1996 食品中铅的测定方法（原子吸收光谱法）

5.1.3 镉：GB/T 5009.15 -1996 食品中镉的测定方法（原子吸收光谱法）

5.1.4 总汞：GB/T 5009.17 -1996 食品中总汞的测定方法（冷原子吸收光谱法）（测汞仪法）

5.1.5 铜：GB/T 5009.13 -1996 食品中铜的测定方法（原子吸收光谱法）

5.1.6 总砷：GB/T 5009.11 -1996 食品中总砷的测定方法

5.1.7 黄曲霉毒素 B_1（暂定）：SN0339 -95 出口茶叶中黄曲霉毒素 B_1 的检验方法

5.1.8 《中华人民共和国药典》（2000 年版）一部：附录Ⅸ Q 有机氯农药残留量测定法（附录 60）

5.1.9 《中华人民共和国药典》（2000 年版）一部：附录ⅨⅢ C 微生物限度检查法

5.2 其他理化检验

5.2.1 《按中华人民共和国药典》（2000 年版）规定执行。

6. 检测规则

6.1 进出口产品需按本标准经指定检验机构检验合格后，方可申请使用药用植物及制剂进出口绿色标志。

6.2　交收检验

6.2.1　交收检验取样方法及取样量参照《中华人民共和国药典》（2000 年版）有关规定执行。

6.2.2　交收检验项目，除上述标准指标外，还要检验理化指标（如要求）。

6.3　型式检验

6.3.1　对企业常年进出口的品牌产品和地产植物药材经指定检验机构化验，在规定的时间内药品质量稳定又有规范的药品质量保证体系，形式检验每半（壹）年进行一次，有下列情况之下，应进行复检。

A. 更改原料产地

B. 配方及工艺有较大变化时；

C. 产品长期停产或停止出口后，恢复生产或出口时；

6.3.2　型式检验项目及取样同交收检验

6.4　判定原则

检验结果全部符合本标准者，为绿色标准产品。否则，在该批次中抽取两份样品复验一次。若复验结果仍有一项不符合本标准规定，则判定该产品为不符合绿色标准产品。

6.5　检验仲裁

对检验结果发生争议，由中国进出口检验技术研究所或中国药品生物制品检定研究所进行检验仲裁。

7. 包装、标志、运输和贮存

7.1　包装容器应该用干燥、清洁、无异味以及不影响品质的材料制成。包装要牢固、密封、防潮，能保护品质。包装材料应易回收、易降解。

7.2　标志

产品标签使用中国药用植物及制剂进出口绿色标志，具体执行应遵照中国医药保健品进出口商会有关规定。

7.3　运输

运输工具必须清洁、干燥、无异味、无污染，运输中应防雨、防潮、防曝晒、防污染，严禁与可能污染其品质的货物混装运输。

7.4　贮存

产品应贮存在清洁、干燥、阴凉、通风、无异味的专用仓库中。

附录四　中药材商品中地理标志产品的国家标准示例

地理标志产品　怀地黄（GB/T 20350－2006）

Product of geographical indication－Huai radix rehmanniae

前　言

本标准根据《地理标志产品保护规定》和 GB 17924－1999《原产地域产品通用要求》制定。

本标准的附录 A 为规范性附录，附录 B 为资料性附录。

本标准由全国原产地域产品标准化工作组提出并归口。

本标准起草单位：省略。

本标准参加起草人：省略。

1　范围

本标准规定了怀地黄的地理标志产品保护范围、术语和定义、种植环境、栽培和加工、质量要求、试验方法、检验规则及标志、标签、包装、运输和贮存。

本标准适用于国家质量监督检验检疫行政主管部门根据《地理标志产品保护规定》批准保护的怀地黄。

2　规范性引用文件

下列文件中的条款通过本标准的引用而成为本标准的条款。凡是注日期的引用文件，其随后所有的修改单（不包括勘误的内容）或修订版均不适用于本标准，然而，鼓励根据本标准达成协议的各方研究是否可使用这些文件的最新版本。凡是不注日期的引用文件，其最新版本适用于本标准。

GB/T 191 包装储运图示标志

GB 3095 环境空气质量标准

GB 4285 农药安全使用标准

GB/T 5009.38 蔬菜、水果卫生标准的分析方法

GB/T 5009.105 黄瓜中百菌清残留量的测定

GB 5084 农田灌溉水质标准

GB/T 6194 水果、蔬菜可溶性糖测定法

GB 8321（所有部分）农药合理使用准则

GB 15618 土壤环境质量标准

《中华人民共和国药典》（2005 年版）一部

3　地理标志产品保护范围

怀地黄地理标志产品保护范围限于国家质量监督检验检疫行政主管部门根据《地理标志产品保护规定》批准的范围，即处于北纬 34°48’～35°30’、东经 112°02’～113°38’，焦作市行政辖区的沁阳市、孟州市、温县、博爱县、武陟县、修武县，见附录 A。

4　术语和定义

下列术语和定义适用于本标准。

4.1　怀地黄 Huai radix rehmanniae

在 3 规定的范围内，按规范技术种植、采收的玄参科地黄属植物地黄（*Rehmannia glutinosa* Libosch.）根及其初加工产品鲜怀地黄、生怀地黄。

4.2　鲜怀地黄 fresh Huai radix rehmanniae

采挖后除去芦头须根及泥沙的怀地黄块根。

4.3　生怀地黄 roasted Huai radix rehmanniae

怀地黄缓缓烘或焙至约 8 成干的怀地黄产品。

5　种植环境、栽培和加工

5.1　种植环境

5.1.1　土壤

适应怀地黄生长的土壤主要以两合土、沙壤土为主，要求土层深厚、养分含量高、保水和保肥能力强、排灌条件良好，pH 7.2～7.7。土壤应符合 GB 15618 土壤环境质量二级标准。

5.7.2　气候

怀地黄产区年平均日照时数 2484 小时，年日照率为 54%，年平均气温 14.1℃～14.9℃，全年有效积温（≥10℃）为 4632℃～4875℃，无霜期为 215～240 日，年降雨量为 550～700mm。

5.1.3　灌溉水质

灌溉用水各项水质指标签符合 GB5084 农田灌溉水质标准。

5.1.4　环境空气

环境空气质量符合 GB3095 空气环境质量二级标准。

5.2　品种选择

5.2.1　品种“85－5”、“北京一号”、“北京二号”、“金状元”。

5.2.2　种栽质量：选择生长健壮、无病虫害块根。

5.3　栽培技术

栽培技术参照附录B。

5.4 采收

当年10月下旬至11月下旬，待中心叶萎缩及叶片发黄时收获。

5.5 加工

按照《中华人民共和国药典》（2005年版）一部地黄项下的规定加工。

6 质量要求

6.1 产品分类和分级

6.1.1 怀地黄分类：可分为鲜怀地黄、生怀地黄。

6.1.2 生怀地黄分级见表1。

表1 生怀地黄分级

等级	千克支数（支/kg）	单个质量（g/个）
一	≤16	≥62.5
二	≤32	≥31.3
三	≤60	≥16.7
四	≤100	≥10
五	>100	<10

6.2 感官特征

6.2.1 鲜怀地黄

呈纺锤形或条状，长8～30cm，直径2～15cm，外皮薄，表面浅红黄色，具弯曲纵皱纹、芽痕、横长皮孔及不规则疤痕。肉质，易断，断面皮部呈淡黄白色，可见橘红色油点，木部黄白色，有放射状纹理，似菊花状。气微，味微甜、微苦。

6.2.2 生怀地黄

呈不规则圆块形或长圆形，中间膨大，两端稍细，长6～15cm，直径2～8cm。表面棕黑色或灰棕色，具不规则横曲纹。质重且较软而韧，不易折断；断面灰黑、棕黑，白色点状有序排列似菊花状，有光泽，具黏性。气微香、味微甜。

6.3 理化指标

理化指标应符合表2的规定。

表2 怀地黄理化指标

项目			含量
鲜怀地黄	梓醇（%）	≥	3.0
生怀地黄	梓醇（%）	≥	1.3
	总灰分（%）	≤	6.0
	酸不溶性灰分（%）	≤	2.0
	水溶性浸出物（%）	≥	68.0
	可溶性总糖（%）	≥	45.0
	水分（%）	≤	15.0

6.4 卫生指标

农药残留量及重金属含量应符合表3的规定。

表3　农药残留量及重金属含量

项　目			含量
农药残留量	六六六（mg/kg）	≤	0.1
	滴滴涕（mg/kg）	≤	0.1
	百菌清（mg/kg）	≤	0.1
	多菌灵（mg/kg）	≤	0.5
	敌百虫（mg/kg）	≤	0.1
	溴氰菊脂（mg/kg）	≤	0.5
重金属含量	铅（以 Pb 计）（mg/kg）	≤	5.0
	镉（以 Cd 计）（mg/kg）	≤	0.3
	汞（以 Hg 计）（mg/kg）	≤	0.1
	砷（以 As 计）（mg/kg）	≤	2.0

7　试验方法

7.1　感官特征

取样品，观其形状、颜色，折断样品，看其形、闻其气、尝其味。

7.2　理化指标

7.2.1　梓醇含量

按《中华人民共和国药典》（2005 年版）一部地黄项下方法测定。

7.2.2　总灰分、酸不溶性灰分

按《中华人民共和国药典》（2005 年版）一部附录Ⅸ K“灰分测定法”测定。

7.2.3　水溶性浸出物

按《中华人民共和国药典》（2005 年版）一部附录Ⅹ A“浸出物测定法”测定。

7.2.4　可溶性总糖

按 GB/T 6194 的规定测定。

7.2.5　水分

按《中华人民共和国药典》（2005 年版）一部附录ⅨH“水分测定法”测定。

7.3　农药残留量

7.3.1　六六六、滴滴涕、敌百虫、溴氰菊酯

按《中华人民共和国药典》（2005 年版）一部附录Ⅸ Q“农药残留量测定法”测定。

7.3.2　百菌清

按 GB/T 5009.105 规定测定。

7.3.3　多菌灵

按 GB/T 5009.38 规定测定。

7.4　重金属铅、镉、汞、砷含量

按《中华人民共和国药典》（2005 年版）一部附录ⅨB“汞、镉、铅、砷、铜测定

法”测定。

8 检验规则

8.1 组批

在相同或者相近自然环境区域内，同一时间内栽培、采收和加工的怀地黄产品为一批。

8.2 抽样

按《中华人民共和国药典》（2005 年版）一部附录ⅡA“药材取样法”规定执行。

8.3 交收检验

8.3.1 产品交收时应经企业质检部门逐批检验，并签发质量合格证。

8.3.2 交收检验项目包括：感官特征和水分。

8.4 型式检验

8.4.1 型式检验项目为 6 规定的全部检验项目。

8.4.2 型式检验在下列情况之一时进行：

a）生长环境、栽培和加工技术有重大改变，可能影响产品质量时；

b）国家质量技术监督部门提出型式检验要求时。

8.5 判定规则

8.5.1 检验项目全部符合本标准，判为合格品。

8.5.2 重金属、农药残留指标有一项不符合本标准，即判为不合格。

8.5.3 理化指标中的水分、总灰分、梓醇、可溶性总糖和感官特性不合格，可加倍取样复检。复检结果如仍不合格，即判为不合格。

9 标志、标签、包装、运输和贮存

9.1 标志和标签

9.1.1 地理标志产品专用标志的使用应符合《地理标志产品保护规定》。

9.1.2 标签应包括品名、产地、规格、重量（总重、净重）、生产者、批号、包装日期、工号，包装袋上的储运图示应符合 GB/T 191 的规定。

9.2 包装

应符合国家中药材包装的有关规定。

9.3 运输

运输工具应清洁卫生，运输时不得与其他有毒、有害、易串味物质混装，且防雨防潮。

9.4 贮存

置于通风、干燥处。

附　录A
（规范性附录）
怀地黄地理标志产品保护范围

怀地黄地理标志产品保护范围见图A.1。

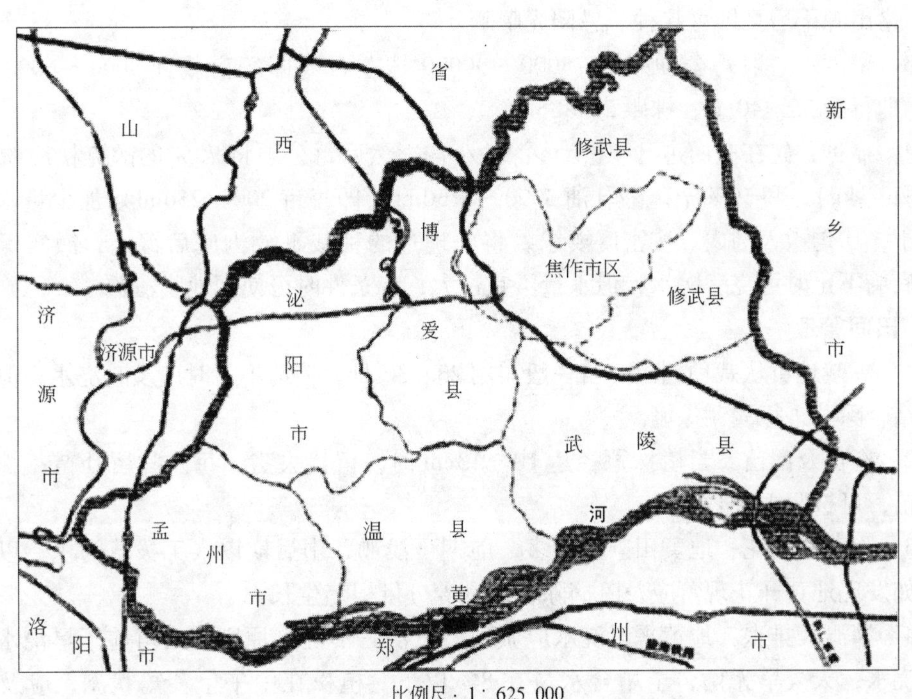

图A.1　怀地黄地理标志产品保护范围图附

附　录B
（资料性附录）
怀地黄栽培技术

B.1　选地

选择地势平坦，排灌方便，土层深厚、土质疏松，富含有机质，保水、保肥性好的土壤为宜，不得连作，期限10~15年，不宜与芝麻、棉花、瓜类等作物连作。

B.2　施肥及整地

B.2.1　春栽地黄可在头年秋收之后，每公顷施入腐熟农家肥75000kg（即每亩5000kg）、饼肥250kg（即每亩150kg），深翻30cm。

B.2.2　早春三月解冻后，每公顷施入过磷酸钙750kg（即每亩50kg），硫酸钾复合肥600kg（即每亩40kg），撒施土壤表面后，深耕细耕将肥料翻入土中作基肥，禁止施用硝态氮肥。

B.2.3 开沟起垄：以垄宽75～80cm，垄高15～20cm，栽两行为宜。

B.2.4 地黄地四周应挖沟排水，避免雨季积水。

B.3 播种

B.3.1 种植时间：春播地黄适宜时间在4月上中旬，夏播地黄在6月上中旬。

B.3.2 种栽处理：选用生长健壮、无病虫害的秋繁种栽。栽种前2～3日，将种栽掰成5～7cm小段，在50%多菌灵1000倍溶液中浸泡15～20分钟（每10kg种栽用25g多菌灵），捞出晾干后且即可栽种。忌阳光曝晒。

B.3.3 密度：一般每公顷栽种75000～90000株左右（即每亩栽种5000～6000株左右），即行距35～40cm，株距20～25cm。

B.3.4 播种：先在垄两边开4～5cm深的小沟，然后每公顷将70%的敌克松原粉15kg（即每亩1kg），和50%辛硫酸乳油3000～3750ml（即每亩200～250ml）加少量水后混入细土，均匀撒入沟内。按密度要求，将处理过的种栽平放沟底后覆土，镦实保墒即可。底墒不足时可浇一次水，但水量不宜过大，有条件时可使用地膜覆盖。

B.4 田间管理

B.4.1 春栽地黄从栽种到出齐苗一般需用25～30日，墒情不足时应及时浇水，但浇水后应结合除草进行浅锄保墒。

B.4.2 定苗及间苗：当植株冠径达10～13cm时，留优去劣。每穴只留壮苗一株，如有缺苗，可选阴天补栽。

B.4.3 除草和摘花：地黄田杂草较多，前期可浅锄，中后期以人工拔草为主，以免伤根，如发现地黄开花现蕾应及时摘除，以利养分供根茎生长。

B.4.4 灌溉及排水：地黄平时浇水应做到“三浇三不浇”原则：出苗前干旱浇水，施肥后浇水，天久旱无雨，土壤含水量在8%以下，植株在中午呈萎蔫状态，应及时浇水；天不旱不浇，中午气温、地温高时不浇，天阴有雨不浇；雨后或浇水后有积水应及时排除。8月份进入根茎迅速膨大期，保持土壤见干见湿，旱要浇，涝要排。

B.4.5 追肥：定苗后，每公顷追施尿素75～120kg（即每亩5～8kg），或充分腐熟的人粪尿1500～2250kg（即每亩100～150kg）；第二次追肥在第一次追肥后20～30日进行；7月下旬至9月中旬根茎膨大期，每隔10～15日叶面喷一次0.3%磷酸二氢钾溶液，连喷2～3次。

B.5 病虫害防治

B.5.1 主要病虫害

地黄主要病虫害有地老虎、蝼蛄、红蜘蛛、甜菜夜蛾，地黄枯萎病和地黄病毒病等。

B.5.2 农业防治

选用抗（耐）病的优良品种，实行轮作倒茬，高垄栽培，加强中耕除草，降低病虫源密度。

B.5.3 化学防治

用化学农药时，应执行GB 4285和GB/T 8321（所有部分），合理混用，轮换交替用药，注意用药的连续性和安全间隔性，应优先使用生物农药和植物源农药。

B.6　种栽繁殖

B.6.1　田间筛选良种

当春天地黄开花时，选择健壮单株，留下其中一朵花，待种子成熟后，将种子收集起来，供翌春繁殖。经过 2～3 年单株培育，选优汰劣，即可作生产良种。

B.6.2　杂交育种

在霜降后挖出，选择亲本栽于畦内，待翌年春，将选择好的亲本分品种按单株在花基抽出时，栽于畦内，待翌年春，将选择好的亲本分品种按单株在花基抽出时，留下部 1～3 朵花蕾，除去其他花蕾，用纸袋分别将父、母本的花序隔离。当花将要开放时授粉，并套袋隔离，花落后去袋，果实成熟后采收种子，再经几年筛选，即可繁育出高产、优质新品种，供大田用种。

索引一　中药材名称笔画索引

二画

人参 Ginseng Radix et Rhizoma ········ 172
人工牛黄 Bovis Calculus Artifactus ··· 266

三画

大黄 Rhei Radix et Rhizoma ············ 147
川牛膝 Cyathulae Radix ················ 151
川乌 Aconiti Radix ······················ 153
山豆根 Sophorae Tonkinensis Radix et Rhizoma ································ 164
三七 Notoginseng Radix et Rhizoma ······································· 187
川贝母 Fritillariae Cirrhosae Bulbus ······································· 199
山药 Dioscoreae Rhizoma ··············· 203
川木通 Clematidis Armandii Caulis ··· 208
大青叶 Isatidis Folium ················· 220
山银花 Lonicerae Flos ·················· 224
山茱萸 Corni Fructus ···················· 238

四画

牛膝 Achyranthis Bidentatae Radix ··· 150
太子参 Pseudostellariae Radix ········ 152
天麻 Gastrodiae Rhizoma ··············· 205
木通 Akebiae Caulis ····················· 207
五味子 Schisandrae Chinensis Fructus ··· ······································· 231
天然冰片 Borneolum ····················· 255
牛黄 Bovis Calculus ······················ 265

五画

白芍 Paeoniae Radix Alba ··············· 157
北豆根 Menispermi Rhizoma ············ 163
甘草 Glycyrrhizae Radix et Rhizoma ······································· 168
石斛 Dendrobii Caulis ··················· 244
冬虫夏草 Cordyceps ····················· 248
艾片 l－Borneolum ························ 255
石膏 Gypsum Fibrosum ·················· 271
龙脑冰片································· 255

六画

防己 Stephaniae Tetrandrae Radix ······ 162
延胡索 Corydalis Rhizoma ·············· 164
红芪 Hedysari Radix ····················· 172
西洋参 Panacis Quinquefolii Radi ······ 185
当归 Angelicae Sinensis Radix ········· 191
地黄 Rehmanniae Radix ················· 194
肉桂 Cinnamomi Cortex ················· 215
关黄柏 Phellodendri Amurensis Cortex ··· ······································· 219
红花 Carthami Flos ······················· 228
西红花 Croci Stigma ····················· 229
决明子 Cassiae Semen ··················· 232
肉苁蓉 Cistanches Herba ················ 243
血竭 Draconis Sanguis ··················· 253
冰片 Borneolum Syntheticum ············ 254
全蝎 Scorpio ······························ 260

朱砂 Cinnabaris …… 270
芒硝 Natrii Sulfas …… 271

七画

何首乌 Polygoni Multiflori Radix …… 149
附子 Aconiti Lateralis Radix Praeparata …… 155
赤芍 Paeoniae Radix Rubra …… 159
羌活 Notopterygii Rhizoma et Radix …… 192
麦冬 Ophiopogonis Radix …… 202
沉香 Aquilariae Lignum Resinatum …… 209
牡丹皮 Moutan Cortex …… 212
杜仲 Eucommiae Cortex …… 217
陈皮 Citri Reticulatae Pericarpium …… 234
连翘 Forsythiae Fructus …… 239
巫山淫羊藿 Epimedii Wushanensis Herba …… 242
体外培育牛黄 Bovis Calculus Sativus …… 266

八画

细辛 Asari Radix et Rhizoma …… 145
板蓝根 Isatidis Radix …… 165
泽泻 Alismatis Rhizoma …… 197
金银花 Lonicerae Japonicae Flos …… 222

九画

草乌 Aconiti Kusnezoffii Radix …… 154
南板蓝根 Baphicacanthis Cusiae Rhizoma et Radix …… 166
钩藤 Uncariae Ramulus Cum Uncis …… 210
厚朴 Magnoliae Officinalis Cortex …… 213
南五味子 Schisandrae Sphenantherae Fructus …… 232
枳壳 Aurantii Fructus …… 233
胖大海 Sterculiae Lychnophorae Semen …… 237
枸杞子 Lycii Fructus …… 240
茯苓 Poria …… 249
珍珠 Margarita …… 259

十画

粉葛 Puerariae Thomsonii Radix …… 167
党参 Codonopsis Radix …… 195
浙贝母 Fritillariae Thunbergii Bulbus …… 201
铁皮石斛 Dendrobii Officinalis Caulis …… 246

十一画

绵马贯众 Dryopteridis Crassirhizomatis Rhizoma …… 144
黄连 Coptidis Rhizoma …… 160
黄芪 Astragali Radix …… 171
黄柏 Phellodendri Chinensis Cortex …… 218
菊花 Chrysanthemi Flos …… 225
淫羊藿 Epimedii Folium …… 241
鹿茸 Cervi Cornu Pantotrichum …… 262
培植牛黄 Cultural Calculus Bovis …… 265
羚羊角 Saigae Tataricae Cornu …… 266

十二画

葛根 Puerariae Lobatae Radix …… 166
番泻叶 Sennae Folium …… 221
款冬花 Farfarae Flos …… 224

十三画

蜂蜜 Mel …… 261

十四画

蓼大青叶 Polygoni Tinctorii Folium …… 220
酸枣仁 Ziziphi Spinosae Semen …… 235

索引二　中药材拉丁名索引

A

Achyranthis Bidentatae Radix　牛膝 … 150
Aconiti Kusnezoffii Radix　草乌 ……… 154
Aconiti Lateralis Radix Praeparata　附子 … ……………………………………… 155
Aconiti Radix　川乌 ………………… 153
Akebiae Caulis　木通 ………………… 207
Alismatis Rhizoma　泽泻……………… 197
Angelicae Sinensis Radix　当归 ……… 191
Aquilariae Lignum Resinatum　沉香 …… ……………………………………… 209
Asari Radix et Rhizoma　细辛 ……… 145
Astragali Radix　黄芪………………… 171
Aurantii Fructus　枳壳 ……………… 233

B

Baphicacanthis Cusiae Rhizoma et Radix 南板蓝根…………………………… 166
Borneolum Syntheticum　冰片 ……… 254
Borneolum　天然冰片………………… 255
Bovis Calculus Artifactus　人工牛黄 …… ……………………………………… 266
Bovis Calculus Sativus　体外培育牛黄 … ……………………………………… 266
Bovis Calculus　牛黄 ………………… 265

C

Carthami Flos　红花 ………………… 228
Cassiae Semen　决明子 ……………… 232
Cervi Cornu Pantotrichum　鹿茸……… 262
Chrysanthemi Flos　菊花……………… 225
Cinnabaris　朱砂……………………… 270
Cinnamomi Cortex　肉桂……………… 215
Cistanches Herba　肉苁蓉 …………… 243
Citri Reticulatae Pericarpium　陈皮 … 234
Clematidis Armandii Caulis　川木通 …… ……………………………………… 208
Codonopsis Radix　党参 ……………… 195
Coptidis Rhizoma　黄连 ……………… 160
Cordyceps　冬虫夏草………………… 248
Corni Fructus　山茱萸 ……………… 238
Corydalis Rhizoma　延胡索 ………… 164
Croci Stigma　西红花………………… 229
Cultural Calculus Bovis　培植牛黄 … 265
Cyathulae Radix　川牛膝 …………… 151

D

Dendrobii Caulis　石斛 ……………… 244
Dendrobii Officinalis Caulis　铁皮石斛 … ……………………………………… 246
Dioscoreae Rhizoma　山药 …………… 203
Draconis Sanguis　血竭 ……………… 253
Dryopteridis Crassirhizomatis Rhizoma 绵马贯众…………………………… 144

E

Epimedii Folium　淫羊藿 …………… 241
Epimedii Wushanensis Herba　巫山淫羊藿 ……………………………………… 242
Eucommiae Cortex　杜仲 …………… 217

F

Farfarae Flos 款冬花 ………………… 224
Forsythiae Fructus 连翘 ……………… 239
Fritillariae Cirrhosae Bulbus 川贝母 …………………………………………… 199
Fritillariae Thunbergii Bulbus 浙贝母…………………………………………… 201

G

Gastrodiae Rhizoma 天麻 …………… 205
Ginseng Radix et Rhizoma 人参 …… 172
Glycyrrhizae Radix et Rhizoma 甘草 …………………………………………… 168
Gypsum Fibrosum 石膏 ……………… 271

H

Hedysari Radix 红芪 ………………… 172

I

Isatidis Folium 大青叶 ……………… 220
Isatidis Radix 板蓝根 ……………… 165

L

l-Borneolum 艾片 ………………… 255
Lonicerae Flos 山银花 ……………… 224
Lonicerae Japonicae Flos 金银花 …… 222
Lycii Fructus 枸杞子………………… 240

M

Magnoliae Officinalis Cortex 厚朴 …… 213
Margarita 珍珠 …………………… 259
Mel 蜂蜜 ………………………… 261
Menispermi Rhizoma 北豆根………… 163
Moutan Cortex 牡丹皮 ……………… 212

N

Natrii Sulfas 芒硝 ………………… 271
Notoginseng Radix et Rhizoma 三七 …………………………………………… 187
Notopterygii Rhizoma et Radix 羌活 …………………………………………… 192

O

Ophiopogonis Radix 麦冬 …………… 202

P

Paeoniae Radix Alba 白芍…………… 157
Paeoniae Radix Rubra 赤芍 ………… 159
Panacis Quinquefolii Radi 西洋参 … 185
Phellodendri Amurensis Cortex 关黄柏 ……………………………………… 219
Phellodendri Chinensis Cortex 黄柏 …………………………………………… 218
Polygoni Multiflori Radix 何首乌 …… 149
Polygoni Tinctorii Folium 蓼大青叶 …………………………………………… 220
Poria 茯苓 ………………………… 249
Pseudostellariae Radix 太子参 ……… 152
Puerariae Lobatae Radix 葛根 ……… 166
Puerariae Thomsonii Radix 粉葛 …… 167

R

Rehmanniae Radix 地黄 …………… 194
Rhei Radix et Rhizoma 大黄………… 147

S

Saigae Tataricae Cornu 羚羊角……… 266
Schisandrae Chinensis Fructus 五味子 ……………………………………… 231
Schisandrae Sphenantherae Fructus 南五味子……………………………… 232
Scorpio 全蝎 ……………………… 260
Sennae Folium 番泻叶 ……………… 221
Sophorae Tonkinensis Radix et Rhizoma 山豆根……………………………… 163
Stephaniae Tetrandrae Radix 防己 … 162
Sterculiae Lychnophorae Semen 胖大海 ……………………………………… 237

U

Uncariae Ramulus Cum Uncis 钩藤 …………………………………………… 210

Z

Ziziphi Spinosae Semen 酸枣仁 …… 235

索引三 植物、动物拉丁学名索引

A

Apis mellifera Linnaeus 意大利蜜蜂 …… 261

Achyranthes bidentata Bl. 牛膝 ……… 150

Aconitum carmichaelii Debx. 乌头 …… 153

Aconitum kusnezoffii Reichb. 北乌头 …………………………………………… 154

Akebia quinata（Thunb.）Decne. 木通 …………………………………………… 207

Akebia trifoliata(Thunb.)Koidz. 三叶木通 …………………………………………… 207

Akebia trifoliatea（Thunb.）Koidz. *var. australis*（Diels）Rehd. 白木通 … 207

Alisma orientalis（Sam.）Juzep. 泽泻 …………………………………………… 197

Angelica sinensis（Oliv.）Diels 当归 …………………………………………… 191

Apis cerana Fabricius. 中华密蜂

Aquilaria sinensis（Lour.）Gilg 白木香 …………………………………………… 209

Asarum heterotropoides Fr. Schmidt var. *mandshuricum*（Maxim.）Kitag. 北细辛 …………………………………………… 145

Asarum sieboldii Miq. 华细辛………… 145

Asarum sieboldii Miq. var. *seoulense* Nakai 汉城细辛 ……………………………… 145

Astragalus membranaceus（Fisch.）Bge. 膜荚黄芪 ……………………………… 171

Astragalus membranaceus(Fisch.)Bge. var. *mongholicus*（Bge.）Hsiao 蒙古黄芪 …………………………………………… 171

B

Baphicacanthus cusia（Nees）Bremek. 马蓝 …………………………………………… 166

Blumea balsamifera（L.）DC. 艾纳香 …………………………………………… 255

Bos taurus domesticus Gmelin 牛 ……… 265

Buthus martensii Karsch 东亚钳蝎 …… 260

C

Carthamus tinctorius L. 红花 ………… 228

Cassia acutifolia Delile 尖叶番泻 …… 221

Cassia angustifolia Vahl 狭叶番泻 …… 221

Cassia obtusifolia L. 决明 …………… 232

Cassia tora L. 小决明………………… 232

Cervus elaphus Linnaeus 马鹿 ……… 262

Cervus nippon Temminck 梅花鹿 …… 262

Chrysanthemum morifolium Ramat. 菊 …………………………………………… 74

Cinnamomum camphora（L.）Presl. 樟 …………………………………………… 255

Cinnamomum cassia Presl 肉桂 ……… 215

Cistanche deserticola Y. C. Ma 肉苁蓉 …………………………………………… 243

Cistanche tubulosa（Schrenk）Wight 管花肉苁蓉 ………………………………… 243

Citrus aurantium L. 酸橙 …………… 233

Citrus reticulata Blanco 橘 …………… 234

Clematis armandii Franch. 小木通…… 208

Clematis montana Buch. －Ham. 绣球藤……………………………………………… 208
Codonopsis pilosula（Franch.）Nannf. 党参 ……………………………………… 195
Codonopsis pilosula Nannf. var. *modesta*（Nannf.）L. T. Shen 素花党参 ……… 195
Codonopsis tangshen Oliv. 川党参 …… 195
Coptis chinensis Franch. 黄连………… 160
Coptis deltoidea C. Y. Chenget Hsiao 三角叶黄连…………………………… 160
Coptis teeta Wall. 云连 ……………… 160
Cordyceps sinensis（BerK.）Sacc. 冬虫夏草菌…………………………… 248
Cornus officinalis Sieb. et Zucc. 山茱萸………………………………… 238
Corydalis yanhusuo W. T. Wang 延胡索 ……………………………………… 164
Cristaria plicata（Leach）褶纹冠蚌
Crocus sativus L. 番红花 …………… 229
Cyathula officinalis Kuan 川牛膝 …… 151

D

Daemonorops draco Bl. 麒麟竭 ……… 253
Dendrobium chrysotoxum Lindl. 鼓槌石斛……………………………… 244
Dendrobium fimbriatum Hook. 流苏石斛……………………………………… 244
Dendrobium nobile Lindl. 金钗石斛 … 244
Dendrobium officinale Kimura et Mlgo 铁皮石斛………………………………… 246
Dioscorea opposita Thunb. 薯蓣 ……… 203
Dryopteris crassirhizoma Nakai 粗茎鳞毛蕨 ……………………………………… 144

E

Epimedium koreanum Nakai 朝鲜淫羊藿……………………………………… 241
Epimedium pubescens Maxim. 柔毛淫羊藿 ……………………………………… 241
Epimedium sagittatum（Sieb. et Zucc.）Maxim. 箭叶淫羊藿 ……………… 241
Epimedium brevicornu Maxim. 淫羊藿 ……………………………………… 241
Epimedium wushanense T. S. Ying 巫山淫羊藿…………………………… 241
Eucommia ulmoides Oliv. 杜仲 ……… 217

F

Forsythia suspensa（Thunb.）Vahl 连翘 ……………………………………… 239
Fritillaria cirrhosa D. Don 川贝母 …… 199
Fritillaria delavayi Franch. 梭砂贝母 ……………………………………… 199
Fritillaria przewalskii Maxim. 甘肃贝母 ……………………………………… 199
Fritillaria taipaiensis P. Y. Li 太白贝母 ……………………………………… 199
Fritillaria thunbergii Miq. 浙贝母 …… 199
Fritillaria unibracteata Hsiao et K. C. Hsia 暗紫贝母…………………………… 199
Fritillaria unibracteata Hsiao et K. C. Hsia var. *wabuensis*（S. Y. Tang et S. C. Yue）Z. D. Liu, S. Wang et S. C. Chen 瓦布贝母 ……………………………………… 199

G

Gastrodia elata Bl. 天麻……………… 205
Glycyrrhiza glabra L. 光果甘草 ……… 273
Glycyrrhiza inflata Bat. 胀果甘草 …… 273
Glycyrrhiza uralensis Fisch. 甘草 …… 168

H

Hedysarum polybotrys Hand. －Mazz. 多序岩黄芪………………………… 172
Hyriopsis cumingii（Lea）三角帆蚌 ……………………………………… 259

I

Isatis indigotica Fort. 菘蓝…………… 165

L

Lonicera confusa DC. 华南忍冬 ……… 224
Lonicera fulvotomentosa Hsu et S. C. Cheng

黄褐毛忍冬 …………………………… 224
Lonicera hypoglauca Miq. 红腺忍冬 ……
…………………………………… 224
Lonicera japonica Thunb. 忍冬 ……… 224
Lonicera macranthoides Hand. -Mazz.
灰毡毛忍冬 …………………………… 224
Lycium barbarum L. 宁夏枸杞 ……… 240

M

Magnolia officinalis Rehd. et Wils. var. biloba Rehd. et Wils. 凹叶厚朴 ………… 213
Magnolia officinalis Rehd. et Wils. 厚朴 …
…………………………………… 213
Menispermum dauricum DC. 蝙蝠葛 ……
…………………………………… 163

N

Notopterygium franchetii H. de Boiss.
宽叶羌活 …………………………… 192
Notopterygium incisum Ting ex H. T. Chang
羌活 ………………………………… 192

O

Ophiopogon japonicus (L. f) Ker-Gawl.
麦冬 ………………………………… 202

P

Paeonia veitchii Lynch 川赤芍 ……… 159
Paeonia lactiflora Pall. 芍药 ………… 159
Paeonia suffruticosa Andr. 牡丹 ……… 212
Panax ginseng C. A. Mey. 人参 ……… 172
Panax notoginseng (Burk.) F. H. Chen
三七 ………………………………… 187
Panax quinquefolium L. 西洋参 ……… 185
Phellodendron amurense Rupr. 黄檗 … 219
Phellodendron chinense Schneid. 黄皮树 …
…………………………………… 218
Polygonum multiflorum Thunb. 何首乌 …
…………………………………… 149
Polygonum tinctorium Ait. 蓼蓝 ……… 220
Poria cocos (Schw.) Wolf. 茯苓 …… 249
Pseudostellaria heterophylla (Miq.) Pax ex Pax et Hoffm. 孩儿参 ……………… 152
Pteria martensii (Dunker) 马氏珍珠贝
Pueraria lobata (Willd.) Ohwi 野葛 ……
…………………………………… 259
Pueraria thomsonii Benth. 甘葛藤 …… 167

R

Rehmannia glutinosa Libosch. 地黄 … 194
Rheum officinale Bail1. 药用大黄 …… 147
Rheum palmatum L. 掌叶大黄 ……… 147
Rheum tanguticum Maxim. ex Balf.
唐古特大黄 ………………………… 147

S

Saiga tatarica Linnaeus 赛加羚羊 …… 266
Schisandra chinensis (Turcz.) Bail.
五味子 ……………………………… 231
Schisandra sphenanthera Rehd. et Wils.
华中五味子 ………………………… 232
Sophora tonkinensis Gagnep. 越南槐 ……
…………………………………… 164
Stephania tetrandra S. Moore 粉防己 … 74
Sterculia lychnophora Hance 胖大海 … 237

T

Tussilago farfara L. 款冬 …………… 224

U

Uncaria sinensis (Oliv.) Havil. 华钩藤 …
…………………………………… 210
Uncaria hirsuta Havil. 毛钩藤 ……… 210
Uncaria macrophylla Wall. 大叶钩藤 ……
…………………………………… 210
Uncaria sessilifructus Roxb. 无柄果钩藤 …
…………………………………… 210
Uncaria rhynchophylla (Miq.) Miq. ex Havil 钩藤 ……………………… 210

Z

Ziziphus jujuba Mill. var. *spinosa* (Bunge) Hu ex H. F. Chou 酸枣 …………… 235

参考文献

[1] 徐国钧. 中国药材学（上下册），北京：中国医药科技出版社，1996

[2] 龙兴超，马逾英. 全国中药材购销指南，北京：人民卫生出版社，2010.

[3] 王惠清. 中药材产销，成都：四川科学技术出版社，2004.

[4] 孙建宁. 中药药理学，北京：中国中医药出版社，2008.

[5] 万融. 商品学概论（第四版），北京：中国人民大学出版社，2010

[6] 谈留芳. 商品学，北京：科学出版社，2010.

[7] 杨世民. 药事管理学，北京：中国医药科技出版社，2010.

[8] 杨世民. 药事管理与法规，北京：高等教育出版社，2010.

[9] 黄桂林. 地理标志的国际保护及中国现状，北京：人民法院出版社，2005.

[10] 李晓春. 质量管理学，北京：北京邮电大学出版社，2007.

[11] 国家药典委员会. 中华人民共和国药典，北京：中国医药科技出版社，2010.

[12] 张贵君. 中药商品学（第2版），北京：人民卫生出版社，2010.

[13] 朱圣和. 现代中药商品学，北京：人民卫生出版社，2006.

[14] 康廷国. 中药鉴定学，北京：中国中医药出版社，2008.

[15] 侯家玉. 中药药理学，北京：中国中医药出版社，2007.

[16] 王忠壮，胡晋红. 现代中药学，上海：第二军医大学出版社，2006.

[17] 曾俊超，卢先明. 中药商品学，成都：四川人民出版社，2002.

[18] 王惠清. 中药材产销，成都：四川科学技术出版社，2007.

[19] 肖培根. 新编中药志，北京：化学工业出版社，2001.

[20] 吴清和. 中药药理学（第2版），北京：高等教育出版社，2008.

[21] 胡天估. 医药商品学，北京：中国医药科技出版社，2009.

[22] 张贵君. 中药鉴定学，北京：中国中医药出版社，2007.

[23] 黄璐琦，王永炎. 中药材质量标准研究，北京：人民卫生出版社，2006.

[24] 万德光，等. 四川道地中药材志，成都：四川科学技术出版社，2005.

[25] 周荣汉、段金廒. 植物化学分类学，上海：上海科学技术出版社，2005.

[26] 李敏、李校堃. 中药材市场动态及应用前景，北京：中国医药科技出版社，2006.

[27] 万德光. 中药品种品质与药效，上海：上海科学技术出版社，2007.